MANUAL DE
Psicopatologia

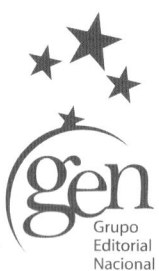

O GEN | Grupo Editorial Nacional – maior plataforma editorial brasileira no segmento científico, técnico e profissional – publica conteúdos nas áreas de ciências da saúde, exatas, humanas, jurídicas e sociais aplicadas, além de prover serviços direcionados à educação continuada e à preparação para concursos.

As editoras que integram o GEN, das mais respeitadas no mercado editorial, construíram catálogos inigualáveis, com obras decisivas para a formação acadêmica e o aperfeiçoamento de várias gerações de profissionais e estudantes, tendo se tornado sinônimo de qualidade e seriedade.

A missão do GEN e dos núcleos de conteúdo que o compõem é prover a melhor informação científica e distribuí-la de maneira flexível e conveniente, a preços justos, gerando benefícios e servindo a autores, docentes, livreiros, funcionários, colaboradores e acionistas.

Nosso comportamento ético incondicional e nossa responsabilidade social e ambiental são reforçados pela natureza educacional de nossa atividade e dão sustentabilidade ao crescimento contínuo e à rentabilidade do grupo.

Manual de Psicopatologia

Elie Cheniaux

Professor Titular da Faculdade de Ciências Médicas (FCM) da Universidade do Estado do Rio de Janeiro (UERJ). Professor do Programa de Pós-Graduação em Psiquiatria e Saúde Mental do Instituto de Psiquiatria da Universidade Federal do Rio de Janeiro (IPUB/UFRJ). Mestre e Doutor em Psiquiatria pelo IPUB/UFRJ, com Pós-Doutorado pelo Programa de Engenharia de Sistemas e Computação e Área Interdisciplinar de História das Ciências e das Técnicas e Epistemologia do Instituto Alberto Luiz Coimbra de Pós-Graduação e Pesquisa de Engenharia (COPPE) da UFRJ e pela Pontifícia Universidade Católica do Rio de Janeiro (PUC/RJ). Membro Associado e Docente (licenciado) da Sociedade Psicanalítica do Rio de Janeiro (SPRJ).

Sexta edição

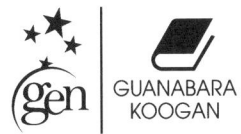

- O autor deste livro e a editora empenharam seus melhores esforços para assegurar que as informações e os procedimentos apresentados no texto estejam em acordo com os padrões aceitos à época da publicação, *e todos os dados foram atualizados pelo autor até a data da entrega dos originais à editora.* Entretanto, tendo em conta a evolução das ciências, as atualizações legislativas, as mudanças regulamentares governamentais e o constante fluxo de novas informações sobre os temas que constam do livro, recomendamos enfaticamente que os leitores consultem sempre outras fontes fidedignas, de modo a se certificarem de que as informações contidas no texto estão corretas e de que não houve alterações nas recomendações ou na legislação regulamentadora.
- Data do fechamento do livro: 17/07/2020
- O autor e a editora se empenharam para citar adequadamente e dar o devido crédito a todos os detentores de direitos autorais de qualquer material utilizado neste livro, dispondo-se a possíveis acertos posteriores caso, inadvertida e involuntariamente, a identificação de algum deles tenha sido omitida.
- **Atendimento ao cliente: (11) 5080-0751 | faleconosco@grupogen.com.br**
- Direitos exclusivos para a língua portuguesa
  Copyright © 2021 by
  Editora Guanabara Koogan Ltda.
  Uma editora integrante do GEN | Grupo Editorial Nacional
  Travessa do Ouvidor, 11
  Rio de Janeiro – RJ – 20040-040
  www.grupogen.com.br

  1ª edição: 2002
  2ª edição: 2005 – Reimpressão: 2007
  3ª edição: 2008 – Reimpressão: 2009
  4ª edição: 2011 – Reimpressão: 2012, 2013 e 2014
  5ª edição: 2015 – Reimpressão: 2017, 2018 e 2019
  6ª edição: 2021 – Reimpressão: 2021, 2022, 2023 e 2025
- Reservados todos os direitos. É proibida a duplicação ou reprodução deste volume, no todo ou em parte, em quaisquer formas ou por quaisquer meios (eletrônico, mecânico, gravação, fotocópia, distribuição pela Internet ou outros), sem permissão, por escrito, da Editora Guanabara Koogan Ltda.
- Capa: Bruno Sales
- Editoração eletrônica: Edel
- Ficha catalográfica

  CIP-BRASIL. CATALOGAÇÃO NA PUBLICAÇÃO
  SINDICATO NACIONAL DOS EDITORES DE LIVROS, RJ

  C447m
  6. ed.
      Cheniaux, Elie
      Manual de psicopatologia / Elie Cheniaux. - 6. ed. - [Reimpr.] - Rio de Janeiro : Guanabara Koogan, 2025.
      216 p.
      Apêndice
      Inclui bibliografia e índice
      ISBN 978-85-277-36671

      1. Psicopatologia - Manuais, guias, etc. I. Título.

  20-65084   CDD: 616.89
       CDU: 616.89

  Leandra Felix da Cruz Candido - Bibliotecária - CRB-7/6135

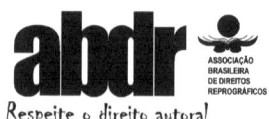

Agradecimentos

Agradeço aos professores Ademir Pacelli Ferreira, Leopoldo Hugo Frota (*in memoriam*), Marco Antônio Alves Brasil, Miguel Chalub e Paulo Roberto Chaves Pavão, os quais muito gentilmente deram apoio à publicação desta obra. Agradeço ainda aos professores Denise Feijó e J. Landeira-Fernandez pela inestimável ajuda na revisão técnica do texto.

Elie Cheniaux

Prefácio à Sexta Edição

Foi um grande prazer ter sido convidado para prefaciar a 6ª edição do clássico *Manual de Psicopatologia*, de Elie Cheniaux. Um sucesso literário brasileiro! Este completo manual de psicopatologia fenomenológica é leitura obrigatória para todos os profissionais e estudantes de psiquiatria e ciências afins que lidam com o diagnóstico psiquiátrico e suas nuances.

Sou admirador e entusiasta da psicopatologia descritiva, ciência que tanto cultuo e que é a base de minha vida profissional. Atualmente, a rapidez nos atendimentos médicos e as opções terapêuticas com baixa especificidade fazem com que as novas gerações sejam influenciadas pela psiquiatria de critérios diagnósticos pobres e não se aprofundem no estudo da psicopatologia fenomenológica. O resultado disso são dúvidas eternas e diagnósticos imprecisos. Neste cenário, o *Manual de Psicopatologia* ilumina a escuridão dos critérios diagnósticos superficiais. A importância deste trabalho reside principalmente na evidência de que o pilar da psicopatologia descritiva é único e insubstituível, mesmo neste século, no qual a Medicina está, cada vez mais, debruçada em inúmeros, exagerados e, muitas vezes, desnecessários exames complementares. O exame do estado mental com base em um sólido conhecimento psicopatológico é o pilar do diagnóstico e da clínica psiquiátrica.

O termo "psicopatologia" foi usado pela primeira vez na psiquiatria em 1878, como sinônimo de "psiquiatria", por Hermann Emminghaus, o antecessor de Emil Kraepelin no Departamento de Psiquiatria da Universidade de Tartu, na Estônia. O termo reapareceu em 1904 no título de *Psicopatologia da Vida Cotidiana*, de Sigmund Freud, antes de ser adotado por Karl Jaspers em sua obra seminal *Allgemeine Psychopathologie*, publicada em 1913. A descrição dele é baseada nos fenômenos psíquicos conforme são observados ou relatados. O papel da psicopatologia fenomenológica é limitar, distinguir e descrever fenômenos patológicos efetivamente experimentados pelos pacientes. Portanto, o importante é descrever o que é vivido diretamente pelo indivíduo, a fim de podermos reconhecer o que há de idêntico dentro da multiplicidade de variações do comportamento humano patológico. Apesar de extensa literatura, abordando os sintomas psicopatológicos pelo método fenomenológico, Jaspers utiliza a empatia para elucidar os sintomas observados; logo, os pacientes são os melhores professores. A principal ferramenta da psicopatologia fenomenológica é a descrição do próprio paciente, a qual pode ser observada, estimulada ou testada por meio da entrevista e do exame psicopatológico. Portanto, se o examinador não possuir clara visão do meio cultural em que vive o paciente, em especial sua família e seu ambiente social, o exame psicopatológico nunca será perfeito.

Para Jaspers, "a psiquiatria é uma prática clínica", enquanto "a psicopatologia é uma ciência" que tem como propósito explícito gerar novos conhecimentos e "reconhecer, descrever e analisar princípios gerais em vez de indivíduos". É a tarefa do "psicopatologista", do "cientista", desembaraçar, se necessário até mesmo pela redução ou restrição desse material complexo, dividi-lo em distintos conceitos claramente definidos, ou seja, sinais e sintomas, que podem ser comunicados e utilizados na formulação de "leis e princípios", relevantes para "realidades psíquicas patológicas" e na demonstração de relações entre "doença mental" e "sintomas psicopatológicos". Todos esses princípios de Jaspers são valorizados por Elie Cheniaux, complementados pelos apêndices práticos e interessantes, por exemplo, o que discute o delírio de Bentinho em *Dom Casmurro*, de Machado de Assis.

O *Manual de Psicopatologia* é uma leitura agradável, na qual temos a satisfação de encontrar, em uma só obra, o que há de melhor e clássico na descrição dos sintomas em psicopatologia. Associado a uma atualização brilhante, o conteúdo nos faz rever conceitos e nos instiga cada vez mais a examinar nossos pacientes. Este livro prima pela clareza e didática, tornando-se uma recomendação para todos que querem conhecer ou se capacitar nos princípios básicos de psicopatologia descritiva.

Tenho certeza de que todos os leitores terão o prazer do aprendizado e da revisão de conceitos. A publicação desta nova edição é a comprovação do sucesso e da qualidade desta obra.

Parabéns, Elie Cheniaux, e obrigado por manter acesa a chama da psicopatologia fenomenológica.

Antonio Egidio Nardi
Professor Titular de Psiquiatria da Universidade Federal do Rio de Janeiro
Membro Titular da Academia Nacional de Medicina

Prefácio à Quinta Edição

Infelizmente, livros científicos brasileiros, ainda que sejam de boa qualidade, têm pouco "tempo de vida". Ou a primeira edição fica sempre disponível em função de não ter saída por falta de mercado adquirente, ou nunca mais é reeditada, pelas mesmas razões. Assim, "dormem" para sempre nas bibliotecas e nos sebos.

Entretanto, por sorte nossa, há exceções, e uma delas é o *Manual de Psicopatologia*, de Elie Cheniaux, que chega à – pasmem! – 5ª edição. Uma das razões para isso é sua originalidade, sem contar que é um excelente compêndio do saber médico-psicológico. A Psicopatologia, particularmente a fenomenológica, andava meio esquecida e, o que é pior, desconsiderada pela nova geração de psiquiatras, psicólogos e outros profissionais de saúde mental. A ideia errônea é de que se tratava de um conhecimento ultrapassado e que teria apenas interesse histórico, mas não utilidade para a prática psiquiátrica, mormente aquela subsidiária da psiquiatria social e comunitária.

Contudo, a realidade não é assim. As doenças mentais e o sofrimento psíquico só podem ser entendidos a partir do estudo das funções mentais e de seus transtornos. Sem este conhecimento prévio e introdutório, as ações sobre a prevenção e a recuperação da saúde mental, bem como o tratamento de suas anomalias, passam a ser mero ato assistencial, muitas vezes eivado de desvios ideológicos e políticos. Logo, falta a fundamentação psicopatológica para uma verdadeira e científica ação médico-psicológica.

Manual de Psicopatologia é um pequeno, mas completo, manual de fenomenologia psiquiátrica – saber médico indispensável para aqueles que desejam realizar o diagnóstico seguro das doenças mentais e de suas variadas manifestações clínicas e expressões sintomáticas. No entanto, vai além, e aí começa sua vibrante originalidade: a obra apresenta uma correlação entre os atuais achados das neurociências e as doenças mentais, aproximação cada vez mais fecunda e que possivelmente provocará grande revolução no tratamento dos transtornos mentais. Assim, a neurobiologia encontra-se com a psicopatologia, fato inteiramente novo!

Como psicanalista, o autor ainda oferece mais. A fenomenologia "clássica" (o adjetivo aqui é um grande elogio para os que estudam a psiquiatria de maneira rigorosa e a praticam de modo fundamentado) é cotejada com a doutrina psicanalítica, o que resulta em uma tríplice visão: os fenômenos mentais anormais descritos rigorosamente e colocados lado a lado com o contributo das neurociências e da psicanálise. Esta riqueza não é comum nos livros estrangeiros e nacionais de psiquiatria e psicopatologia; por isso, é de valor inestimável para psiquiatras, psicólogos, psicanalistas e outros interessados em problemas de saúde mental.

Além dos acréscimos de edições anteriores, como a discussão da nomenclatura em psicopatologia, esta edição traz dois novos temas de grande interesse prático: um modelo de exame psíquico e súmula psicopatológica, de enorme valor para o exercício profissional, já que procura padronizar a prática da teoria psicopatológica na avaliação de um caso clínico concreto; e a relação das alterações psicopatológicas de acordo com as funções psíquicas, que é uma ajuda inestimável para a melhor organização da perquirição clínica.

Por todas essas razões, o livro de Elie Cheniaux é indispensável para médicos e psicólogos, pois é uma obra fundamental para o conhecimento e o exercício rigoroso da prática clínica médico-psiquiátrica e psicológica.

Miguel Chalub
Professor de Psiquiatria e Psicopatologia da
Universidade do Estado do Rio de Janeiro (UERJ) e
da Universidade Federal do Rio de Janeiro (UFRJ).

Apresentação

Atualmente, observa-se que boa parte dos psiquiatras pouco se interessa por psicopatologia descritiva e apresenta um raciocínio mais ou menos assim: "é perda de tempo distinguir uma ideia delirante de uma ideia 'deliroide', ou uma alucinação verdadeira de uma pseudoalucinação, já que os antipsicóticos atuarão sobre tais sintomas do mesmo jeito."

Esse espírito parece refletir-se nos critérios diagnósticos dos sistemas classificatórios psiquiátricos atuais — DSM-5* e CID-11**. Neles, embora sejam listadas as alterações características de cada transtorno mental, não há preocupação em definir precisamente os sinais e sintomas, nem em explicar como eles devem ser reconhecidos na prática.

Todavia, esse aparente descaso quanto à semiologia não é exclusivo da psiquiatria, e talvez o desenvolvimento de métodos complementares de investigação diagnóstica cada vez mais precisos esteja entre as principais causas disso. Muitos cardiologistas, por exemplo, já não auscultam o coração de seus pacientes, pois consideram mais prático solicitar logo um ecocardiograma.

Em psiquiatria, na maioria dos casos, os exames complementares por enquanto são pouco úteis para a formulação do diagnóstico, que é eminentemente clínico. Daí a importância fundamental da semiologia psiquiátrica e da psicopatologia. Além disso, para a criação e utilização das escalas de sintomas, e para o emprego adequado dos critérios diagnósticos, é necessário conhecer os conceitos psicopatológicos e saber identificar as alterações nos pacientes.

Por outro lado, faltam universalidade e uniformidade aos conceitos e à terminologia da psicopatologia descritiva. Comparando-se os principais textos nessa área, observa-se, por exemplo, que: (1) um mesmo termo é utilizado com diferentes sentidos por diversos autores; (2) determinados conceitos são considerados por alguns autores, mas são ignorados por outros; (3) um mesmo conceito é designado por termos diferentes.

Essa falta de consenso, que afeta alguns dos principais tópicos da psicopatologia descritiva, irá, inevitavelmente, refletir-se em qualquer discussão de um caso clínico, prejudicando toda argumentação em razão da ausência de uma linguagem comum. Isso é bastante nítido em sessões clínicas de serviços de psiquiatria, como as que tenho frequentado nos últimos anos na Unidade Docente-Assistencial de Psiquiatria da Universidade do Estado do Rio de Janeiro (UERJ) e no Instituto de Psiquiatria da Universidade Federal do Rio de Janeiro (IPUB/UFRJ).

Desse modo, este manual constitui uma proposta de síntese e revisão dos conceitos da psicopatologia descritiva. Após o estudo dos principais autores da área, procurei produzir uma obra que fosse o somatório de todos os textos, privilegiando, nos casos de divergência entre eles, as formulações mais comuns.

---

*5ª edição do sistema classificatório da Associação Psiquiátrica Americana.
**10ª edição da Classificação Internacional de Doenças da Organização Mundial da Saúde.

Em cada capítulo, além da apresentação das alterações quantitativas e qualitativas de cada função psíquica (com diversos exemplos clínicos), há uma introdução psicológica e um estudo de como essas alterações se manifestam nos principais transtornos mentais, além de uma análise da técnica de exame daquela função psíquica. Está incluída também uma discussão sobre as descobertas das neurociências e as formulações teóricas da psicanálise relacionadas com a função estudada. O livro contém ainda um capítulo sobre as principais síndromes psiquiátricas e seis apêndices. O primeiro consiste no texto de um artigo publicado originalmente na Revista Brasileira de Psiquiatria, em que são abordadas as divergências entre os autores quanto aos termos psicopatológicos e suas definições. Os demais apêndices apresentam: um modelo de exame psíquico e de súmula psicopatológica; uma lista de todas alterações psicopatológicas discutidas no livro, classificadas segundo a função psíquica; e discussões sobre a distinção entre ideia delirante e ideia deliroide, sobre o delírio em uma obra de Machado de Assis e sobre o conceito de comportamento compulsivo.

Elie Cheniaux

Sumário

1 Psicopatologia | Questões Gerais, 1
Definição, 1
Método fenomenológico, 2
Semiologia psiquiátrica, 3

2 Avaliação Psiquiátrica | Anamnese e Exame Psíquico, 4
Entrevista psiquiátrica | Aspectos gerais, 4
Estrutura e conteúdo da anamnese psiquiátrica, 4
Exame psíquico, 7
Súmula psicopatológica, 8
Exame físico, 9
Exames complementares, 9
Diagnóstico psiquiátrico, 9
Conduta terapêutica, 11

3 Aparência, 12
Introdução, 12
Alterações na aparência, 12
A aparência nos principais transtornos mentais, 12

4 Atitude, 14
Introdução, 14
Alterações da atitude, 14
Exame da atitude, 16
A atitude nos principais transtornos mentais, 16

5 Consciência (Vigilância), 17
Introdução, 17
Alterações quantitativas fisiológicas, 18
Alterações quantitativas patológicas, 18
Alterações qualitativas fisiológicas, 20
Alterações qualitativas patológicas, 20
Exame da consciência (vigilância), 21
A consciência (vigilância) nos principais transtornos mentais, 22
Contribuições da psicanálise, 22
Contribuições das neurociências, 24

6 Atenção, 28
Introdução, 28
Alterações quantitativas, 29
Alterações qualitativas, 29
Exame da atenção, 30
A atenção nos principais transtornos mentais, 31
Contribuições da psicanálise, 32
Contribuições das neurociências, 32

7 Sensopercepção, 34
Introdução, 34
Alterações quantitativas, 35
Alterações qualitativas, 36
Exame da sensopercepção, 41
A sensopercepção nos principais transtornos mentais, 42
Contribuições da psicanálise, 42
Contribuições das neurociências, 43

8 Memória, 45
Introdução, 45
Alterações quantitativas, 49
Alterações qualitativas, 52
Exame da memória, 54
A memória nos principais transtornos mentais, 55
Contribuições da psicanálise, 57
Contribuições das neurociências, 58

9 Linguagem, 61

Introdução, 61
Alterações da linguagem, 62
Alterações quantitativas, 62
Alterações qualitativas, 64
Exame da linguagem, 67
A linguagem nos principais transtornos mentais, 67
Contribuições da psicanálise, 68
Contribuições das neurociências, 68

10 Pensamento (Exceto Delírio), 70

Introdução, 70
Alterações do pensamento, 71
Alterações quantitativas, 71
Alterações qualitativas, 72
Exame do pensamento, 75
O pensamento nos principais transtornos mentais, 75
Contribuições da psicanálise, 76
Contribuições das neurociências, 77

11 Pensamento: Delírio, 79

Introdução, 79
Delírio primário, delírio secundário e ideia prevalente, 81
Classificação, 82
Exame do delírio, 86
O delírio nos principais transtornos mentais, 87
Contribuições da psicanálise, 88
Contribuições das neurociências, 89

12 Inteligência, 91

Introdução, 91
Alterações da inteligência, 92
Exame da inteligência, 93
A inteligência nos principais transtornos mentais, 94
Contribuições das neurociências, 95

13 Imaginação, 96

Introdução, 96
Alterações da imaginação, 96
Exame da imaginação, 97
A imaginação nos principais transtornos mentais, 97
Contribuições da psicanálise, 97
Contribuições das neurociências, 98

14 Conação, 99

Introdução, 99
Alterações quantitativas, 99
Alterações qualitativas (disbulias ou parabulias), 100
Exame da conação, 104
A conação nos principais transtornos mentais, 104
Contribuições da psicanálise, 105
Contribuições das neurociências, 107

15 Pragmatismo, 110

16 Psicomotricidade, 111

Introdução, 111
Alterações quantitativas, 111
Alterações qualitativas, 112
Exame da psicomotricidade, 114
A psicomotricidade nos principais transtornos mentais, 115
Contribuições das neurociências, 116

17 Afetividade, 118

Introdução, 118
Alterações quantitativas, 119
Alterações qualitativas, 121
Exame da afetividade, 122
A afetividade nos principais transtornos mentais, 123
Contribuições da psicanálise, 123
Contribuições das neurociências, 125

18 Orientação Alopsíquica, 129

Introdução, 129
Alterações da orientação alopsíquica, 130
Exame da orientação alopsíquica, 132
A orientação alopsíquica nos principais transtornos mentais, 133
Contribuições das neurociências, 133

19 Consciência do Eu, 135

Introdução, 135
Alterações da consciência do eu, 136
Alterações quantitativas, 136
Alterações qualitativas, 136
Exame da consciência do eu, 139
A consciência do eu nos principais transtornos mentais, 139
Contribuições da psicanálise, 140
Contribuições das neurociências, 141

20 Prospecção, 143

21 Consciência de Morbidez, 144

Introdução, 144
Alterações na consciência de morbidez, 144
Exame da consciência de morbidez, 144
A consciência de morbidez nos principais transtornos mentais, 145

22 Principais Síndromes Psiquiátricas, 146

Síndrome de ansiedade, 146
Síndrome fóbica, 147
Síndrome obsessivo-compulsiva, 147
Síndrome de conversão, 148
Síndrome dissociativa, 149
Síndrome hipocondríaca, 149
Síndrome depressiva, 150
Síndrome maníaca, 150

Estado misto, 151
Síndrome delirante-alucinatória, 151
Síndrome paranoide, 152
Síndrome alucinatória, 152
Síndrome hebefrênica, 152
Síndrome catatônica, 152
Síndrome apático-abúlica, 153
Retardo mental, 153
Autismo, 153
Delirium, 154
Síndrome amnésica, 154
Demência, 155
Síndrome anoréxica, 155
Síndrome bulímica, 155
Síndrome de despersonalização-desrealização, 156

APÊNDICES

1 Psicopatologia Descritiva: Existe uma Linguagem Comum?, 157

2 Modelo de Exame Psíquico e de Súmula Psicopatológica, 167

3 Listas das Funções Psíquicas e das Alterações Psicopatológicas, 170

4 Delirante *Versus* Deliroide, 177

5 O Delírio de Ciúmes de Bentinho em *Dom Casmurro*, de Machado de Assis, 179

6 "Compulsivo" Não É Sinônimo de "Excessivo", 183

Bibliografia, 185

Índice Alfabético, 191

MANUAL DE
Psicopatologia

CAPÍTULO 1

Psicopatologia | Questões Gerais

◀ Definição

O termo *psicopatologia* foi criado por Jeremy Benthan, em 1817. *Psyché* significa *alma*; *páthos*, *sofrimento* ou *doença*; e *lógos*, *estudo* ou *ciência*. No entanto, Esquirol e Griesinger, com seus trabalhos publicados, respectivamente, na França (em 1837) e na Alemanha (em 1845), é que são considerados os criadores da psicopatologia.

A psicopatologia é uma disciplina científica que estuda a doença mental em seus vários aspectos: suas causas, as alterações estruturais e funcionais relacionadas, os métodos de investigação e suas formas de manifestação (sinais e sintomas). Comportamento, cognição e experiências subjetivas anormais constituem as formas de manifestação das doenças mentais.

Segundo Jaspers, "o objeto da psicopatologia é o fenômeno psíquico, mas só os patológicos". Contudo, a distinção entre o normal e o patológico em medicina é bastante imprecisa. Podemos citar pelo menos três critérios de normalidade, todos considerados insuficientes: o subjetivo, o estatístico e o qualitativo.

De acordo com o critério subjetivo de normalidade, está doente quem sofre ou se sente doente. Na síndrome maníaca, contraditoriamente, o paciente sente-se muito bem e, apesar disso, está enfermo. Pelo critério estatístico – ou quantitativo –, normal é sinônimo de comum, ou significa *próximo à média*. Em contraposição a isso, no entanto, a cárie representa uma patologia muito frequente; e uma pessoa que possui um quociente intelectual (QI) muito alto não é considerada doente. Já segundo o critério qualitativo, normal é aquilo adequado a determinado padrão funcional considerado ótimo ou ideal. A crítica que se faz a esse critério é que ele se baseia em normas socioculturais arbitrárias, as quais podem variar de um local para outro e modificar-se ao longo do tempo.

A psicopatologia é uma ciência autônoma, e não meramente um ramo da psicologia. Enquanto esta tem sua origem na filosofia, a psicopatologia nasce com a clínica psiquiátrica. Os fenômenos mentais patológicos são muitas vezes qualitativamente diferentes dos normais. Citando novamente Jaspers, "a psicopatologia investiga muitos fatos cujos correspondentes 'normais' ainda não foram estabelecidos pela psicologia", e "é muitas vezes a visão do anormal que ensina a explicar o normal".

A psiquiatria não é uma ciência e, sim, uma especialidade médica, cujo fundamento é a psicopatologia. A psiquiatria representa a aplicação prática da psicopatologia, mas se utiliza também de conhecimentos de outras disciplinas científicas.

A psicopatologia, de uma forma geral, está relacionada a múltiplas abordagens e referenciais teóricos. Para ser preciso, não há apenas uma psicopatologia; são várias. Didaticamente, as psicopatologias podem ser divididas em dois grupos: as explicativas e as descritivas. As psicopatologias explicativas baseiam-se em modelos teóricos ou achados experimentais, e buscam esclarecimentos quanto à etiologia dos transtornos mentais. Elas podem seguir uma orientação psicodinâmica (como a psicanálise), cognitiva, existencial, biológica ou social, entre outras. As psicopatologias descritivas, por sua vez, consistem na descrição e na categorização precisas de experiências anormais, como informadas pelo paciente e observadas em seu comportamento. Possuem um caráter semiológico e propedêutico em relação à psiquiatria clínica. Entre as psicologias descritivas está a psicopatologia fenomenológica. Explicação e descrição não se excluem; na verdade, complementam-se. Só é possível explicar o que foi anteriormente descrito.

Método fenomenológico

Para Descartes (1596-1650), a apreensão dos objetos percebidos passa necessariamente pela consciência do sujeito pensante. Immanuel Kant (1724-1804), por sua vez, afirma que experimentamos apenas a superfície das coisas, isto é, os fenômenos – o que está aparente –, mas não a verdadeira coisa em si. O conhecimento é, então, o resultado da atividade mental, que organiza as sensações de acordo com categorias aprioristicas, tais como espaço, tempo etc.

Foi Lambert, um médico francês, quem, em 1764, criou a palavra *fenomenologia*, que designou como "descrição da aparência". Para Edmund Husserl (1859-1938), o criador da corrente filosófica denominada fenomenologia, o método fenomenológico é puro, descritivo, aprioristico e baseado na apreensão intuitiva dos fenômenos psíquicos, tais como se dão na consciência. Estas características merecem maiores esclarecimentos.

Para a fenomenologia, tudo o que existe é fenômeno e só existem fenômenos. Fenômeno é todo objeto aparente, é o que se apresenta à nossa consciência. Esta possui uma intencionalidade, isto é, ela se move em direção aos objetos para apreender o fenômeno: é sempre consciência de algo. A consciência é doadora de sentido às coisas, tem o poder de constituir e criar as essências. A fenomenologia descreve experiências psicológicas subjetivas, e seu objeto é o que aparece na consciência; ela se centra na vivência das coisas pelo sujeito, e não nas coisas em si. O observador deve prestar atenção aos seus próprios pressupostos, deixando de lado todas as teorias, para evitar que distorçam a observação. A intuição, que é o instrumento por excelência da captação fenomenológica, consiste na compreensão empática das vivências; empatia esta que representa a capacidade de sentir-se na situação de outra pessoa.

A fenomenologia contrapõe-se ao empirismo, que aceita que o espírito assimile passivamente os objetos, ou seja, que estes o impressionem como se ele fosse uma tábula rasa. Já o positivismo, também diferentemente da fenomenologia, negava qualquer importância à introspecção. Ele veio influenciar, mais recentemente, a reflexologia e o behaviorismo.

Coube a Karl Jaspers (1883-1969), filósofo alemão, a aplicação do método fenomenológico na investigação psiquiátrica, a partir de 1913. Segundo ele, a psicopatologia representa uma descrição compreensiva. Por compreensão entende-se a intuição do psiquismo do outro alcançada no interior do próprio psiquismo. O método fenomenológico utiliza como instrumento a mente do entrevistador, sua experiência emocional e cognitiva. Trata-se de método empírico que enfoca dados subjetivos. As vivências dos pacientes não podem ser percebidas diretamente como os fenômenos físicos. Mas, após o relato do paciente (subjetivo), fazemos, por meio da empatia, uma analogia (comparação) com as nossas vivências, e assim podemos compreender a sua experiência subjetiva. A mera observação objetiva de seu comportamento não permitiria um maior aprofundamento no fenômeno psicopatológico. O foco da psicopatologia fenomenológica são, portanto, as vivências subjetivas – conscientes – dos pacientes, descritas pelos próprios. O que está inconsciente não é objeto da fenomenologia. Por fim, a psicopatologia fenomenológica não busca explicações teóricas para eventos psicológicos. Por meio da *redução fenomenológica*, os fenômenos são colocados "entre parênteses": são descritas as vivências em si, sem a preocupação com as suas origens e consequências.

Berrios (1993), contudo, defende a tese de que as contribuições de Jaspers à psicopatologia descritiva não foram influenciadas pela fenomenologia, ao contrário do que o próprio afirmava. Ele argumenta que Husserl é poucas vezes citado na "Psicopatologia Geral", de Jaspers, e que esta obra não representou uma verdadeira ruptura em relação a como os *alienistas* do século XIX descreviam e compreendiam os sintomas mentais.

Semiologia psiquiátrica

Define-se semiologia como a "ciência dos signos". Entende-se como sinal qualquer estímulo emitido pelos objetos do mundo. Já o signo é um sinal provido de significado, que representa a ligação de um significante a um significado.

Há três tipos de signos: os ícones, os indicadores ou índices e os símbolos. No caso do ícone, há uma semelhança entre o significante e o significado; por exemplo, o mapa do Brasil representando o nosso país. O indicador caracteriza-se pela existência de uma relação de contiguidade; por exemplo, fumaça significando fogo. Os sinais e sintomas clínicos são também indicadores: a febre indica uma infecção. No símbolo, no entanto, a relação é convencional e arbitrária. Por exemplo, o nome *Brasil* dado ao nosso país, a utilização do termo *alucinação* para designar determinada alteração da sensopercepção.

Semiótica ou semiologia médica é o estudo dos sinais e sintomas das enfermidades, estudo este que inclui a identificação das alterações físicas e mentais, a ordenação dos fenômenos observados e a formulação de diagnósticos.

Os sinais e sintomas representam os signos da psicopatologia e da medicina em geral. Os sintomas são subjetivos e aparecem nas queixas do paciente. A dor, o sentimento de tristeza e a escuta alucinatória, por exemplo, são sintomas. Já os sinais são objetivos, ou seja, são verificáveis pela observação direta. Eles podem ser detectados por outra pessoa, às vezes pelo próprio paciente. A flexibilidade cerácea (alteração da psicomotricidade), uma fácies de tristeza e o solilóquio (falar sozinho) são sinais.

Uma experiência psíquica anormal possui tanto forma como conteúdo. A forma se refere à estrutura em termos fenomenológicos – por exemplo, delírio –, e o conteúdo, ao "colorido" ou "recheio" da experiência – por exemplo, estar sendo perseguido por marcianos.

Por semiotécnica entendemos os procedimentos específicos e sistematizados de observação e coleta dos sinais e sintomas, assim como a interpretação destes.

É bastante importante fazer uma distinção entre as alterações psicopatológicas quantitativas e as qualitativas. Tomando-se um exemplo da sensopercepção (tema abordado no Capítulo 7, Sensopercepção), ouvir vozes quando não há ninguém falando (alucinações acústico-verbais) não representa uma audição mais intensa do que o normal, mas sim uma forma de ouvir qualitativamente diferente do normal.

Avaliação Psiquiátrica | Anamnese e Exame Psíquico

CAPÍTULO 2

◀ Entrevista psiquiátrica | Aspectos gerais

A entrevista psiquiátrica tem três objetivos básicos: a formulação de um diagnóstico, a formulação de um prognóstico e o planejamento terapêutico. É a partir da entrevista que se começa a estabelecer, ou não, uma aliança terapêutica entre o paciente e o médico.

A entrevista pode se dar em situações muito diversas: na internação do paciente, que pode ser voluntária ou involuntária; em uma consulta no ambulatório; quando o psiquiatra vai responder a um pedido de parecer em uma enfermaria de hospital geral; no domicílio do paciente; e, até mesmo, em via pública.

Para a entrevista, deve-se preferir um ambiente fechado, isolado acusticamente e com uma temperatura agradável. Recomenda-se evitar o máximo possível que haja interrupções. No início é essencial que o médico se apresente, explique o objetivo da entrevista e, se possível, obtenha o consentimento do paciente. Se não houver plena consciência de morbidez por parte do paciente, é fundamental que se entrevistem os familiares – ou outras pessoas que possam prestar informações –, de preferência com a concordância (e a presença) do paciente.

A arte de entrevistar só pode ser adquirida mediante o treinamento supervisionado e a prática. Aulas e manuais, contudo, também trazem algum auxílio. Ensina-se ao aluno como trabalhar com as evidências apuradas, embora seja difícil mostrar como obtê-las. De qualquer modo, há algumas regras básicas que devem ser seguidas:

- No começo, deve-se deixar o paciente falar livremente, e só depois perguntar de modo mais específico temas ou pontos duvidosos
- É preciso saber quando e como interromper o paciente: sem cortar o fluxo da comunicação, mas sem deixar que a minuciosidade ou a prolixidade (alterações da forma do pensamento) prejudiquem a obtenção da história clínica. Sempre controlar e dirigir a entrevista
- Não formular as perguntas de maneira monótona ou mecânica. O diálogo deve ser tão informal quanto possível
- Evitar perguntas muito sugestivas, fechadas, que possam ser respondidas com um simples *sim* ou *não*: é melhor perguntar "Como você está se sentindo?" do que "Você está ansioso?"
- Não aceitar jargões fornecidos pelos pacientes, como "nervoso", "deprimido", "tenho pânico": pedir que ele explique o que quer dizer com essas palavras
- Certificar-se de que o paciente compreenda as perguntas: utilizar linguagem acessível, sem termos médicos.

◀ Estrutura e conteúdo da anamnese psiquiátrica

A palavra *anamnese* origina-se do grego e significa literalmente *rememoração* (*ana* = novo; *mnesis* = memória). A anamnese psiquiátrica segue, em linhas gerais, o roteiro da anamnese em medicina. É preciso ter em mente um roteiro de anamnese, mas este não pode perturbar a espontaneidade da entrevista.

A redação final de uma observação psiquiátrica precisa ser completa, sem ser sobrecarregada ou repetitiva, mas nunca será totalmente precisa. Dois examinadores jamais farão a mesma anamnese do mesmo paciente.

Observa-se, entre os diversos livros de psiquiatria, uma ausência de uniformidade quanto à estrutura da anamnese. Algumas informações podem se adequar a mais de um item da anamnese, cuja divisão é arbitrária, convencional.

Os itens da anamnese psiquiátrica são: identificação, queixa principal, motivo do atendimento, história da doença atual, história patológica pregressa, história fisiológica, história pessoal, história social e história familiar. Além da anamnese, incluem-se na avaliação psiquiátrica: o exame psíquico, a súmula psicopatológica, o exame físico, os exames complementares, o diagnóstico (sindrômico e nosológico) e a conduta terapêutica.

Identificação

A identificação é composta pelos seguintes itens: nome, data de nascimento, sexo, estado civil, naturalidade, nível de instrução, profissão, etnia, religião, residência, procedência, filiação.

A identificação pode ser de grande auxílio para a formulação do diagnóstico. Por exemplo, o alcoolismo é mais comum em homens; esquizofrênicos em geral não são casados; pacientes com retardo mental costumam apresentar baixo nível educacional etc.

Na apresentação pública de casos – como em sessões clínicas –, o nome pode ser representado pelas iniciais, mas é preferível, para preservar o sigilo, usar um pseudônimo.

Queixa principal

A queixa principal (QP), que constitui o foco da história da doença atual, deve ser sucinta. Convém relacionar no máximo três queixas, de preferência apenas uma.

A QP é redigida com as palavras do paciente (entre aspas, ou usando *sic*), devendo ser registrada mesmo que absurda. Caso o paciente não formule nenhuma queixa, isso também tem que ser apontado.

Motivo do atendimento

Este item só é necessário quando não houver consciência de morbidez por parte do paciente. O seu conteúdo é fornecido por outra pessoa: familiar, vizinho, bombeiro, policial, outro profissional de saúde etc. São reproduzidas literalmente as palavras do informante.

História da doença atual

A história da doença atual (HDA) consta de um relato sobre a época e o modo de início da doença, a presença de fatores desencadeantes, os tratamentos efetuados e o modo de evolução, o impacto sobre a vida do paciente, a intercorrência de outros sintomas e as queixas atuais.

Ela é narrada pelo paciente, ou por informantes – no caso de pacientes psicóticos –, ou por ambos. Faz-se necessário identificar sempre, para cada informação, qual foi a fonte. Na redação da HDA, evitam-se termos técnicos: são utilizadas as palavras do paciente ou do informante. Os quadros clínicos são descritos, porém não nomeados. A redação deve seguir uma ordem cronológica, mesmo que a narrativa, por parte do paciente ou dos informantes, não tenha sido assim.

São ainda incluídas na HDA informações (sobre alterações psíquicas e físicas) pesquisadas ativamente pelo entrevistador, mesmo que não tenham sido trazidas espontaneamente pelo paciente ou informante. Fazem parte também da HDA os *negativos pertinentes*, ou seja, certos sintomas cuja ausência pode ser significativa para a identificação da doença ou da fase evolutiva em que esta se encontra. Episódios psiquiátricos anteriores devem ser relatados também aqui, já que estes devem estar relacionados ao atual, visto que os transtornos mentais são, em geral, crônicos.

Em casos de transtorno da personalidade ou de retardo mental, será impossível separar HDA e história pessoal, que podem ser fundidas.

História patológica pregressa

A história patológica pregressa (HPP) refere-se a estados mórbidos passados, em geral não psiquiátricos, que não mostrem possuir relação direta ou indireta de causa e efeito com a moléstia atual. Se existir essa relação, eles são incluídos na HDA.

São investigadas principalmente as seguintes ocorrências: enurese, sonilóquio, pesadelos frequentes, terror noturno, sonambulismo, asma, tartamudez, fobia escolar, na infância; convulsões ou desmaios; doenças venéreas; outras doenças infecciosas, tóxicas ou degenerativas; traumatismos cranianos; alergia; intervenções cirúrgicas; hábitos tóxicos (álcool, tabaco, drogas ilícitas); uso de medicamentos. Faz parte também da HPP a *revisão de sistemas*, isto é, o questionamento junto ao paciente relativo a cada sistema de seu organismo (cardiovascular, respiratório etc.).

Na redação da HPP, incluem-se todas as doenças importantes relatadas. Não se devem listar doenças ausentes, já que é impossível citar todas as que existem, a não ser que tal ausência seja significativa para a formulação do diagnóstico.

História fisiológica

São investigados os seguintes elementos relativos à história fisiológica: gestação (da mãe), nascimento, aleitamento, desenvolvimento psicomotor (andar, falar, controle esfincteriano), menarca, catamênios, atividade sexual, gestações, partos, abortamentos, menopausa, padrões de sono e de alimentação.

História pessoal

Pode-se optar por fundir a HPP, a história fisiológica, a história pessoal e a história social, sob a denominação história pessoal. Caso se mantenha a história pessoal como um item mais restrito, pesquisam-se as seguintes informações:

- Infância: personalidade, socialização, jogos e brincadeiras, aproveitamento escolar, ansiedade de separação
- Adolescência: desempenho escolar, uso de álcool e drogas, delinquência, relacionamentos interpessoais

- Sexualidade: iniciação, preferência, orientação, número de parceiros, frequência
- Vida profissional: vocações; estabilidade nos empregos; relacionamento com chefes, subordinados e colegas; desempenho
- Personalidade pré-mórbida: relacionamentos sociais, interesses, hábitos de lazer e culturais, padrão de humor, agressividade, introversão/extroversão, egoísmo/altruísmo, independência/dependência, atividade/passividade, valores, adaptação ao ambiente.

História social

Fazem parte da história social informações relativas à moradia – condições sanitárias, pessoas com quem convive, número de cômodos, privacidade, características sociodemográficas da região; situação socioeconômica; características socioculturais; atividade ocupacional atual; situação previdenciária; vínculo com o sistema de saúde; atividades religiosas e políticas; antecedentes criminais.

História familiar

A história familiar abrange os seguintes dados: doenças psiquiátricas e não psiquiátricas; ter sido gerado a partir de uma gravidez desejada ou não separação dos pais, quem criou o paciente; ordem de nascimento entre os irmãos, diferenças de idade; características de personalidade dos familiares, o relacionamento entre estes e destes com o paciente; atitude da família diante da doença do paciente; relacionamento com o cônjuge e filhos.

Exame psíquico*

O exame psíquico também é chamado de exame do estado mental, exame mental, exame psicopatológico, exame psiquiátrico. Ele começa no primeiro contato com o paciente, antes de se obterem os dados de identificação. O psiquiatra experiente será capaz de realizar a maior parte do exame do estado mental ao mesmo tempo que completa a tomada da história.

No modelo médico, a história é reconhecida como subjetiva, enquanto o exame físico é considerado a fonte principal de informações objetivas. O exame psíquico pode ser comparado ao exame físico na medicina geral. Assim, na avaliação psiquiátrica, o que é relatado pelo paciente deve ser incluído na anamnese, enquanto o que é observado pelo examinador representa o exame psíquico. Portanto, expressões como "o paciente refere" são quase sempre mais apropriadamente colocadas na história do que no exame psíquico.

Mackinnon & Yudofsky (1988) questionam a objetividade do exame psíquico, alertando que não se pode palpar diretamente a mente do paciente ou auscultar seus processos de pensamento da mesma forma como se examina o abdome ou o tórax do paciente; e que o exame físico também teria elementos subjetivos. Mas, na verdade, apenas os elementos subjetivos relacionados diretamente a manobras do examinador é que são incluídos na descrição do exame físico (p. ex., dor à palpação abdominal, pesquisa da sensibilidade térmica). Além disso, grande parte das vivências internas, subjetivas, dos pacientes são expressas em seu comportamento, sua mímica ou sua fala, tornando-se, assim, passíveis de serem observadas e descritas por outras pessoas, isto é, tornando-se objetivas. Jaspers (1913), por sua vez, aponta a falta de

*Ver Apêndice 2, Modelo de Exame Psíquico e de Súmula Psicopatológica.

fidedignidade dos relatos de muitos pacientes: "... não só os doentes histéricos não merecem confiança mas a grande maioria das autodescrições psicopáticas deve ser considerada de modo bastante crítico. Os doentes relatam, para serem agradáveis, o que deles se espera, ou por sensação quando notam o interesse".

No exame psíquico, são descritas apenas as alterações presenciadas durante a entrevista. Portanto, na redação do exame psíquico, expressões como *no momento* ou *durante a entrevista* são redundantes. De um momento para outro, a sintomatologia psiquiátrica pode mudar – como podem mudar a frequência cardíaca, a pressão arterial etc. –, constituindo, assim, outro exame psíquico. Nos casos em que a sintomatologia é intermitente, o que não é raro com alucinações e com alterações do nível da consciência, um exame psíquico isolado pode ser pouco revelador. Uma possível solução seria tornar o exame psíquico mais amplo, compreendendo mais de uma observação, com intervalos de horas ou dias entre uma e outra.

Na redação, é conveniente a descrição das condições nas quais se realizou o exame: se no domicílio do paciente, em consultório ou ambulatório, em quarto de hospital, ou em uma enfermaria; se havia mais alguém presente.

Há uma influência mútua entre as funções mentais. Na verdade, qualquer subdivisão das funções mentais é artificial, e as diversas funções psíquicas são avaliadas de forma praticamente simultânea. As funções psíquicas podem alterar-se quantitativa ou qualitativamente.

Além do registro das alterações psicopatológicas, faz parte do exame psíquico a descrição das funções mentais preservadas. Não devem ser consideradas as possíveis causas dos fenômenos: são apontadas todas as alterações presentes, mesmo que, por exemplo, se acredite que elas sejam devidas à medicação em uso. Para a avaliação de algumas funções, como memória, orientação, inteligência etc., são necessárias perguntas mais específicas ou mesmo testes. A redação do exame psíquico deve restringir-se a uma descrição dos fenômenos observados, sem o uso de termos técnicos.

◀ Súmula psicopatológica*

Os itens que compõem a súmula psicopatológica são: aparência, atitude, consciência, atenção, sensopercepção, memória, fala e linguagem, pensamento, inteligência, imaginação, conação, psicomotricidade, pragmatismo, humor e afetividade, orientação, consciência do eu, prospecção, consciência de morbidez.

Esses mesmos elementos são examinados no exame psíquico. A súmula psicopatológica e o exame psíquico possuem o mesmo conteúdo, sendo a súmula um resumo do exame psíquico: a partir de um exame psíquico bem feito, qualquer outra pessoa terá que formular a mesma súmula psicopatológica. Além disso, na súmula torna-se explícita a subdivisão das funções mentais e são utilizados termos técnicos.

Não há uniformidade quanto a uma configuração ideal da súmula, nem quanto ao número ou ordem de apresentação dos itens. É interessante a tentativa de estimar a intensidade das alterações quantitativas com maior precisão, prática comum no exame físico: por exemplo, "pensamento acelerado (3+/4+)". É válida também a atribuição de graus de certeza quanto à presença de determinada alteração (p. ex., "alucinações auditivas?").

---

*Ver Apêndice 2, Modelo de Exame Psíquico e de Súmula Psicopatológica.

Exame físico

Existe uma falsa crença de que o doente mental sofre menos frequentemente de doenças físicas, que são, por isso, subdiagnosticadas. Muitos transtornos mentais possuem etiologia orgânica – como a depressão no hipotireoidismo –, ou levam a complicações físicas – por exemplo, um quadro de desnutrição em função de perda do apetite na depressão.

No exame físico deve ser dada ênfase ao exame neurológico e ao do sistema endócrino.

O exame da constituição (morfologia corporal) pode ser incluído no exame físico, na parte da inspeção geral. Kretschmer (1921) relacionou os biotipos leptossômico, atlético e displásico à esquizofrenia; o pícnico à psicose maníaco-depressiva; e o atlético à epilepsia. Mas cometeu importantes falhas metodológicas em seu trabalho, como a ausência de critérios rígidos e objetivos para a diferenciação entre os biotipos, e a criação de novas teorias para explicar as numerosas exceções à sua teoria principal. Apesar disso, as ideias de Kretschmer são ainda bastante valorizadas por muitos psiquiatras, os quais talvez tenham uma tendência a se lembrarem mais dos casos que as confirmam do que daqueles que as contradizem.

Exames complementares

Hemograma, bioquímica sanguínea, sorologia para lues, exame do liquor, neuroimagem cerebral, eletroencefalografia, estudos genéticos, dosagens hormonais, testagem neuropsicológica e psicodiagnóstico estão entre os principais exames complementares que podem ajudar na formulação do diagnóstico psiquiátrico. Todavia, em geral é desnecessária e onerosa a solicitação de um grande número de exames. Os mais importantes para cada caso vão ser indicados pelos dados da anamnese e pelos achados dos exames psíquico e físico.

Diagnóstico psiquiátrico

A palavra *diagnóstico* tem origem grega: significa *conhecer* (ou *perceber*) *dois*; *distinguir* ou *reconhecer*. Já *doença* vem do latim *dolentia*, e significa *dor, sofrimento*.

As doenças são apenas conceitos, abstrações criadas pelo homem, que podem ser a qualquer momento modificadas ou descartadas. Constituem condições relacionadas a desconforto, dor, incapacitação ou morte, mas que só vão ser consideradas doenças em função de muitos fatores (sociais, econômicos, biológicos etc.).

São levantadas algumas objeções à formulação de diagnósticos. Uma delas está relacionada à ideia de que cada pessoa é uma realidade única e inclassificável: "não existem doenças, mas doentes". Afirma-se, ainda, que o diagnóstico é estigmatizante, e que ele apenas serviria para *rotular* as pessoas *diferentes*, permitindo e legitimando o *poder médico*, o *controle social* sobre o indivíduo desadaptado ou *questionador*.

Mas, entre diagnosticar e reduzir a pessoa que recebeu o diagnóstico a um rótulo, há uma grande diferença. Embora possua algumas desvantagens e possa ser usado indevidamente, o diagnóstico representa uma necessidade prática na medicina e na ciência. As finalidades principais do diagnóstico são: comunicação – permitir uma linguagem comum – e previsão ("diagnóstico é prognóstico"). Além disso, o diagnóstico favorece a investigação científica e fundamenta as medidas terapêuticas e preventivas.

Diagnóstico sindrômico

Síndrome – do grego *syndromé*, que quer dizer *concurso* – constitui uma associação de sinais e sintomas que evoluem em conjunto, provocada por mecanismos vários e dependente de causas diversas.

São exemplos de síndromes: pneumonia, hipertensão arterial, insuficiência cardíaca, demência, depressão. A esquizofrenia não é uma síndrome, pois está relacionada a critérios como curso crônico e ausência de etiologia orgânica. *Síndrome de imunodeficiência adquirida* (AIDS), *síndrome de tensão pré-menstrual, síndrome de dependência de substâncias psicoativas, síndrome orgânica da personalidade*, apesar das respectivas denominações, não são síndromes, já que o que as caracteriza não é a sintomatologia, mas a etiologia ou o curso.

Uma mesma entidade nosológica pode, em diferentes momentos, manifestar-se sob a forma de diferentes síndromes. Por exemplo, a esquizofrenia está associada às síndromes paranoide, catatônica, hebefrênica e apático-abúlica. Por outro lado, uma mesma síndrome pode estar presente em diferentes entidades nosológicas. Por exemplo: a depressão pode ser primária, ou associada ao hipotireoidismo, ou associada ao uso de anti-hipertensivos etc.

Embora não haja uma identidade de opinião entre os diferentes autores quanto à enumeração das síndromes psiquiátricas, podem ser listadas as síndromes: de ansiedade; fóbica; obsessiva; compulsiva; de conversão; dissociativa; hipocondríaca; de somatização; depressiva; maníaca; de estado misto (manifestações maníacas e depressivas associadas); delirante (ou paranoide); alucinatória; hebefrênica (ou desorganizada); catatônica (hipercinética, hipocinética); apático-abúlica; de retardo mental; demencial; de *delirium*; amnésica; anoréxica; bulímica; de despersonalização-desrealização. Algumas combinações sindrômicas são frequentes: fóbico-ansiosa; obsessivo-compulsiva; depressivo-ansiosa; hebefreno-catatônica; hebefreno-paranoide; delirante-alucinatória.

O diagnóstico sindrômico baseia-se na súmula psicopatológica, podendo ser considerado também, desde que haja confiabilidade, o relato incluído na HDA das alterações atuais – não as pretéritas – que não foram detectadas no exame psíquico. Como sempre é possível realizar um exame psíquico, mesmo que não haja cooperação por parte do paciente, a formulação de um diagnóstico sindrômico é obrigatória.

Em função da larga margem de desconhecimento acerca da etiopatogenia das doenças mentais e da inespecificidade da ação dos psicofármacos, o diagnóstico sindrômico em psiquiatria reveste-se de grande importância. Na verdade, basicamente diagnosticamos e tratamos síndromes, e não doenças.

Diagnóstico nosológico

Noso, do grego, significa *doença*. O diagnóstico nosológico baseia-se na anamnese e nos exames psíquico, físico e complementares.

O diagnóstico de uma doença pode seguir o modelo categorial ou o dimensional. De acordo com o primeiro, adotado pela Classificação Internacional de Doenças (CID-11) e pelo Manual Diagnóstico e Estatístico de Transtornos Mentais (DSM-5), as doenças se distinguem da saúde e entre si: a categoria *esquizofrenia* é qualitativamente diferente da categoria *transtornos do humor* e da normalidade. Já segundo o modelo dimensional, haveria um *continuum* entre a saúde e a doença; a diferença entre ambas seria quantitativa.

Uma classificação nosográfica é baseada ou nos sintomas, ou então na etiologia. Esta segunda opção é considerada a ideal, já que, de acordo com o conceito clássico, uma doença possui causas, alterações estruturais e funcionais, e história natural conhecidas. Causa é qualquer coisa que aumente a probabilidade de uma doença; pode ser necessária e suficiente, necessária mas não suficiente, ou nem necessária nem suficiente.

Como o conhecimento a respeito da etiologia das doenças mentais é bastante limitado, o diagnóstico psiquiátrico é baseado na sintomatologia, o que o torna pouco válido e pouco fidedigno. O termo *transtorno*, encontrado na CID-11 e no DSM-5 para designar as entidades nosológicas, é bastante impreciso: é mais específico que *síndrome*, mas não representa *doença*.

O DSM-5 caracteriza-se por uma abordagem descritiva, não baseada em inferências teóricas, e por critérios operacionais para o diagnóstico. Até o DSM-IV, incluía-se uma avaliação multiaxial, que tentava contemplar as abordagens sintomatológica e etiológica: eixo I – transtornos mentais; eixo II – transtornos da personalidade e do desenvolvimento; eixo III – distúrbios físicos; eixo IV – estressores psicossociais; eixo V – o mais alto nível de funcionamento adaptativo no ano anterior.

Em 1954, Leme Lopes já propunha o diagnóstico psiquiátrico em três dimensões: (1) a síndrome, (2) a personalidade pré-mórbida – que corresponderia à predisposição biológica, psicológica ou social – e (3) a constelação etiológica – fatores causais endógenos ou exógenos.

Conduta terapêutica

Nessa parte da avaliação psiquiátrica, são relatadas as medidas que visam ao tratamento do paciente, como farmacoterapia, psicoterapia e abordagens psicossociais.

Aparência

CAPÍTULO 3

◗ Introdução

Pouco foi escrito sobre a aparência nos tratados de psicopatologia. Encontram-se algumas palavras em Vallejo Nágera (1944), Leme Lopes (1980), Pio Abreu (1997), Ey (1988), Mackinnon & Yudofsky (1988) e Sá (1988).

No exame de paciente psiquiátrico, só podemos observar o que está aparente, não oculto. Assim, poderíamos chamar de aparência todo o conteúdo do exame psíquico. Mas, no exame psíquico e na súmula psicopatológica, o termo *aparência* tem um significado bem mais restrito, referindo-se basicamente aos cuidados higiênicos e estéticos relativos ao corpo (incluindo cabelos, barba, unhas, dentes), roupas, maquiagem e adereços (brincos, colares, pulseiras etc.).

Em geral, a aparência é o primeiro elemento observado no paciente, e o seu exame oferece indicações sobre o estado de diversas funções mentais.

◗ Alterações na aparência

A aparência de um paciente ou está cuidada ou descuidada (desleixada). Neste último caso, ele se apresenta com a higiene corporal comprometida; roupas sujas, rasgadas ou desalinhadas; mau cheiro; cabelos despenteados e excessivamente compridos; barba por fazer (em homens) ou pernas não depiladas (em mulheres); dentes estragados, ausentes; ou unhas sujas e compridas.

Outra forma de classificar a aparência seria em: adequada, bizarra (ou extravagante, ou excêntrica) e exibicionista. Denomina-se bizarra a aparência destoante do usual no ambiente do indivíduo, qualitativamente diferente ou apenas exagerada em relação ao padrão da maioria das pessoas. Já a aparência exibicionista caracteriza-se pela excessiva exposição do corpo, sendo apresentada por pacientes com aumento da libido ou comportamento sedutor.

◗ A aparência nos principais transtornos mentais

DEPRESSÃO. Na depressão, o desinteresse ou a falta de energia pode inviabilizar os cuidados pessoais. Alguns deprimidos preferem vestir-se com roupas escuras.

MANIA. A aparência de mulheres maníacas costuma ser mais ou menos assim: roupas muito coloridas e chamativas, excesso de maquiagem, perfume em excesso, muitos enfeites, unhas e cabelo às vezes pintados com várias cores diferentes (aparência bizarra); roupas muito curtas e decotadas (aparência exibicionista). Alguns pacientes maníacos, contudo, podem apresentar uma aparência descuidada em função de intensa agitação, que os impede de completarem qualquer atividade, inclusive as relativas aos cuidados pessoais.

ESQUIZOFRENIA. Nos quadros apático-abúlicos, a aparência é descuidada. Nos hebefrênicos, costuma ser bizarra, assim como em muitos quadros paranoides, em que a aparência reflete a atividade delirante. Vallejo Nágera (1944) cita o uso de condecorações de papelão no peito e de tiaras de papelão na cabeça como expressões de delírios de grandeza.

DEMÊNCIA. Nos casos de demência que cursam com apraxia (perda da capacidade de realizar movimentos voluntários), frequentemente a aparência está descuidada.

TRANSTORNO CONVERSIVO E TRANSTORNOS DISSOCIATIVOS. Na antiga histeria é comum uma aparência exibicionista.

Atitude

CAPÍTULO 4

◀ Introdução

Nos livros de psicopatologia, pouco espaço foi dedicado ao estudo da atitude. Há algumas breves referências ao assunto apenas em Vallejo Nágera (1944), Pio Abreu (1997), Ey (1988), Mackinnon & Yudofsky (1988) e Sá (1988). E alguns desses autores fazem certa confusão entre psicomotricidade e atitude (ou comportamento).

Na entrevista psiquiátrica, são considerados o relato do paciente (ou de um familiar) – a partir do qual é elaborada a história – e a observação do comportamento do paciente – base do exame psíquico. Dessa forma, o comportamento (ou atitude), em um sentido amplo – englobando a fala, os gestos, a mímica e os demais movimentos corporais –, seria tudo no exame psíquico. Todavia, parece mais interessante, na súmula psicopatológica, restringir o termo *atitude* àquela que está especificamente relacionada ao examinador e à entrevista. Esse, por exemplo, não é o caso da *atitude alucinatória* (comportar-se como se estivesse ouvindo vozes de pessoas que não estão presentes), expressão muito empregada no meio psiquiátrico. Assim, a *atitude alucinatória* não constituiria uma alteração da atitude, considerando o sentido aqui adotado.

◀ Alterações da atitude

Quase não há termos técnicos para descrever as formas de atitude, sendo usadas basicamente palavras de uso corriqueiro. Alguns comportamentos por parte dos pacientes são considerados *desejáveis*, no sentido de contribuírem positivamente para a realização da avaliação psiquiátrica: atitude cooperante, atitude amistosa, atitude de confiança, atitude interessada. Essas atitudes *desejáveis* em geral estão relacionadas a uma plena consciência de morbidez.

Seriam basicamente estas as formas de atitude importantes do ponto de vista semiológico: atitude não cooperante, de oposição, hostil, de fuga, suspicaz, querelante, reivindicativa, arrogante, evasiva, invasiva, de esquiva, inibida, desinibida, jocosa, irônica, lamuriosa, dramática, teatral, sedutora, pueril, gliscroide, simuladora, dissimuladora, indiferente, manipuladora, submissa, expansiva, amaneirada; além da reação de último momento. Essa lista não é fechada e, provavelmente, não abrange todas as maneiras de o doente se portar diante do médico. Além disso, na prática, a mesma atitude pode enquadrar-se em mais de uma categoria:

- Atitude não cooperante: dizer que o paciente não é cooperante é muito vago, já que há diversas formas de não cooperar
- Atitude de oposição (ou negativista): o paciente se recusa a participar da entrevista
- Atitude hostil: o paciente ofende, ameaça ou agride fisicamente o examinador
- Atitude de fuga: reflete o medo por parte do paciente
- Atitude suspicaz (ou de desconfiança): "Você é mesmo médico?", "Há microfones escondidos aqui?" e "Por que o senhor está perguntando sobre isso?" são perguntas formuladas

pelos pacientes que apresentam esse tipo de atitude, a qual costuma estar relacionada a uma atividade delirante
- Atitude querelante: o paciente discute ou briga com o examinador, por se sentir prejudicado ou ofendido
- Atitude reivindicativa: o paciente exige, de forma insistente, que aquilo que julga ser seu direito seja atendido. Por exemplo: ter alta da internação
- Atitude arrogante: o paciente sente-se superior e trata com desdém o médico
- Atitude evasiva: o paciente evita responder a certas perguntas, sem se recusar explicitamente
- Atitude invasiva: o paciente deseja saber sobre a vida pessoal do examinador; mexe, sem pedir autorização, nos objetos deste no consultório
- Atitude de esquiva: o paciente não deseja o contato social
- Atitude inibida (ou contida): o paciente não encara o examinador, e demonstra estar pouco à vontade
- Atitude desinibida: o paciente apresenta grande facilidade quanto ao contato social, não se sente constrangido ao falar até mesmo de sua vida sexual, podendo violar normas sociais e tornar-se inconveniente. Por exemplo: pode assediar sexualmente o entrevistador
- Atitude jocosa: o paciente está frequentemente fazendo piadas, ou brincando com as outras pessoas
- Atitude irônica: as piadas e o tom de voz refletem sua arrogância e agressividade
- Atitude lamuriosa: o paciente queixa-se o tempo todo de seu sofrimento e demonstra autopiedade
- Atitude dramática: reflete uma hiperemocionalidade
- Atitude teatral: o paciente parece estar fingindo ou exagerando, ou querendo chamar a atenção dos outros
- Atitude sedutora: o paciente elogia e tenta agradar o examinador, ou tenta despertar o interesse sexual deste
- Atitude pueril: o comportamento do paciente é como o de uma criança (faz pirraça, brinca, chama o médico de *tio* etc.)
- Atitude gliscroide (ou viscosa): o paciente é *grudento*; é difícil encerrar a conversa com ele
- Atitude simuladora: o paciente tenta parecer que tem um sintoma (ou doença) na verdade ausente
- Atitude dissimuladora: o paciente tenta ocultar um sintoma (ou doença) existente, com o objetivo, por exemplo, de receber alta da internação
- Atitude indiferente: o paciente não se sente incomodado pela entrevista ou pela presença do médico
- Atitude manipuladora: o paciente tenta obrigar o médico a fazer o que ele, paciente, quer, muitas vezes por meio de ameaças ou chantagem emocional
- Atitude submissa: o paciente, passivamente, atende a todas as solicitações do examinador
- Atitude expansiva: o paciente deseja intensamente o contato social, e trata o médico como se fosse íntimo dele
- Atitude amaneirada: o comportamento é caricatural. Por exemplo: tratar o médico de "vossa excelência", ou curvar-se toda vez em que o vê
- Reação de último momento: após intenso negativismo, quando o examinador já está desistindo do contato, o paciente começa a cooperar com a entrevista.

Exame da atitude

O examinador não deve provocar ativamente qualquer atitude no paciente. A atitude do paciente deve ser espontânea, para uma avaliação fidedigna.

A atitude nos principais transtornos mentais

MANIA. O paciente maníaco pode apresentar uma atitude expansiva, desinibida, jocosa; ou então irônica, arrogante, hostil.

DEPRESSÃO. Na depressão, é comum uma atitude lamuriosa. Todavia, o desinteresse pode levar a uma atitude de indiferença.

ESQUIZOFRENIA. Nos quadros em que predominam os sintomas negativos ou na catatonia, pode haver indiferença em relação ao exame. Na catatonia, encontram-se muitas vezes uma atitude de oposição e a reação de último momento. Nos quadros paranoides, observa-se uma atitude suspicaz, hostil, querelante, ou de fuga. É típica da hebefrenia uma atitude pueril.

DELIRIUM, DEMÊNCIA. No *delirium* e em quadros de demência avançada, pode haver indiferença em relação ao exame, em função da não compreensão do significado deste.

RETARDO MENTAL. No retardo mental é muito característico um comportamento pueril.

EPILEPSIA. Na epilepsia do lobo temporal, assim como em outros distúrbios cerebrais relacionados a essa região do cérebro, observa-se um comportamento gliscroide.

TRANSTORNO CONVERSIVO E TRANSTORNOS DISSOCIATIVOS. No transtorno conversivo e nos transtornos dissociativos sempre há teatralidade. Costumam estar presentes também sedução, dramaticidade, simulação, puerilidade e manipulação.

FOBIA SOCIAL E TRANSTORNO DA PERSONALIDADE ESQUIVA. A inibição é um elemento fundamental dos quadros de fobia social e do transtorno da personalidade esquiva.

TRANSTORNO DELIRANTE, TRANSTORNO DA PERSONALIDADE PARANOIDE. No transtorno delirante e no transtorno da personalidade paranoide, a atitude é querelante, reivindicativa ou suspicaz.

TRANSTORNO DA PERSONALIDADE ANTISSOCIAL. O sociopata apresenta um comportamento sedutor, manipulador e hostil.

TRANSTORNO DA PERSONALIDADE *BORDERLINE*. O *borderline* apresenta um comportamento manipulador e hostil.

CAPÍTULO 5

Consciência (Vigilância)

Introdução

A palavra *consciência* vem do latim, *cum scientia*, que, por sua vez, é uma tradução da palavra grega *syneidesis*. *Cum scientia* significa literalmente *uma ciência acompanhada de outra ciência*, ou *uma relação cognoscitiva com*.

Originalmente, a palavra *consciência* tinha o significado de *consciência moral*, que equivale no alemão a *Gewissen*, e, no inglês, a *conscience*. Só posteriormente surgiu o conceito de *consciência psicológica* – mais amplo que o conceito de *consciência moral*, abarcando este –, que corresponde a *Bewusstsein*, no alemão, e a *consciousness*, no inglês. Nas línguas neolatinas, como o português, *consciência* se refere a ambos os conceitos.

Consciência psicológica

Segundo Jaspers, consciência é "o todo momentâneo da vida psíquica". Em outras palavras, constitui uma síntese ou integração de todos os processos mentais em determinado momento.

As características da consciência psicológica são as seguintes:

- Trata-se de uma vivência interna e atual
- Está relacionada à distinção eu/não eu
- É o conhecimento (o dar-se conta) que o indivíduo tem de suas vivências internas, de seu corpo e do mundo externo – podendo ser didaticamente dividida em consciência do eu e consciência dos objetos
- Segundo a fenomenologia, possui intencionalidade ("toda consciência é sempre consciência de algo" [Husserl]), é doadora de significado às coisas
- É reflexiva, ou seja, o indivíduo tem consciência de que tem consciência, e assim pode refletir sobre os seus conteúdos psíquicos.

Ser consciente como uma qualidade

Talvez a consciência psicológica seja menos uma função psíquica propriamente dita do que uma qualidade subjetiva que os processos mentais – como sensopercepção, memória, imaginação, pensamento, afeto, vontade – podem ter, em oposição à qualidade de ser inconsciente (Alves Garcia, 1942; Bleuler, 1985; Pally & Olds, 1998). Uma visão um pouco diferente seria a de considerar a consciência como uma função mental que constitui o *palco* onde ocorrem as outras funções mentais (Del Nero, 1997).

Vigilância

Vigilância é um termo criado por Head, em 1923, definido como "uma capacidade fisiológica (do sistema nervoso) que serve de suporte a uma atividade adaptativa, qualquer que seja a modalidade desta".

Trata-se de uma acepção de consciência mais particular, que corresponde ao conceito de *ativação* ou *atenção tônica*. Refere-se a um estado de consciência, no sentido neurofisiológico. Aqui, estar consciente significa que o indivíduo está vígil, desperto, alerta, com o sensório claro.

Lucidez de consciência

A lucidez constitui um estado de consciência clara, ou de vigilância plena – a consciência teria uma função iluminadora quanto aos conteúdos mentais. Na lucidez, os processos psíquicos são experimentados com suficiente intensidade; os estímulos são adequadamente apreendidos; e os conteúdos mentais possuem nitidez e são claramente delimitados e identificados.

Em oposição à lucidez estão o sono e o coma. Entre esses extremos, há diversos níveis de clareza da consciência, o que representa a dimensão vertical da consciência.

Campo da consciência

O campo (ou amplitude) da consciência refere-se à quantidade de conteúdos que a consciência abarca em determinado momento, e representa a dimensão horizontal da consciência.

Alterações quantitativas fisiológicas

As alterações quantitativas da consciência (vigilância), que podem ser normais ou patológicas, referem-se à intensidade da clareza das vivências psíquicas.

No estado normal, o indivíduo desperto está constantemente apresentando oscilações na intensidade de sua consciência, em geral pequenas. Há certa diminuição no nível de consciência quando o indivíduo está cansado ou sonolento, quando se encontra em estado de relaxamento ou repouso, e quando os estímulos sensoriais externos e internos e os afetos são pouco intensos. Há também uma redução do nível de consciência na transição da vigília para o sono, e vice-versa.

Sono

O sono pode ser definido como um estado de inconsciência do qual a pessoa pode ser despertada por estímulos sensoriais. O sono profundo (sem sonhos) constitui um estado fisiológico de abolição da consciência.

Alterações quantitativas patológicas

Alguns autores falam em elevação do nível de consciência (ou hiperlucidez, ou hipervigilância). No entanto, esse é um conceito bastante inadequado. Segundo Alonso-Fernández (1976), a situação de a consciência adquirir características mais intensas que as da consciência normal constitui apenas uma possibilidade teórica, que não tem base empírica. Esse fenômeno ocorreria na intoxicação por alucinógenos (LSD, mescalina etc.) e por anfetamina, na mania, no início da esquizofrenia e em auras epilépticas. Haveria um aumento de intensidade das percepções, do afeto, da atividade, da memória de evocação e da atenção espontânea; todavia, isso se daria com prejuízo na capacidade de concentração e de raciocínio, e na memória de fixação, além de incoerência, desorganização e hipopragmatismo (Figura 5.1).

Rebaixamento do nível de consciência

A expressão *rebaixamento do nível de consciência* refere-se a um nível de consciência entre a lucidez e o coma. Constitui uma perda da clareza da consciência: a percepção do mundo externo torna-se vaga e imprecisa (aumenta o limiar para a captação de estímulos externos), havendo ainda uma dificuldade para a introspecção, para a apreensão do próprio eu.

O rebaixamento do nível de consciência está relacionado a um comprometimento difuso, generalizado, do funcionamento cerebral. Sempre possui uma etiologia orgânica. Ocorre um déficit cognitivo global. Estão especialmente afetadas as funções de atenção, orientação alopsíquica, pensamento, inteligência, sensopercepção, memória, afeto e psicomotricidade.

Há, entre os diversos autores, uma grande falta de uniformidade quanto à terminologia da classificação dos quadros de rebaixamento da consciência. São empregadas expressões tão diferentes quanto *obnubilação*, *torpor*, *estupor* (que na verdade é alteração da psicomotricidade), *estado confusional*, *confusão mental*, *estado onírico*, *estado onioride*, *estado confuso-onírico*, *estado comatoso*, *amência*, entre outras. Uma opção é dividir esses estados em que o nível da consciência está diminuído em: obnubilação simples e obnubilação oniroide.

▶ Obnubilação simples

A obnubilação* simples caracteriza-se pela ausência de sintomas psicóticos. O paciente apresenta, além de intensa sonolência, hipoprosexia (diminuição global da atenção), desorientação no tempo e no espaço, pensamento empobrecido e alentecido (às vezes, mutismo), dificuldades de compreensão e de raciocínio, hipoestesia (alteração quantitativa da sensopercepção), hipomnesia de fixação e de evocação (distúrbio da memória), apatia e inibição psicomotora (às vezes, estupor).

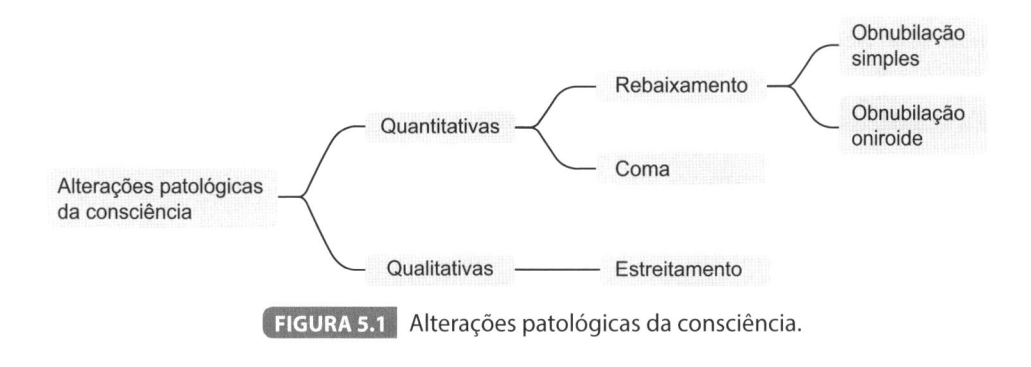

FIGURA 5.1 Alterações patológicas da consciência.

Obnubilação vem do latim, *ob + nubilare*, que significa "pôr uma nuvem na frente", "enevoar".

Obnubilação oniroide

A obnubilação oniroide* caracteriza-se pela presença de sintomas psicóticos, especialmente ilusões e pseudoalucinações visuais (menos frequentemente, de outras modalidades sensoriais) (ver Capítulo 7, Sensopercepção), além de ideias deliroides (muitas vezes, persecutórias) (ver Capítulo 11, Pensamento: Delírio). Há ainda dificuldade de concentração (com exacerbação da atenção espontânea), desorientação temporoespacial, desagregação do pensamento, dificuldade de compreensão e de raciocínio, amnésia de fixação e de evocação, exaltação afetiva (muitas vezes, ansiedade), perplexidade e agitação psicomotora. Esse quadro corresponde à *amência*, termo introduzido por Meynert em 1890.

O *delirium tremens*, um quadro grave de abstinência alcoólica, costuma cursar com obnubilação oniroide. O indivíduo encontra-se agitado e assustado, sem saber onde está e não conseguindo identificar corretamente as pessoas ao seu redor. Com grande frequência, ele vê ou sente sobre sua pele pequenos animais repugnantes – como baratas, aranhas, lagartixas ou ratos –, os quais não estão realmente presentes.

Coma

O termo *coma* vem do grego e significa *sono profundo*. O quadro caracteriza-se por abolição da consciência. Nesse estado, o indivíduo não pode ser despertado nem por estímulos dolorosos muito intensos. Ocorre perda total da motricidade voluntária e da sensibilidade. Embora a vida somática prossiga, não há sinal de atividade psíquica.

Alterações qualitativas fisiológicas

Sonhos

Os sonhos são vivências subjetivas que se dão durante o sono. Eles se caracterizam por: predomínio de imagens visuais (mas pode haver sensações motoras, auditivas etc.); conteúdos bizarros; a falsa crença de que se está acordado; diminuição da capacidade de reflexão; mudanças súbitas quanto a tempo, lugar e pessoas; uma estrutura narrativa; forte colorido emocional; comportamentos instintivos; atenuação da vontade; dificuldade de se lembrar de seu conteúdo após ter despertado (Hobson, 1999).

A consciência no sonho é uma consciência parcial, pois nele observa-se a perda de diversos aspectos encontrados na consciência de vigília, tais como: controle (sobre a ação), coerência, memória de longo prazo, capacidade de crítica e consciência da própria identidade (autoconsciência) (Del Nero, 1997).

Alterações qualitativas patológicas

Estreitamento do campo da consciência

A consciência estreitada abarca um conteúdo menor do que o normal e está restrita a determinadas vivências (ideias, afetos, imagens, ações). Outras vivências internas, assim como grande parte dos estímulos externos, tornam-se inacessíveis à consciência. Há uma interrupção da continuidade e unidade psíquicas da personalidade, e perde-se a capacidade de reflexão (ver Figura 5.1).

Oneiros, do grego, significa "sonho".

O estreitamento do campo da consciência é a característica que define os estados crepusculares, termo introduzido por Westphal. Ocorre na epilepsia parcial complexa, na intoxicação alcoólica patológica, nos estados dissociativos histéricos e, ainda, no devaneio, no estado hipnótico, na reação aguda ao estresse, no sonambulismo neurológico e nas crises de pavor noturno.

A epilepsia parcial complexa está geralmente associada ao lobo temporal. O paciente torna-se relativamente alheio ao ambiente, mas pode parecer lúcido à observação menos apurada. Seu comportamento, que pode ser bem organizado, é estereotipado, à base de automatismos; a reflexão e a intencionalidade estão ausentes. Podem ocorrer comportamentos violentos ou impulsivos, delírios (alterações do pensamento) e alucinações (sensopercepção), estados afetivos intensos (ansiedade, êxtase), agitação ou inibição psicomotora. O início e o fim são súbitos. A duração pode ser de alguns segundos a semanas. Em geral, há uma amnésia total *a posteriori* em relação ao episódio. Um paciente que sofria de epilepsia do lobo frontal tinha a fotografia como um dos seus passatempos prediletos. Durante as crises parciais complexas que frequentemente apresentava, muitas vezes pegava sua máquina e, de maneira desproposital e repetitiva, batia fotos de quem quer que estivesse à sua frente. Outras vezes seus movimentos se limitavam a bater palmas (caso relatado pela Dra. Adriana Fiszman).

A intoxicação alcoólica patológica caracteriza-se por um estado de grande agitação psicomotora, após a ingestão de uma pequena quantidade de álcool, em geral insuficiente para provocar embriaguez na maioria das pessoas.

Entre os estados dissociativos histéricos, incluem-se os estados de transe, sonambulismo, fugas e amnésia psicogênicos, a pseudodemência (síndrome de Ganser) e o transtorno de personalidades múltiplas. Eles se caracterizam, além da alienação da realidade, por teatralidade, intencionalidade, ausência de automatismos, uma relação temporal com um fator de estresse agudo e possibilidade de recuperação completa da memória referente ao episódio. Pode estar perturbada a orientação autopsíquica. Os quadros de transe dissociativo são bem representativos dos estados de estreitamento da consciência de natureza psicogênica. O doente parece estar dentro de um sonho. Desconhece o ambiente em que se encontra e se comporta como se estivesse em outro lugar ou em outra época de sua vida. Muitas vezes diz coisas incompreensíveis ou sem sentido e age de maneira bizarra e chamativa. São comuns intensas descargas emocionais e comportamento destrutivo. Pode ocorrer, ainda, a vivência de ser possuído por um espírito, mesmo fora de qualquer contexto religioso.

Exame da consciência (vigilância)

Expressão fisionômica

Uma fácies que denota sonolência ou fadiga constitui um indício de que a consciência está rebaixada. A fisionomia pode expressar ainda perplexidade, que resulta de uma dificuldade de apreensão do ambiente.

Alienação do mundo externo

Uma aparente alienação do mundo externo pode indicar tanto rebaixamento como estreitamento da consciência. Traduz-se por um desinteresse, ou dificuldade de apreensão, em relação ao ambiente; ou por um comportamento inadequado ou incoerente, que não leva em consideração a realidade.

Outras funções psíquicas

Indica uma perturbação da consciência a observação de alterações principalmente quanto à atenção, à orientação, à sensopercepção, à memória e à capacidade de reflexão.

A consciência (vigilância) nos principais transtornos mentais

DELIRIUM. Por definição, o *delirium* é um quadro agudo que se caracteriza por um prejuízo cognitivo global, com rebaixamento do nível de consciência. Todas as demais alterações psicopatológicas são decorrentes do rebaixamento da consciência. Ao longo do dia, o nível da consciência flutua amplamente, piorando à noite.

Os quadros de *delirium* ocorrem em função de uma perturbação difusa no metabolismo cerebral, que pode ser causado por: intoxicações por drogas (álcool, anticolinérgicos); abstinência a drogas (álcool, benzodiazepínicos); encefalopatias metabólicas (cetoacidose diabética, uremia, coma hepático); infecções (septicemia, meningoencefalites); epilepsia; traumatismo cranioencefálico; doenças cerebrovasculares; tumores intracranianos; doenças degenerativas cerebrais etc.

ESQUIZOFRENIA, TRANSTORNOS DO HUMOR, DEMÊNCIA. Esses transtornos mentais ocorrem sob lucidez de consciência.

EPILEPSIA. Ao longo do dia, as oscilações no nível de consciência, nos epilépticos, parecem ser maiores do que as que, fisiologicamente, ocorrem no indivíduo normal. As crises do tipo grande mal e de ausência simples levam a uma abolição temporária da consciência. O estado pós-comicial (após uma crise do tipo grande mal) constitui um estado de rebaixamento do nível de consciência. Os estados crepusculares podem ser a própria crise comicial (na epilepsia do lobo temporal), podendo preceder ou suceder uma crise epiléptica generalizada.

ALCOOLISMO. Na intoxicação por álcool, há rebaixamento do nível da consciência, podendo-se chegar ao coma. O *delirium tremens* (na abstinência ao álcool) é um bom exemplo de obnubilação oniroide. Já a intoxicação patológica (ou idiossincrática) cursa com estreitamento do campo da consciência.

NARCOLEPSIA. A narcolepsia caracteriza-se por ataques irresistíveis de sono, associados a alucinações hipnagógicas, cataplexia e paralisia do sono.

TRANSTORNOS DISSOCIATIVOS. Os quadros dissociativos constituem estados crepusculares, sendo considerados de origem psicogênica. São semelhantes, fenomenologicamente, aos estados hipnóticos. A diferença é que, nos transtornos dissociativos, o estado de transe é autoinduzido, não necessitando da atuação de um hipnotizador. Esses pacientes são bastante (auto-)sugestionáveis.

Contribuições da psicanálise

Segundo Freud, o sonho é "o guardião do sono", e constitui "uma realização (disfarçada) de um desejo (reprimido)".

Conteúdo manifesto *versus* conteúdo latente

O sonho possui um conteúdo manifesto, que é a experiência consciente (predominantemente visual) durante o sono, que pode ou não ser recordada e relatada pelo sonhador já na vigília.

O sonho possui ainda um conteúdo latente, considerado inconsciente, que é composto por três elementos:

- As impressões sensoriais noturnas, como o som de um despertador, ou sensações de calor ou frio desconfortáveis, fome, sede, urgência de urinar ou defecar, dor etc.
- Os restos diurnos, isto é, pensamentos e recordações da véspera que estiveram na consciência do indivíduo durante a vigília
- E as pulsões do id, relacionadas às fases pré-edípica e edípica, que, através de um mecanismo de defesa chamado repressão, são mantidas inconscientes (estes são os elementos essenciais do sonho).

A elaboração do sonho constitui o conjunto de operações mentais de transformação do conteúdo latente do sonho em conteúdo manifesto.

Sonho como uma fantasia de realização de desejo

As impressões sensoriais noturnas, os restos diurnos e os desejos relacionados às pulsões do id tendem a fazer o indivíduo despertar. Durante o sono, talvez em função da completa cessação da atividade motora voluntária, a repressão está enfraquecida, o que aumenta a possibilidade de as pulsões terem acesso à consciência. Em função de uma solução de compromisso entre o id e o ego – este é que exerce a repressão –, é permitida uma gratificação parcial das pulsões por meio de uma fantasia visual, diminuindo a força dessas pulsões e, consequentemente, possibilitando que o indivíduo continue a dormir.

Nos sonhos da primeira infância, quando o ego não está ainda nitidamente diferenciado do id, o conteúdo manifesto está mais claramente relacionado a uma realização de desejos.

Bizarrice dos sonhos

O conteúdo manifesto dos sonhos é aparentemente incompreensível porque consiste em uma versão distorcida do conteúdo latente. Essa distorção se dá, em primeiro lugar, porque, no sono, há uma profunda regressão do funcionamento do ego, que faz com que haja um enfraquecimento da capacidade de distinção entre o real e o imaginário (prova de realidade), e com que o processo primário do pensamento passe a ser o predominante. Assim, o conteúdo latente do sonho tem que ser traduzido para uma linguagem do processo primário, caracterizada pelo predomínio das imagens visuais (em detrimento da linguagem verbal) e pelos mecanismos de condensação (fusão de duas ou mais representações) e de deslocamento (substituição de uma representação por outra). Além disso, entre o inconsciente e o consciente existiria uma instância censora, que deliberadamente disfarçaria o conteúdo do sonho, para que o sonhador não reconheça sua origem pulsional, proibida.

Os sonhos tornam-se um pouco menos bizarros em função do papel da elaboração secundária, que, em um segundo momento, tenta dar ao conteúdo manifesto uma forma mais lógica e coerente.

Pesadelos

Em *A Interpretação dos Sonhos*, de 1900, Freud afirma que os pesadelos, mesmo sendo desprazerosos, não contradiriam sua teoria. Nesse caso, apesar da censura onírica, o conteúdo latente consegue chegar à consciência pouco deformado e é reconhecido pelo ego. Este, então, reage produzindo a ansiedade, com o objetivo de despertar o indivíduo e, assim, deter a realização do desejo.

Um tipo especial de pesadelo são os "sonhos de punição", em que o ego antecipa a culpa (pela realização do desejo reprimido), e o conteúdo manifesto está representando uma fantasia de punição. Seria, portanto, a realização de um desejo do superego, e não do id.

Mais tarde, porém, em *Além do Princípio do Prazer*, de 1920, Freud aponta uma importante exceção à sua formulação: os sonhos repetitivos que sucedem eventos traumáticos e os que evocam traumas da infância não são realizações de desejos. Tais sonhos, de acordo com ele, obedecem à compulsão à repetição, que seria algo mais primitivo do que o princípio do prazer (e independente deste), e têm como função a sujeição ou a dominação das excitações relacionadas à recordação do trauma.

Psicanálise pós-freudiana

Diversos analistas questionaram a explicação de Freud para os sonhos. Para alguns deles, os sonhos poderiam expressar amplamente os conteúdos mentais, e não apenas os desejos inconscientes, não representariam disfarces, e seriam fundamentais no processo de elaboração psíquica.

Contribuições das neurociências

Sistema ativador reticular ascendente

O sistema ativador reticular ascendente (SARA) tem como principal função a ativação do córtex cerebral, regulando os estados de alerta e de sono. Possui um tônus intrínseco, necessário para o funcionamento normal do cérebro. Substâncias que deprimem a atividade neuronal do SARA, como os barbitúricos, provocam sonolência; outras, como a anfetamina, que a estimulam, têm efeito excitatório. Lesões ou disfunções no SARA causam rebaixamento da consciência ou prejuízo cognitivo.

O SARA inicia-se na parte superior do bulbo, distribui-se amplamente no tronco cerebral e, por meio de projeções talâmicas, atua sobre o córtex cerebral. É ativado por impulsos de vias aferentes descendentes, que provêm de diversas regiões cerebrais (inclusive do córtex), e de vias aferentes ascendentes sensoriais intrínsecas e extrínsecas. A ativação do SARA leva a um aumento da vigilância.

O alerta está relacionado especialmente ao *locus ceruleus*, localizado no terço superior da ponte, que é a maior fonte de norepinefrina (NE) no cérebro. A destruição bilateral do *locus ceruleus*, em animais, provoca um estado de sono profundo; substâncias que aumentam a atividade noradrenérgica aumentam a vigilância.

O sono está relacionado aos núcleos da rafe, localizados na parte inferior da ponte e no bulbo, cujas terminações secretam serotonina (5-HT). A destruição dos núcleos da rafe e o uso de substâncias que inibem a síntese de 5-HT, em animais, provocam insônia.

Hipotálamo

O ciclo sono–vigília é controlado pelo núcleo supraquiasmático do hipotálamo anterior. A estimulação elétrica do hipotálamo posterior induz o estado de alerta, enquanto a estimulação do hipotálamo anterior leva ao sono.

Estudos eletroencefalográficos

A vigília caracteriza-se por ondas rápidas (13 a 30 ciclos/s) e de pequena amplitude – ondas beta. O traçado é irregular, sendo, por isso, chamado dessincronizado. Se, porém, o indivíduo fecha os olhos, as ondas cerebrais tornam-se mais lentas (8 a 13 ciclos/s), mais amplas e mais regulares – ritmo alfa.

O sono profundo (sono não REM) caracteriza-se por ondas lentas de grande amplitude (delta e teta), que são regulares (traçado sincronizado). É dividido em 4 estágios. Vai havendo um progressivo alentecimento do traçado até o estágio 4, no qual a frequência é de 1 a 3 ciclos/s – ondas delta.

O sono paradoxal (sono REM) caracteriza-se por ondas beta e traçado dessincronizado. É semelhante ao traçado eletroencefalográfico (EEG) da vigília. No adulto jovem, corresponde a 25% do tempo total de sono. Cada episódio tem duração de 5 a 20 minutos e repete-se a cada 90 minutos.

Na obnubilação da consciência ocorre alentecimento do traçado, com predomínio de ondas delta e teta. No coma, o traçado do EEG tende para a linha isoelétrica. No estado hipnótico e na dissociação histérica, não há alteração no traçado do EEG. Nos estados crepusculares epilépticos, encontram-se descargas de caráter irritativo, especialmente nas regiões temporais. O sonambulismo e o pavor noturno ocorrem durante a fase não REM do sono.

Outras características do sono REM

O sono REM está relacionado à ocorrência de movimentos oculares rápidos (*rapid eye movements*), perda do tônus muscular, frequências cardíaca e respiratória irregulares, e oscilações na pressão arterial sistêmica.

É durante o sono REM que ocorre a maioria dos sonhos. Comparados com os sonhos da fase não REM, os da fase REM são mais vívidos e mais bizarros, apresentam maior participação do sonhador e maior estruturação espacial, são mais facilmente lembrados e são relatados com um número maior de palavras.

Estudos com pacientes com o cérebro dividido indicam que os sonhos da fase REM estão relacionados ao hemisfério direito, embora a capacidade para expressá-los em palavras esteja relacionada ao hemisfério esquerdo. Durante o sono REM há um aumento do metabolismo global do cérebro, em até 20%.

Outras características do sono não REM

O sono não REM é mais repousante que o sono REM, e não está relacionado a um aumento da atividade autonômica periférica. Durante o sono não REM, também ocorrem sonhos, que são, porém, mais conceituais do que plásticos, caracterizando-se por fragmentos da realidade não organizados e não narráveis, raramente sendo lembrados.

Bioquímica do ciclo sono-vigília

Em estudos com animais, observou-se que, durante o sono REM, há um grande declínio nos níveis de NE e 5-HT. Um estudo com humanos demonstrou uma queda de 5-HT na fase REM. Substâncias noradrenérgicas levam a uma redução do sono REM. Agonistas colinérgicos aumentam a ocorrência de sono REM.

Na vigília, os sistemas noradrenérgico e serotoninérgico estão ativados e inibem o sistema colinérgico da ponte. Durante o sono não REM, os sistemas noradrenérgico e serotoninérgico vão gradualmente declinando, e a atividade colinérgica está diminuída. Na fase REM, os sistemas noradrenérgico e serotoninérgico estão inativados – em função da ativação de neurônios gabaérgicos na ponte –, liberando, assim, o sistema colinérgico, que atinge a sua atividade máxima. Em suma, a consciência da vigília seria mediada pela NE e pela 5-HT, e a consciência do sonho, pela acetilcolina.

Teoria de ativação-síntese

No EEG do sono REM são detectadas ondas pontiagudas, chamadas de ondas PGO. Estas se originam na ponte (P), em função da desinibição do sistema colinérgico, propagam-se para o corpo geniculado (G) lateral do tálamo e chegam ao córtex visual (occipital [O]). De acordo com a teoria de ativação–síntese, de Hobson (1999) e McCarley (1998), essas ondas PGO, periódicas e aleatórias, constituem os estímulos básicos dos sonhos. Cabe a níveis cerebrais superiores a síntese das imagens aleatórias produzidas pelas ondas PGO, construindo, assim, uma narrativa sequencial. Portanto, os sonhos nasceriam, no nível do tronco cerebral, sem qualquer significado.

Neuroimagem do sonhar

Estudos de tomografia por emissão de pósitrons (PET) demonstram que, durante o sono REM, está aumentada a atividade no córtex visual extraestriatal, nos núcleos da base e nas regiões límbica e paralímbica, estando diminuída a atividade no córtex visual estriatal (primário) e no córtex frontal. Já na vigília, o corpo estriado e o córtex frontal estão ativados.

Nos sonhos, a riqueza de imagens visuais seria explicada pela ativação do córtex occipital associativo; a grande intensidade das emoções, pela ativação das estruturas límbicas (incluindo a amígdala) e paralímbicas; a bizarrice, a perda da crítica e a amnésia, pela inativação do córtex frontal.

Sistema dopaminérgico mesolímbico-mesocortical

Acredita-se que o sistema dopaminérgico mesolímbico-mesocortical, no cérebro anterior, esteja envolvido na produção dos sonhos, já que, em estudos de neuroimagem funcional, ele está mais ativado durante o sono REM. Além disso, agonistas dopaminérgicos tornam os sonhos mais vívidos e induzem pesadelos.

Outras teorias para os sonhos

Para grande parte dos neurocientistas, os sonhos seriam meramente o efeito colateral dos processos de consolidação da memória que ocorrem durante o sono. Estudos de privação do sono, entre outros, indicam uma relação entre sono REM e memória implícita, e entre sono não REM e memória explícita (ver Capítulo 8, Memória) (Maquet, 2001). Contudo, outros autores questionam o papel do sono na memória (Vertes, 2004), e para Crick e Mitchison (1983), os sonhos seriam necessários para o apagamento de informações erradas ou inúteis armazenadas no cérebro.

Solms (1995, 2000) contesta a teoria de ativação–síntese. Ele observou, estudando pacientes com lesões cerebrais, que sonhos podem ocorrer mesmo se a ponte for lesionada, com abolição do sono REM, mas são eliminados se for afetada a junção parietotemporo-occipital (relacionada à formação de imagens mentais) ou a região ventromedial do cérebro anterior (onde se localiza o sistema mesolímbico-mesocortical), com preservação da ponte e do sono REM. Ele verificou, ainda, que focos epilépticos na região temporolímbica, ou seja, fora do tronco cerebral, podem causar pesadelos estereotipados recorrentes durante o sono não REM. De acordo com a sua teoria, o sono REM e o sonho são estados dissociáveis, isto é, um pode ocorrer sem o outro, e estão relacionados a circuitos neuronais diferentes, colinérgicos e dopaminérgicos, respectivamente. Para ele, na formação dos sonhos, os circuitos dopaminérgicos do cérebro anterior são a via final comum de várias formas de ativação cerebral durante o sono, entre elas, mas não de forma exclusiva, as ondas PGO.

Para Ernest Hartmann (1998), os pesadelos são o paradigma em relação aos sonhos, e não a exceção. Segundo ele, os sonhos expressam sempre a emoção dominante. Indivíduos que vivenciaram situações traumáticas com frequência passam a apresentar sonhos assustadores. Inicialmente o conteúdo dos sonhos é meramente uma repetição do trauma. Em um segundo momento, embora haja uma modificação do contexto pictórico – é muito comum sonhar estar sendo atingido por ondas gigantes ou furacões, independentemente de como tenha sido o evento traumático –, a sensação de medo continua sendo um aspecto central dos sonhos.

Antti Revonsuo (2000), baseado na teoria da evolução, partiu de três premissas – nossos ancestrais constantemente vivenciavam eventos traumáticos; os traumas se expressam nos sonhos; e os sonhos propiciam a aprendizagem – para formular a sua hipótese. De acordo com esta, a função biológica dos sonhos é simular eventos ameaçadores e ensaiar a detecção e o enfrentamento das situações de perigo. O que, consequentemente, favoreceria maior sobrevivência do indivíduo.

Consciência, cérebro e mundo externo

Os sonhos representam um estado de consciência relacionado à atividade cerebral intrínseca, não modificada pela realidade. O cérebro, portanto, é capaz de gerar consciência sem o meio externo, a qual, todavia, é uma consciência parcial. Parece que a atividade motora e a sensopercepção, que ligam o indivíduo à realidade, são essenciais para que haja uma consciência plena, para que possam ser testadas as hipóteses que o cérebro formula sobre o mundo externo (Del Nero, 1997).

Atenção

CAPÍTULO 6

❰ Introdução

Atenção é o processo pelo qual a consciência é direcionada para determinado estímulo (de origem externa ou interna), que pode ser uma imagem perceptiva ou representativa, um afeto ou um pensamento. Há uma concentração da atividade mental sobre um objeto específico (ou poucos objetos) em detrimento dos demais. O que é selecionado pela atividade da atenção adquire maiores clareza e nitidez.

Sem a capacidade de seleção exercida pela atenção, a quantidade de informações externas e internas (distratores) que chegaria à nossa mente seria tão grande que inviabilizaria qualquer atividade psíquica. A atenção interfere na sensopercepção e é de vital importância para a memória, tanto para a fixação de novas informações como para a evocação de antigas. O interesse (vontade, afeto) influencia diretamente a atenção.

Atenção e consciência são funções psíquicas muito próximas e conectadas, mas não são a mesma coisa. Se não houver lucidez de consciência, a atenção não pode funcionar adequadamente, mas a atenção pode estar alterada mesmo se o nível da consciência estiver normal. A atenção é um auxiliar da consciência, otimiza o rendimento desta, fazendo com que os conteúdos mentais sejam mais eficientemente processados. Além disso, a atenção é necessária para algo se tornar consciente.

Principais funções da atenção

A ciência cognitiva define quatro funções principais da atenção: a atenção seletiva, a vigilância e a detecção de sinal, a sondagem e a atenção dividida. A atenção seletiva refere-se à capacidade de prestar atenção em alguns estímulos e ignorar os demais. É o que acontece quando, em uma festa com muitas pessoas, decidimos focar em uma única conversa e, assim, não percebemos o que estão falando as outras pessoas ao nosso redor. A vigilância e a detecção de sinal envolvem a espera passiva de um estímulo que pode surgir a qualquer momento. Nesse estado se encontra o salva-vidas, que tem que estar atento e agir rapidamente caso veja alguém se afogando. A sondagem, por sua vez, consiste na procura ativa por um estímulo em particular. Um exemplo de sondagem é a busca intencional de um determinado termo técnico em meio a um grande número de palavras de um artigo que estamos lendo. Por fim, a atenção dividida representa a distribuição de nossos recursos de atenção entre duas ou mais tarefas que realizamos ao mesmo tempo. Isso se dá, por exemplo, quando dirigimos um automóvel e, simultaneamente, ouvimos uma música pelo rádio.

Atenção voluntária e atenção espontânea

A atenção voluntária (ou ativa) está relacionada a um esforço intencional, consciente, por parte do indivíduo na direção do objeto. A atenção espontânea (ou passiva, involuntária) consiste em uma reação automática, não consciente e não intencional, do indivíduo aos estímulos, a qual é determinada basicamente pelas características destes. Por exemplo, despertam mais a nossa atenção os estímulos mais intensos, repentinos e inesperados.

Tenacidade e mobilidade da atenção

Tenacidade (ou capacidade de concentração) é a capacidade de manter a atenção em determinado objeto por certo tempo. Mobilidade da atenção é a capacidade de, a qualquer momento, desviar-se a atenção de um objeto para outro. Em geral, a mobilidade é chamada *vigilância*, que, porém, é um termo ruim, já que também é usado com o significado de estado da consciência ou alerta. Tenacidade e mobilidade são qualidades opostas: se uma aumenta, a outra tende a diminuir de intensidade. Foi Bleuler quem destacou essas duas qualidades da atenção.

Alterações quantitativas

Na prática, um aumento global da atenção não é possível. Embora tenacidade e mobilidade possam diminuir ao mesmo tempo, não há situação em que ambas estejam aumentadas. Assim, as alterações quantitativas da atenção estão restritas à hipoprosexia e à aprosexia.

Hipoprosexia

Hipoprosexia consiste em uma diminuição global da atividade da atenção, afetando tanto a tenacidade como a mobilidade. Há uma rápida fatigabilidade associada ao esforço para se concentrar, e ocorre um aumento do limiar de estimulação, isto é, são necessários estímulos mais intensos para atrair a atenção do indivíduo.

Fisiologicamente, observa-se hipoprosexia nos estados de fadiga, tédio e sonolência. Pode ocorrer em função de apatia ou falta de interesse, como na esquizofrenia, na depressão e na demência; pode ser secundária a um rebaixamento da consciência, nos quadros de *delirium* sem psicose; e pode estar associada a um déficit intelectivo, no retardo mental e na demência.

Aprosexia

Aprosexia consiste na abolição da atenção. No indivíduo normal, ocorre durante o sono sem sonhos. É encontrada nos estados de rebaixamento da consciência muito profundos, no coma, na demência avançada (terminal) e em alguns casos de estupor (abolição da psicomotricidade) esquizofrênico ou depressivo.

Alterações qualitativas

As alterações qualitativas da atenção, que podem ser chamadas genericamente de parasexias ou disprosexias, ocorrem quando tenacidade e mobilidade se desviam em sentidos opostos.

Rigidez da atenção

A rigidez da atenção constitui um estado de hipertenacidade com hipomobilidade da atenção. Durante um longo tempo, o indivíduo está concentrado em um único objeto e não é capaz de desviar sua atenção. Há uma exacerbação ou da atenção voluntária, ou da espontânea.

Caracteriza um estado de ensimesmamento, no caso de a atenção estar dirigida, exclusivamente, a um objeto interno.

A rigidez da atenção ocorre no indivíduo normal que, por exemplo, está lendo um livro que considera muito interessante e não registra nada do que ocorre ao seu redor. Pode estar relacionada ao que Pérez Villamil chamou de despolarização da atenção. A atenção se volta exclusivamente para determinada vivência interna. É o que acontece na depressão, em relação a pensamentos e recordações dolorosas; no transtorno obsessivo-compulsivo, em relação às ideias recorrentes; na hipocondria, em relação às sensações corporais; e na esquizofrenia, em relação a delírios ou alucinações. Também pode ocorrer nas situações em que há estreitamento da consciência, como na hipnose e nos estados crepusculares histérico e epiléptico.

Muitos autores denominam essa alteração de distração; outros a chamam de absorção, pseudoaprosexia ou, ainda, de estreitamento da atenção.

Labilidade da atenção

A labilidade da atenção constitui um estado de hipotenacidade com hipermobilidade da atenção. O indivíduo é incapaz de manter por algum tempo sua atenção em um mesmo objeto. É a atenção espontânea que predomina.

Ocorre na mania; nas intoxicações por álcool, anfetamina ou alucinógenos; nas síndromes de ansiedade; no transtorno de déficit de atenção e hiperatividade; nos quadros de *delirium* com sintomas psicóticos; em alguns indivíduos com retardo mental ou demência; e em pacientes que estão apresentando delírios persecutórios.

Muitos autores denominam essa alteração de *distraibilidade*, palavra que, porém, não existe na língua portuguesa. Outros a chamam de *hiperprosexia*, o que todavia não parece adequado, pois não se trata de um incremento global da atenção.

Exame da atenção

Observação da mímica e do comportamento

A expressão fisionômica do paciente no contato com o examinador já fornece elementos para a avaliação do estado da atenção. É importante a observação do olhar do paciente: se ele se mantém sobre o examinador, se é constantemente desviado. Muitas vezes, o olhar parece *perdido* e transpassa o examinador: o paciente olha na direção deste, mas dá a impressão de não o estar vendo.

A necessidade de estímulos cada vez mais enérgicos para despertar ou manter a atenção do paciente indica uma fatigabilidade da atenção.

Entrevista psiquiátrica

A demora nas respostas (ou ausência destas), a necessidade de repetir as perguntas e a ocorrência de respostas inadequadas, parciais ou perseverantes sugerem um prejuízo na atenção.

Testagem

Para haver maior validade na interpretação dos testes, é preciso considerar a presença de alguns elementos que podem comprometer seus resultados: cansaço, falta de motivação e ansiedade (especialmente se relacionada ao desempenho no exame).

O teste mais simples consiste em solicitar ao paciente que observe os objetos presentes no local do exame e, depois, os liste de memória. A seguir alguns testes que podem ser aplicados:

- Testes de repetição: solicita-se que o paciente repita de imediato uma lista de palavras (em geral 3) ou uma pequena série de dígitos. Não se trata de testes de memória, já que pacientes com acentuada hipomnésia de fixação costumam repetir corretamente as palavras ou dígitos. A memória imediata, na verdade, reflete a atividade da atenção
- Prova de Bourdon: oferece-se ao paciente uma folha em que está impresso um conjunto de letras reunidas aleatoriamente, que não formam palavras, e pede-se que ele marque todas as letras *a* e *n*. Após 10 minutos, são contadas as letras *a* e *n* que escaparam do risco
- Outros testes: subtrações sucessivas de 7 a partir de 100; soletrar a palavra *mundo* na ordem inversa; listar os meses do ano de trás para a frente
- Avaliação neuropsicológica formal: para uma investigação mais detalhada da atenção, podem ser aplicados instrumentos estandardizados, como o teste de trilhas (formas A e B), o teste de Stroop e vários subtestes da escala de Wechsler (dígitos nas ordens direta e indireta, procurar símbolos, códigos), entre outros.

A atenção nos principais transtornos mentais

MANIA. Na mania, tipicamente há hipermobilidade com hipotenacidade da atenção. No transtorno bipolar, a atenção está mais comprometida na fase de mania do que durante os períodos de depressão ou de eutimia. Contudo, quando comparados com controles normais, mesmo os bipolares eutímicos apresentam pior desempenho nos testes de atenção (Camelo *et al.*, 2013).

DEPRESSÃO. Na depressão, ocorre hipoprosexia, em função de uma falta de interesse generalizada; ou então rigidez da atenção, quando a mente se concentra em algumas ideias de conteúdo penoso.

ESQUIZOFRENIA. Observa-se que os esquizofrênicos apresentam geralmente uma dificuldade de concentração, pois são facilmente distraídos por estímulos irrelevantes. A atenção do esquizofrênico algumas vezes está globalmente diminuída, em função de apatia e desinteresse, nos casos em que predominam os sintomas negativos. No estupor do subtipo catatônico pode haver aprosexia. Em síndromes alucinatórias, pode ocorrer tanto rigidez como labilidade da atenção. Nos casos em que há delírios de perseguição e intensa ansiedade, a atenção espontânea costuma se intensificar.

DELIRIUM. A capacidade de concentração no *delirium* está sempre diminuída. Nos quadros em que não há sintomatologia psicótica, a mobilidade da atenção também diminui; mas, nos quadros psicóticos, está aumentada.

DEMÊNCIA. A capacidade de concentração na demência está especialmente comprometida, ocorre rápida fatigabilidade. Já a mobilidade da atenção pode estar também diminuída, ou então exacerbada.

RETARDO MENTAL. Nos casos de retardo mental, há hipoprosexia (*oligofrenia apática*); ou labilidade da atenção (*oligofrenia agitada*).

INTOXICAÇÃO POR ANFETAMINA, COCAÍNA OU ALUCINÓGENOS. Essas substâncias tipicamente levam a um estado de labilidade da atenção, devido ao aumento da excitação psíquica.

INTOXICAÇÃO POR ÁLCOOL. O álcool inicialmente provoca labilidade da atenção, mas, com o aumento do seu nível plasmático, ocorrem hipoprosexia e aprosexia.

TRANSTORNOS DE ANSIEDADE. A ansiedade provoca dificuldade de concentração e aumento da atenção espontânea.

TRANSTORNOS DISSOCIATIVOS. Nos estados crepusculares histéricos, observa-se rigidez da atenção.

EPILEPSIA. Nos estados crepusculares epilépticos, observa-se também rigidez da atenção.

TRANSTORNO DE DÉFICIT DE ATENÇÃO E HIPERATIVIDADE (TDAH). No TDAH ocorrem hipotenacidade e hipermobilidade da atenção. Além do distúrbio da atenção, há impulsividade e hiperatividade. Esse distúrbio é mais prevalente entre meninos, e entre os 3 e os 10 anos de idade.

Contribuições da psicanálise

Atenção e consciência

Freud falou pouco sobre a atenção, mas, em *A interpretação dos sonhos* e em *O inconsciente*, ele relacionou a atividade da atenção com a consciência. Segundo o *pai da psicanálise*, para que determinada representação saia do sistema inconsciente e atinja o sistema consciente/pré-consciente, é necessário que ela se ligue a uma representação de palavra (catexia verbal). Mas, para ela passar do pré-consciente para a consciência, precisa ainda se ligar a uma catexia de atenção. A atenção está relacionada a uma energia psíquica móvel que o ego tem à sua disposição.

Atenção no projeto

No *Projeto para uma psicologia científica* (1895), um trabalho na verdade pré-psicanalítico, a atenção é relacionada ao teste de realidade e à satisfação pulsional. De acordo com esse texto, a atenção procura ativamente as impressões sensoriais, em vez de ficar esperando o seu aparecimento. O que o mecanismo da atenção faz é aumentar a catexia (energia psíquica) da representação (recordação) do objeto desejado – o objeto que um dia já satisfez uma necessidade pulsional. Essa pré-catexia cria um estado psíquico de expectativa. Quando, mais tarde, o mesmo objeto reaparece no campo perceptual, a sua imagem perceptiva fica intensamente energizada, pois, à catexia referente a essa imagem, somar-se-á a pré-catexia da imagem representativa do objeto. Consequentemente, será maior a *indicação de qualidade*, isto é, a indicação de que o objeto é real e não apenas uma alucinação.

Contribuições das neurociências

Córtex frontal

O córtex frontal parece estar relacionado à capacidade de concentração e de seleção de estímulos. Indivíduos com lesões cerebrais frontais – demência de Pick, traumatismos, lobotomia, esquizofrenia – apresentam tendência à fatigabilidade da atenção. Estudos de eletroencefalografia (EEG) registram, no córtex frontal, ondas de expectativa, que são potenciais lentos, quando o indivíduo está realizando um esforço intelectual. Estudos de neuroimagem com tomografia com emissão de pósitrons (PET) mostraram que, quando uma pessoa desvia sua atenção no campo visual, o córtex frontal é ativado, especialmente quando o estímulo selecionado leva a uma resposta motora.

Córtex parietal posterior

O córtex parietal posterior integra as informações das áreas (parietais) somáticas primária e secundária com as dos sistemas visual e auditivo. Parece ter o papel de focalizar a atenção no espaço extrapessoal. Pacientes que apresentam lesão nessa área passam a ignorar os estímulos localizados no campo sensorial contralateral. O hemisfério direito dirige a atenção tanto para o campo visual esquerdo como para o direito, enquanto o hemisfério esquerdo só controla a atenção para o campo visual direito.

Em estudos eletrofisiológicos com animais, observou-se um aumento da atividade neuronal, no córtex parietal posterior, quando eram apresentados objetos biologicamente significativos, como água, se tinham sede, ou comida, se estavam com fome; e uma diminuição da atividade, quando diante de objetos neutros. Da mesma forma, estudos de neuroimagem com PET em humanos mostraram que, quando uma pessoa desvia sua atenção no campo visual, o córtex parietal posterior é ativado.

Tálamo

O tálamo, especialmente o núcleo reticular, parece ter a função de regular a transmissão de estímulos nervosos que ascendem para o córtex, funcionando como um filtro.

Dopamina

Lesões do núcleo dopaminérgico A10, localizado na formação reticular, levam a um comprometimento da atenção relacionada aos estímulos ambientais, o que é corrigido com a injeção de L-dopa, um precursor da dopamina. Por outro lado, substâncias que aumentam a atividade dopaminérgica, como cocaína e anfetamina, provocam exacerbação da atenção espontânea.

Teorias da ciência cognitiva

De acordo com uma teoria cognitiva, a consciência formula constantemente hipóteses sobre o mundo exterior, as quais a atenção, através da sensopercepção e da ação motora, precisa confirmar ou refutar. O córtex cria expectativas e emite disparos de ondas eletroquímicas, que são transmitidas ao tálamo e ao hipocampo. Quando chegam à região subcortical informações do mundo externo com características eletroquímicas semelhantes, ocorre uma sincronização. Essa sincronização irá, então, propiciar maiores nitidez e clareza da imagem do objeto na consciência (Del Nero, 1997).

Com relação à atenção seletiva, discute-se se uma espécie de filtro bloquearia ou apenas atenuaria os sinais que não chegam à consciência. Essa segunda hipótese encontra respaldo nos estudos que demonstram que estímulos não conscientes também são processados. Há dúvidas, ainda, quanto a em que momento se daria a atuação desse filtro, se antes ou depois do processamento das informações.

Sensopercepção — CAPÍTULO 7

Introdução

A sensopercepção constitui a primeira etapa da cognição, ou seja, do conhecimento do mundo externo. Este se refere aos objetos reais, isto é, àqueles que estão fora de nossa consciência.

Sensação e percepção

A sensação é um fenômeno passivo, físico, periférico e objetivo (Alonso-Fernández, 1976), que resulta das alterações produzidas por estímulos externos sobre os órgãos sensoriais. Através da sensação, podemos distinguir as qualidades mais elementares dos objetos: cor, forma, peso, temperatura, consistência, textura, timbre, sabor etc.

A percepção é um fenômeno ativo, psíquico, central e subjetivo (Alonso-Fernández, 1976). É um fenômeno consciente, que resulta da integração das impressões sensoriais parciais e da associação destas às representações.

A percepção está relacionada a identificação, reconhecimento e discriminação dos objetos. É o que dá significação às sensações.

Exemplos:

- Sensações: formas e cores em uma fotografia
- Percepções: um quadro-negro, carteiras, crianças uniformizadas (sentadas) e uma senhora de pé (apontando para o quadro)
- Apreensão (ou apercepção): uma aula.

A distinção entre sensação e percepção é artificial. Não chegam à consciência sensações parciais, apenas configurações globais, totalidades estruturadas. A percepção não é meramente uma soma de sensações parciais.

Classificação das qualidades sensoriais

As qualidades sensoriais podem ser classificadas em:

- Exteroceptivas: visuais, auditivas, gustativas, olfativas, cutâneas (táteis, térmicas, dolorosas)
- Interoceptivas (ou cenestésicas): bem-estar, mal-estar, fome, sede, sensibilidade visceral
- Proprioceptivas: cinestésicas (movimentos corporais), posição segmentar do corpo, equilíbrio, barestesia (sensibilidade à pressão), palestesia (sensibilidade para vibrações).

Imagem perceptiva e imagem representativa

De acordo com Jaspers, são as seguintes as características da imagem perceptiva:

- Corporeidade: os objetos são tridimensionais

- Extrojeção: os objetos estão localizados no espaço objetivo externo, isto é, fora da consciência
- Nitidez: os contornos dos objetos são precisos
- Frescor sensorial: a percepção é vívida. Por exemplo: as cores são brilhantes
- Estabilidade: a imagem é constante, não desaparece nem se modifica de uma hora para outra
- Ausência de influência pela vontade: a imagem é aceita passivamente pelo indivíduo, que não pode evocá-la nem modificá-la arbitrariamente.

Para Jaspers, as representações podem apresentar todas as características das percepções, exceto a corporeidade e a extrojeção. Tipicamente, são estas as características da imagem representativa (ou mnêmica):

- Ausência de corporeidade: a imagem é bidimensional
- Introjeção: o objeto está localizado no espaço subjetivo interno, isto é, na mente.
- Imprecisão
- Falta de frescor sensorial
- Instabilidade
- Possibilidade de influência pela vontade.

Alterações quantitativas

Agnosia

O termo *agnosia* foi criado por Sigmund Freud.

A agnosia constitui um distúrbio do reconhecimento de estímulos visuais, auditivos ou táteis, na ausência de déficits sensoriais. As sensações continuam a ocorrer normalmente, porém não são associadas às representações e, assim, não se tornam significativas. Em outras palavras, há um comprometimento específico do ato perceptivo.

Na agnosia visual, o doente é capaz de descrever a cor e a forma de um objeto, mas não o identifica. Ele não consegue dizer, por exemplo, que se trata de um guarda-chuva, nem dizer para que ele serve.

Esse distúrbio está relacionado a lesões em áreas associativas corticais.

Hiperestesia

A hiperestesia (ou hiperpercepção) consiste em um aumento global da intensidade perceptiva: as impressões sensoriais tornam-se mais intensas, mais vívidas ou mais nítidas. Na modalidade visual, as cores ficam mais brilhantes.

É observada na mania; na intoxicação por anfetamina, cocaína, maconha e alucinógenos (LSD, mescalina etc.); em algumas crises epilépticas; em quadros dissociativos; no hipertireoidismo.

Alternativamente, a hiperestesia pode ser definida como uma hipersensibilidade a estímulos sensoriais comuns, que, patologicamente, se tornam desagradáveis. Nesse caso, por exemplo, ruídos de pequena intensidade tornam-se extremamente incômodos. Isso pode ocorrer na depressão, em estados de ansiedade, na enxaqueca, no autismo e na *ressaca* pós-intoxicação alcoólica.

Hipoestesia

A hipoestesia (ou hipopercepção) consiste em uma diminuição global da intensidade perceptiva. O mundo parece mais escuro e sem brilho, a comida é insossa, os sons são abafados etc. Observa-se principalmente em quadros estuporosos (com abolição da psicomotricidade), sejam relacionados a depressão, esquizofrenia ou *delirium*.

Anestesia

A anestesia consiste na abolição da sensibilidade. É encontrada nas mesmas situações que a hipoestesia, e ainda em quadros conversivos (amaurose ou surdez histérica, anestesias *em bota* ou *em luva*), na intoxicação alcoólica, no coma.

Alucinação negativa

A alucinação negativa é definida como uma aparente ausência de registro sensorial de determinado objeto presente no campo sensorial do paciente; como, por exemplo, não ver uma pessoa que esteja diante de seus olhos. Por definição, os órgãos sensoriais estão íntegros. Esse fenômeno esteja relacionado a um mecanismo psicogênico, sendo observado em quadros conversivos.

Macropsia

Na macropsia, os objetos parecem, ao paciente, aumentados de tamanho.

Micropsia

Na micropsia, os objetos parecem menores do que realmente são.

Dismegalopsia

Na dismegalopsia, os objetos parecem deformados, algumas partes estão aumentadas ou diminuídas.

A dismegalopsia, assim como a macropsia e a micropsia, ocorre mais frequentemente em quadros de *delirium*, na epilepsia temporal, na esquizofrenia e na intoxicação por alucinógenos.

O distúrbio da autoimagem corporal que ocorre na anorexia nervosa – no qual o paciente, mesmo estando extremamente emagrecido, se vê como gordo – poderia ser classificado como macropsia.

Alterações qualitativas

A ilusão, a pareidolia, a alucinação e a sinestesia representam as alterações qualitativas da sensopercepção (Figura 7.1).

Ilusão

O termo *ilusão* vem do latim, *illusionem*, que significa *engano, fantasia, miragem, logro, ludíbrio*.

```
                          ┌── Ilusão
Alterações qualitativas   ├── Pareidolia      ┌── Alucinação verdadeira
da sensopercepção         ├── Alucinação ─────┼── Pseudoalucinação
                          └── Sinestesia      └── Alucinose
```

FIGURA 7.1 Alterações qualitativas da sensopercepção.

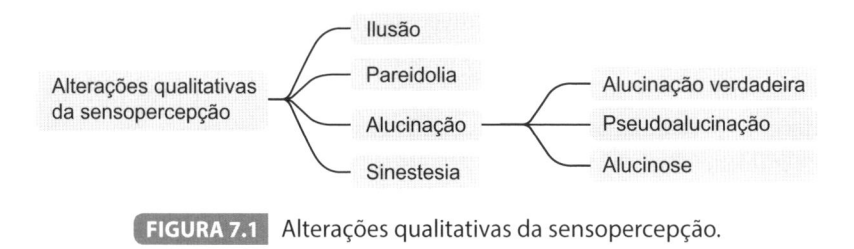

Trata-se de uma percepção falseada, deformada, de um objeto real e presente. No lugar deste, um outro objeto é percebido. A deturpação da imagem perceptiva se dá em função da mescla desta com uma imagem representativa.

A imagem ilusória possui corporeidade, projeta-se no espaço exterior, é aceita (pelo menos em um primeiro momento) como realidade e não é influenciada pela vontade (Cabaleiro Goas, 1966). Pode ocorrer não só em doentes mentais, mas também em pessoas normais, não sendo, portanto, necessariamente patológica. As ilusões são assim classificadas: por desatenção, catatímicas e oniroides.

Na ilusão por desatenção, elementos representativos são introduzidos para completar ou corrigir estímulos externos escassos ou incorretos, respectivamente. É o que ocorre quando, sem nos darmos conta, completamos uma frase ouvida apenas de forma fragmentária, ou corrigimos as falhas de impressão na leitura de um livro. Quando se presta mais atenção, em um segundo momento, a ilusão desaparece.

Na ilusão catatímica, a deformação do objeto tem origem em um afeto intenso, relacionado a desejo ou a temor. Um exemplo seria o de um indivíduo apaixonado falsamente reconhecer a pessoa amada nos diversos estranhos com os quais cruza rapidamente andando pela rua. Um outro seria o de, à noite, passando por um lugar sabidamente perigoso, confundir-se uma árvore com a figura de um assaltante. Essa forma de ilusão também desaparece com a atenção.

A ilusão oniroide está relacionada a um quadro de rebaixamento do nível de consciência. No *delirium*, as ilusões são predominantemente visuais e se associam, com frequência, a fenômenos alucinatórios. Pode acontecer, por exemplo, de um paciente obnubilado, internado em uma unidade de tratamento intensivo, ao olhar para um médico que se aproxima, ver no pescoço deste uma cobra, quando na verdade trata-se de um estetoscópio.

Pareidolia

O termo *pareidolia*, criado por Jaspers, vem do grego *para* (ao lado) + *eidos* (figura).

Esse fenômeno consiste em uma imagem (fantástica e extrojetada) criada intencionalmente a partir de percepções reais de elementos sensoriais *incompletos* ou *imprecisos*. Por exemplo: *ver* figuras humanas, cenas, animais, objetos etc., em nuvens, em manchas ou relevos de paredes, no fogo, na Lua etc.; ou "ouvir" sons musicais com base em ruídos monótonos. Nesses casos, o objeto real passa para um segundo plano.

A pareidolia não é patológica; ocorre em pessoas normais. Trata-se de um fenômeno bastante relacionado à atividade imaginativa.

Apesar de a pareidolia ser incluída por diversos autores, como Jaspers (1987), entre as formas de ilusão, diferencia-se desta pelo fato de o indivíduo estar todo o tempo consciente da irrealidade da imagem e de sua influência sobre esta. Exceto por ser projetada para o espaço objetivo externo, a pareidolia possui as características da imagem representativa, como a possibilidade de influenciamento voluntário.

Alucinação

O termo *alucinação* tem origem no latim, *alucinare*, que significa *dementado, enlouquecido, privado da razão.*

A alucinação, descrita pela primeira vez por Esquirol, é classicamente definida como "percepção sem objeto" (Ball), ou como uma percepção na ausência dos estímulos externos correspondentes. Para Cabaleiro Goas (1966), essa definição é bastante incompleta e contraditória em si mesma. Há outras definições, como "interpretar-se como estando no campo perceptual um objeto que de fato não está" (Del Nero, 1997).

As alucinações não se originam de transformações de percepções reais, o que as distinguem das ilusões. Todavia, a distinção teórica entre alucinações e ilusões não é tão simples, já que, em condições naturais, os órgãos sensoriais recebem o tempo todo estímulos externos. A atenção não remove as alucinações, ao contrário do que acontece com as ilusões por desatenção e catatímicas. As alucinações ocorrem simultânea e paralelamente às percepções reais, diferentemente das imagens do sonho.

As alucinações podem levar secundariamente ao desenvolvimento de ideias deliroides, criadas como uma explicação para aquelas. Existem três espécies de vivências alucinatórias: as alucinações verdadeiras, as pseudoalucinações e as alucinoses.

ALUCINAÇÕES VERDADEIRAS. As alucinações verdadeiras apresentam todas as características de uma imagem perceptiva real, incluindo a corporeidade e a localização no espaço objetivo externo. Possuem uma irresistível força de convencimento, ou seja, são aceitas pelo juízo de realidade, por mais que pareçam para o próprio paciente estranhas ou especiais. Para Jaspers (1987), só ocorrem sob lucidez de consciência, o que as torna pouco comuns.

▶ Pseudoalucinações

As pseudoalucinações foram descritas primeiramente pelo psiquiatra russo Kandinski, em 1885. São também chamadas de *alucinações psíquicas* (Baillarger) e de *alucinações aperceptivas* (Kahlbaum).

Diferenciam-se das alucinações verdadeiras pela ausência de corporeidade e localização no espaço subjetivo interno. Quanto aos demais aspectos (nitidez/imprecisão, presença ou ausência de frescor sensorial, constância/instabilidade e possibilidade ou impossibilidade de influenciamento pela vontade), podem se parecer tanto com a imagem perceptiva quanto com a imagem representativa. Assim como nas alucinações verdadeiras, há plena convicção quanto à realidade do fenômeno.

Só foram descritas pseudoalucinações nas modalidades visual e auditiva. Os pacientes percebem com os "olhos (ou ouvidos) internos", com o termo *interno* referindo-se a *dentro da mente* (e não dentro do corpo ou da cabeça).

As pseudoalucinações parecem ser especialmente frequentes na esquizofrenia, mas podem ocorrer também nos quadros em que há alteração do estado da consciência, como no *delirium* (rebaixamento) e nos estados crepusculares epilépticos (estreitamento).

O conceito de pseudoalucinações, no entanto, é pouco usado pelos psiquiatras. Além disso, não é consensual entre os psicopatologistas, sendo empregado com outros significados: referindo-se a alucinações factícias em simuladores, a falsas alucinações na antiga histeria ou a alucinações em que há crítica por parte do paciente. E, como todo conceito definido negativamente ("pseudo"), é fraco, pois depende da validade e fidedignidade de outro conceito (no caso, do conceito de alucinação).

Alucinoses

Assim como nas alucinações verdadeiras, nas alucinoses o objeto percebido é localizado no espaço objetivo externo. Mas, segundo Claude e Ey, diferenciam-se das alucinações verdadeiras por serem adequada e imediatamente criticadas pelo indivíduo, que reconhece o fenômeno como algo patológico.

As alucinoses ocorrem sob lucidez de consciência. São também chamadas *alucinações neurológicas*, já que estão relacionadas a distúrbios de origem orgânica: são observadas em lesões do pedúnculo cerebral, assim como em áreas específicas do tronco cerebral e nos lobos occipital e temporal; em intoxicações por alucinógenos (LSD, mescalina); na estimulação elétrica cortical em neurocirurgias; em focos epilépticos; na enxaqueca (os escotomas cintilantes); e no fenômeno do membro fantasma em amputados.

O mesmo termo *alucinose* é usado com significado bem diverso. Foi introduzido por Wernicke para designar transtornos alucinatórios agudos e crônicos. Um exemplo desse tipo de condição é a categoria nosológica *alucinose alcoólica*, na qual, em geral, não há crítica em relação às vivências alucinatórias.

Vivências alucinatórias nas diversas modalidades sensoriais

As *alucinações visuais* podem ser elementares (ou simples), quando contêm elementos de uma única forma de sensação, sendo então denominadas *fotopsias*: clarões, chamas, pontos brilhantes. Podem ser também complexas (ou elaboradas): figuras, objetos, pessoas, cenas estáticas ou em movimento. As alucinações visuais são típicas dos quadros de *delirium* e na intoxicação por alucinógenos (LSD, mescalina etc.), sendo incomuns na esquizofrenia e nas psicoses afetivas.

As *alucinações auditivas* são consideradas as mais comuns. Elas podem ser elementares, sendo chamadas de *acoasmas*: zumbidos, estalidos, silvos, sinos, campainhas. Podem ser ainda complexas, chamadas de *fonemas*: palavras, frases (alucinações auditivo-verbais). As alucinações musicais também deveriam ser incluídas entre as complexas.

Entre as alucinações auditivas, as auditivo-verbais são as mais comuns. As *vozes* podem ser bem claras ou ininteligíveis para o paciente; podem dirigir-se diretamente ao paciente, ou dialogar entre si, referindo-se a ele na terceira pessoa. Algumas *vozes* ofendem, criticam, ameaçam o paciente ou lhe dão ordens. Estas últimas são chamadas de *alucinações imperativas*.

Alucinações auditivas são especialmente comuns na esquizofrenia e na alucinose alcoólica, podendo ser encontradas também em psicoses afetivas e em outros quadros psicóticos.

Alucinações olfativas e gustativas são raras e, em geral, estão associadas, podendo ser difícil, na prática, a distinção entre elas. Na maioria das vezes, o paciente experimenta um odor ou gosto bastante desagradável, como de fezes, lixo, animais mortos, veneno etc. Essas alucinações podem estar relacionadas a uma recusa sistemática de alimentos (sitiofobia). Parecem ser mais comuns na esquizofrenia e em crises parciais epilépticas.

Entre as *alucinações cutâneas* estão incluídas, além das sensações táteis (de toque), sensações térmicas, dolorosas e hídricas (de umidade). Os pacientes queixam-se de queimaduras, espetadas, choques, ou de que pequenos animais (em geral insetos) movem-se sobre ou sob a sua pele. As alucinações cutâneas ocorrem com especial frequência no *delirium tremens* e na intoxicação por cocaína ou anfetamina.

Nas *alucinações cenestésicas* (ou viscerais), as sensações são localizadas nos órgãos internos. Os pacientes queixam-se de que seus corpos estão sendo atingidos por misteriosas irradiações ou descargas elétricas; de que seus órgãos genitais estão sendo tocados – experimentam o orgasmo ou sentem-se violentados; de que o cérebro está encolhendo, o fígado está destruído, há um bicho dentro do abdome. Essas alucinações são comuns na esquizofrenia e, com frequência, estão associadas a delírios de influência e à síndrome de Cotard.

Alucinações cinestésicas são falsas percepções de movimento, ativos ou passivos, de todo o corpo ou só de um segmento. Apesar de estar na verdade imóvel, o paciente tem a sensação de que está afundando no leito, girando, voando, dobrando as pernas, elevando um braço etc. Uma forma especial de alucinações cinestésicas são as alucinações psicomotoras verbais: embora calado, o paciente sente os músculos do aparelho fonador animados de movimento, dando-lhe a impressão de que alguém está falando por ele. As alucinações cinestésicas podem ser encontradas na catatonia, no *delirium tremens* e em outros quadros de etiologia orgânica.

▶ Formas especiais de vivências alucinatórias

A *alucinação liliputiana*, originalmente descrita por Leroy, em 1921, consiste na visão de personagens ou animais minúsculos. Está relacionada à intoxicação por cocaína. A *alucinação guliveriana* representa uma alucinação visual gigantesca. Ocorre em quadros de *delirium*. Os termos *liliputiana* e *guliveriana* têm origem no livro *Gulliver no País de Liliput*, com base na obra original de Jonathan Swift. De acordo com a história, em Liliput tudo era pequeno.

Na *alucinação extracampina*, o objeto percebido encontra-se fora do campo perceptivo. Por exemplo: ver uma pessoa que está atrás de sua cabeça ou do outro lado da parede; ouvir o que falam a 1 km de distância. Essa forma de alucinação ocorre na esquizofrenia e em algumas psicoses de origem orgânica.

A *alucinação funcional*, por definição, é desencadeada por estímulos sensoriais reais, que são da mesma modalidade. Por exemplo: o paciente, ao ouvir o som de um jorro de água, apresenta alucinações auditivo-verbais, as quais desaparecem assim que a torneira é fechada. Não se trata de ilusão, já que as *vozes* e o correr da água são ouvidos simultânea e distintamente.

Na *sonorização do pensamento*, o paciente ouve o próprio pensamento, reconhecido como tal, no espaço objetivo externo. Esse fenômeno pode se dar antes, no momento ou depois do ato de pensar (só neste último caso caberia o termo *eco do pensamento*). A sonorização do pensamento ocorre na esquizofrenia.

A *autoscopia* (ou heautoscopia) consiste na visão da imagem do próprio corpo projetada no espaço externo. Em geral, essa experiência se acompanha de sofrimento ou medo. Ocorre na esquizofrenia, na epilepsia do lobo temporal, no *delirium* e na intoxicação por alucinógenos (psicodislépticos).

As *alucinações hipnagógica* e *hipnopômpica*, estudadas inicialmente por Maury, são em geral visuais, mas também podem ser auditivas ou táteis. Estão relacionadas à transição sono–vigília: a primeira ocorre no momento em que se está adormecendo; a segunda, no despertar. O indivíduo mantém a crítica quanto à irrealidade das imagens, as quais possuem mais características das representações do que das percepções. Esses fenômenos, que a rigor deveriam ser considerados sonhos, e não alucinações, ocorrem em pessoas normais e na narcolepsia.

Na *alucinação reflexa*, um estímulo sensorial real em uma modalidade desencadeia uma alucinação em outra. Um exemplo fornecido por Kahlbaum é o de um paciente que, ao ouvir o miado de um gato que estava fora do seu campo visual, imediatamente *viu* a cara do gato.

Sinestesia

Na sinestesia, um estímulo sensorial em uma modalidade é percebido como uma sensação em outra modalidade (Sims, 2001). Por exemplo: *ver* sons, *ouvir* cores etc. Isso ocorre na intoxicação por alucinógenos (LSD, mescalina etc.).

Exame da sensopercepção

Entrevista psiquiátrica

Perguntas diretas ao paciente quanto a ouvir *vozes* ou ter *visões* têm valor limitado. O paciente pode responder afirmativamente, por não compreender bem a pergunta, acreditando que esta se refira a vozes ou visões reais do ambiente, que todos ouvem ou veem. Um indivíduo normal pode ter o interesse em se passar por doente mental – para obter benefícios previdenciários ou se eximir de responsabilidade penal –, e assim dar uma resposta mentirosa. Além disso, doentes que estão experimentando alucinações podem negar a presença delas por diversas razões: para receber alta hospitalar, em função de uma proibição nesse sentido por parte das *vozes* etc. Assim, é muito mais fidedigna a observação do comportamento do paciente.

Observação do comportamento do paciente

São indícios de atividade alucinatória:

- Atenção comprometida (o paciente parece estar prestando atenção em outra coisa que não as perguntas do examinador); mudanças súbitas da posição da cabeça; fisionomia de terror ou de beatitude; proteção dos ouvidos, olhos, narinas ou órgãos genitais com as mãos, algodão ou outro material
- Falar sozinho, dar respostas incoerentes em relação às perguntas, risos imotivados (alucinações auditivas)
- Olhar fixo em determinada direção, desvios súbitos do olhar, movimentos defensivos com as mãos (visuais)
- Recusa sistemática de alimentos (gustativas e olfativas)
- Movimentos das mãos como que afastando algo da superfície do corpo (cutâneas)
- Peças metálicas ou outros dispositivos junto à indumentária, para deter irradiações ou descargas elétricas no corpo (cenestésicas).

A sensopercepção nos principais transtornos mentais

ESQUIZOFRENIA. A esquizofrenia apresenta grande riqueza alucinatória, especialmente na forma paranoide. Predominam as alucinações cenestésicas e auditivas. As alucinações visuais são raras. As pseudoalucinações parecem ser mais frequentes que as alucinações verdadeiras, mas, na prática, a distinção pode ser difícil.

A sonorização do pensamento, *vozes* que dialogam entre si, *vozes* que tecem comentários sobre o comportamento do doente e sensações corporais (cenestésicas) impostas foram os sintomas sensoperceptivos incluídos por K. Schneider entre os de primeira ordem para o diagnóstico de esquizofrenia. Os quadros apático-abúlicos cursam com hipoestesia.

TRANSTORNOS DO HUMOR. Nos transtornos do humor podem ocorrer hiperestesia (na mania) ou hipoestesia (na depressão) e ilusões catatímicas. Nos quadros afetivos com sintomas psicóticos, as alucinações auditivas são as mais frequentes.

DELIRIUM. No *delirium* predominam as ilusões e alucinações visuais, sendo difícil, na prática, diferenciar umas das outras. Alucinações auditivas e táteis não são raras. Na conceituação de Jaspers, seriam na verdade pseudoalucinações, em função da perda da lucidez de consciência. Pode haver hipoestesia, micropsia, macropsia e dismegalopsia. No *delirium tremens*, são comuns as zoopsias (*visões* de pequenos animais) e as alucinações liliputianas, além de alucinações táteis.

ALUCINOSE ALCOÓLICA. Na alucinose alcoólica, predominam as alucinações auditivas, que possuem as características de uma alucinação verdadeira, e não de alucinose.

INTOXICAÇÃO POR ALUCINÓGENOS. Durante o uso de mescalina, LSD etc., ocorrem hiperestesia, micropsia, macropsia e sinestesia. As alucinações são basicamente visuais, com um conteúdo muitas vezes de formas geométricas. Essas vivências alucinatórias poderiam ser classificadas como alucinoses, em função da preservação da crítica.

EPILEPSIA. Nas crises parciais, como na aura epiléptica, podem ocorrer alucinoses. Nas crises parciais complexas, em que há estreitamento da consciência, muitas vezes são vivenciadas pseudoalucinações.

DEMÊNCIA. A demência cortical pode cursar com agnosia.

TRANSTORNO CONVERSIVO. Nos quadros conversivos, podem ocorrer hiperestesia, anestesia e alucinações negativas.

Contribuições da psicanálise

Alucinação como realização de desejo

Para Freud, a alucinação constitui o primeiro mecanismo de realização de desejo do recém-nascido – a criança alucina o seio da mãe quando tem fome, revivenciando a experiência de satisfação anterior com o seio real –, seguindo, assim, o princípio do prazer. Mais tarde, com a inibição desse mecanismo, que se mostra pouco eficaz, podem se desenvolver a fantasia e o pensamento.

Rejeição

O mecanismo de defesa conhecido como rejeição ou repúdio (*forclusion*, em francês) ocorre no esquizofrênico. Este retira a libido dos objetos e a reinveste no próprio ego. Mais tarde tenta investi-la novamente nos objetos, mas o faz de forma patológica: os objetos internos que foram rejeitados retornam como se estivessem vindo do mundo externo – não são mais reconhecidos como pertencentes ao *self* –, sendo assim formadas as alucinações.

Contribuições das neurociências

Percepção normal

A especificidade é uma característica dos receptores sensoriais. Cada receptor, que está em contato com o mundo externo, é sensível apenas a um tipo de energia: luminosa, mecânica, térmica ou química. Por exemplo, os receptores sensoriais auditivos não captam informações sensoriais visuais.

Todas as formas de energia que chegam ao receptor são convertidas em energia eletroquímica (potenciais de ação). Isso é o que se chama de transdução do estímulo.

Após a transdução do estímulo ocorre a codificação neural: o padrão de descargas dos potenciais de ação representa a informação do estímulo. Quanto maior a intensidade do estímulo, maiores a frequência de descarga e o número de receptores ativados. A modalidade da informação (visual, tátil etc.) está relacionada à especificidade do receptor. A duração, por sua vez, está relacionada ao tempo necessário para haver adaptação dos receptores, que ocorre quando o estímulo é constante. Já a localização do estímulo está representada nos mapas neurais corticais, que mantêm a mesma organização espacial encontrada nas superfícies receptivas.

Pelo tálamo passam as informações sensoriais (exceto as da olfação) antes de chegarem às áreas sensoriais primárias, no córtex. O tálamo é considerado um retransmissor, pois modifica as informações sensoriais: realiza uma inibição lateral, que propicia maior acuidade no processo sensorial. Do tálamo, essas informações atingem as regiões corticais primárias, relacionadas com as modalidades sensoriais específicas. Em seguida, as áreas corticais secundárias começam a dar sentido aos sinais sensoriais específicos, cabendo a elas a interpretação da cor, da forma etc. A área de associação parieto-occipitotemporal tem um papel importante no reconhecimento dos objetos.

As características sensoriais elementares (cor, forma etc.) são processadas separada e paralelamente: as informações relativas a cada uma delas seguem vias neurais diferentes e chegam a regiões corticais diferentes. Quanto à integração das informações sensoriais, o seu mecanismo ainda é pouco conhecido, mas sabe-se que está relacionada a circuitos associativos cortico-corticais. É necessário que haja sincronia quanto às descargas das diferentes vias sensoriais para que as informações sensoriais sejam associadas a um mesmo objeto. Para que se dê o reconhecimento do objeto, o padrão dos estímulos sensoriais atuais é comparado aos padrões armazenados na memória.

Segundo a psicologia de *gestalt*, a imagem perceptiva é mais do que a soma dos elementos sensoriais: é construída também a partir das representações. Isso se evidencia nas ilusões por desatenção, nas pareidolias e na constatação de que as mesmas áreas cerebrais são ativadas quando se vê um objeto e quando se imagina visualmente o mesmo objeto. Além disso, a imagem perceptiva é bastante influenciada pela atenção seletiva – que determina o que será o foco e o que será o fundo –, pela motivação e pelas emoções.

Na maioria das vezes, os estímulos são subliminares e não são percebidos. Mas na memória de longo prazo podem ser armazenadas informações que nunca atingiram a consciência. A conscientização da percepção está relacionada ao hemisfério cerebral esquerdo: estímulos visuais de objetos projetados na metade esquerda do campo visual vão chegar inicialmente ao hemisfério direito, mas só vão ser representados na consciência quando a informação chegar ao hemisfério esquerdo. Se a informação fica restrita ao hemisfério direito, ela pode até influenciar o comportamento, mas não se torna consciente. Isso é demonstrado em estudos com pacientes que sofreram secção do corpo caloso, comissura que conecta os dois hemisférios.

Alucinações e privação sensorial

A privação sensorial experimental em animais leva a distúrbios neuronais. Em estudos com seres humanos normais, a privação sensorial levou à produção de fenômenos alucinatórios, que, porém, eram bem diferentes dos que ocorrem na esquizofrenia. Já em estudos com esquizofrênicos submetidos a uma situação de isolamento sensorial, os pacientes apresentaram poucas alterações. Observa-se uma associação entre déficit visual e o surgimento de alucinações visuais, e entre surdez e alucinações musicais. Estudos recentes de neuroimagem funcional indicam que as mesmas áreas corticais são ativadas na percepção normal da fala e durante a experiência de alucinações auditivas (David, 1999; Hoffman, 1999).

A hipótese formulada foi a de que a privação de estímulos externos levaria a um estado de liberação neuronal, no qual o próprio sistema nervoso produziria o fenômeno sensorial. Um estado semelhante ao de uma privação sensorial poderia surgir em função de distúrbios em estruturas subcorticais, que, atuando como um mecanismo de portão, estariam inibindo a chegada de estímulos sensoriais ao córtex.

Alucinações e neuroquímica

Alucinações podem ser causadas por substâncias que aumentam a atividade da dopamina, como a cocaína, a anfetamina, a L-dopa e a bromocriptina. Os antipsicóticos antagonizam a atividade da dopamina no sistema nervoso central e são eficazes na redução de sintomas como as alucinações. Já as substâncias alucinógenas, como LSD, mescalina, psilocibina etc., que provocam um quadro alucinatório bastante rico, predominantemente visual, possuem um efeito agonista serotoninérgico.

Diante dessas informações, formulou-se a hipótese de que as alucinações estariam relacionadas a uma hiperatividade nas vias dopaminérgicas e serotoninérgicas.

Alucinações | Abordagem cognitivista

Foi levantada a seguinte hipótese: as alucinações constituiriam imagens derivadas de fontes internas de informações que seriam erroneamente avaliadas como oriundas do mundo externo.

Estudos de ressonância magnética funcional indicam que a fala interna – conversar consigo próprio em silêncio – e as alucinações auditivo-verbais estariam relacionadas à ativação da mesma região cortical (David, 1999).

CAPÍTULO 8

Memória

Introdução

Para os antigos gregos, a memória era uma entidade sobrenatural, a deusa *Mnemosyne*, que dava aos poetas e adivinhos o poder de voltar ao passado.

Aprendizado é o processo pelo qual adquirimos conhecimento sobre o mundo; já a memória representa o armazenamento desse conhecimento. Essas informações armazenadas dizem respeito às nossas experiências perceptivas e motoras, assim como às vivências internas (nossos pensamentos e emoções).

Uma capacidade mnêmica preservada é fundamental para a percepção (gnosia) e para a orientação.

Etapas do processo mnêmico

Didaticamente, a atividade da memória é dividida em três fases: fixação (ou aquisição, ou codificação), conservação (ou retenção, ou armazenamento) e evocação (ou rememoração, ou recuperação) (Figura 8.1).

Fixação

A etapa de fixação, termo criado por Wernicke, refere-se à aquisição de novas informações.

A fixação depende da preservação do nível da consciência (vigilância), da atenção (especialmente da tenacidade), da sensopercepção e da capacidade de apreensão (apercepção).

Fixam-se mais facilmente as informações que despertam o nosso interesse e possuem maior conotação emocional, as que têm um caráter de novidade, as que podem ser associadas às informações anteriormente adquiridas e as que envolvem ao mesmo tempo mais de um canal sensorial (p. ex., visão e audição).

Conservação

A etapa de conservação refere-se à manutenção, em estado de latência, das informações que foram fixadas.

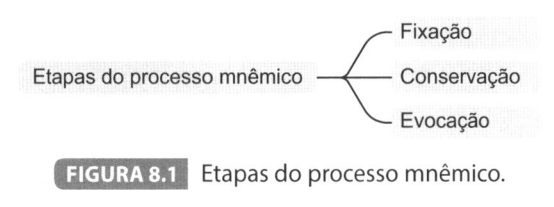

Etapas do processo mnêmico
- Fixação
- Conservação
- Evocação

FIGURA 8.1 Etapas do processo mnêmico.

As informações conservadas vão, ao longo do tempo, sofrendo um processo lento de desintegração, que segue a lei de regressão mnêmica de Ribot. De acordo com esta, a perda das informações armazenadas se faz das mais recentes para as mais antigas, das mais complexas para as mais simples e das menos organizadas para as mais organizadas.

▶ Evocação

A etapa de evocação corresponde ao retorno, espontâneo ou voluntário, à consciência das informações armazenadas. Alternativamente, no caso da memória implícita (ver adiante), a evocação corresponde à expressão no comportamento do aprendizado prévio.

Fatores afetivos podem influenciar a evocação. Em regra nos esquecemos mais facilmente do que nos desagrada ou angustia.

Assim como a percepção não é uma cópia fiel do mundo externo, a evocação também nunca é idêntica à imagem perceptiva fixada: cada vez que evocamos estamos *reconstruindo*, sempre com alterações, a imagem armazenada.

Dentro da evocação, existiria uma etapa extra do processo mnêmico: a do reconhecimento como pretérito. Esta consiste na identificação da imagem evocada como algo do passado, já vivenciado anteriormente, e não do presente.

Classificação das memórias

As memórias podem ser divididas da seguinte forma: memória sensorial (ou icônica, ou imediata, ou de curtíssimo prazo), memória de curto prazo (ou recente) e memória de longo prazo (ou remota) (Figura 8.2).

▶ Memória sensorial

A memória sensorial dura menos de um segundo. Permanece ativa apenas o tempo necessário para se dar a percepção. É muito frágil e possui uma capacidade muitíssimo limitada. É mais propriamente uma função da atenção do que da memória.

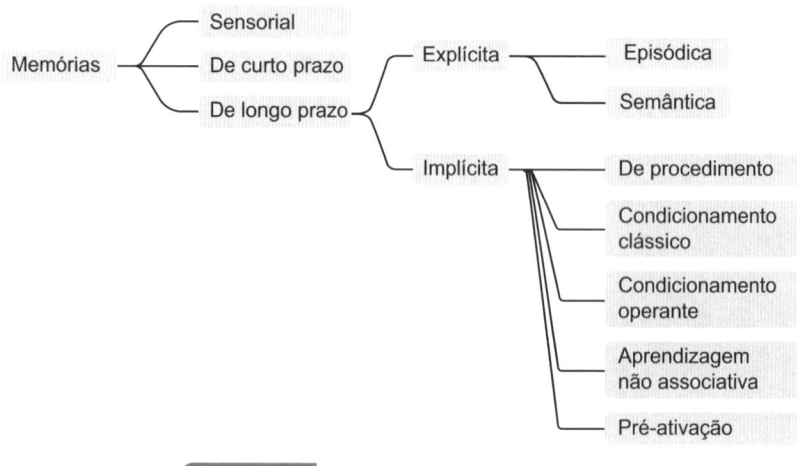

FIGURA 8.2 Classificação das memórias.

Memória de curto prazo

A memória de curto prazo possui uma capacidade de armazenamento limitada e dura de segundos a minutos.

A *memória de trabalho* (ou operacional), conceito desenvolvido pelo psicólogo cognitivista Alan Baddeley, corresponde à memória de curto prazo. Refere-se ao armazenamento temporário de informações para a realização de tarefas cognitivas. Essas informações provêm dos estímulos correntes, cuja impressão é prolongada, ou da recuperação de elementos da memória de longo prazo. Diversas informações são mantidas ativas simultaneamente, para que possam ser integradas e manipuladas.

A memória de trabalho é essencial tanto para a fixação como para a evocação e é necessária para atividades cognitivas como a compreensão, o raciocínio, a tomada de decisões e o planejamento da ação.

A memória de trabalho, de acordo com o modelo de Baddeley, tem quatro componentes: verbal (fonológico), que armazena informação auditiva sob a forma de linguagem falada; visuoespacial, que mantém ativas imagens visuais de objetos e informações de localização no espaço; executivo central, que coordena os dois anteriores e direciona a atenção; e retentor episódico, que permite a interação da memória de trabalho com a memória de longo prazo. Observamos o funcionamento do primeiro componente, por exemplo, quando repetimos de imediato uma sequência de dígitos, como o número de um telefone; e quando, ao final de uma frase que ouvimos, ainda nos lembramos de suas primeiras palavras, o que torna possível a compreensão do sentido da frase como um todo.

Memória de longo prazo

O processo que converte as memórias de curto prazo em memórias de longo prazo chama-se consolidação. Facilitada pela repetição da informação, ela necessita de 5 a 10 minutos para que ocorra minimamente e de pelo menos 60 minutos para que ocorra de forma plena.

A memória de longo prazo representa o armazenamento permanente de informações. Informações que foram fixadas há alguns minutos poderão ser evocadas por anos ou até por toda a vida. A capacidade de armazenamento da memória de longo prazo é enorme, bem maior do que a da memória de curto prazo.

As memórias de longo prazo podem ser divididas em explícitas (ou declarativas) e implícitas (ou não declarativas).

Memória explícita

As memórias explícitas representam informações sobre o que é o mundo, informações essas que são acessíveis à consciência, podem ser evocadas voluntariamente, e podem ser expressas em palavras.

A memória explícita subdivide-se em memória episódica e memória semântica.

MEMÓRIA EPISÓDICA

A memória episódica é uma memória explícita que se refere a eventos autobiográficos, a vivências pessoais do indivíduo que estão vinculadas a determinado local e ocasião. Por exemplo: "Ontem fui ao cinema com minha namorada".

MEMÓRIA SEMÂNTICA

A memória semântica é uma memória explícita que se refere a conhecimentos factuais, compartilháveis com as outras pessoas. Por exemplo: "A Segunda Guerra Mundial começou em 1939"; "A raiz quadrada de 9 é 3"; "*Love* significa *amor* em inglês".

Memória implícita

A memória implícita refere-se ao aprendizado de como fazer as coisas. Expressa-se como melhora de desempenho em determinada atividade, que se dá em função de experiências prévias. É um tipo de memória automática e reflexa, que não pode ser expressa em palavras e que independe da recuperação consciente das experiências que produziram o aprendizado.

Há vários tipos de memória implícita: memória de procedimento, condicionamento clássico, condicionamento operante, aprendizagem não associativa e pré-ativação.

Memórias implícitas podem resultar da repetição de memórias explícitas. Por exemplo, dirigir um automóvel exige, quando se está aprendendo, que se sigam instruções que são recordadas conscientemente, tornando-se, depois, um procedimento automático.

MEMÓRIA DE PROCEDIMENTO

A memória de procedimento refere-se a práticas e habilidades motoras (andar de bicicleta, amarrar o sapato, tocar piano, escrever), perceptivas (montar *quebra-cabeças*, descobrir a solução de labirintos gráficos, ler) e cognitivas (usar e compreender regras gramaticais).

CONDICIONAMENTO CLÁSSICO

O condicionamento clássico é um conceito desenvolvido por Pavlov. Tem como base o pareamento de dois estímulos: o estímulo incondicionado (EI), que é forte e naturalmente bastante eficaz na produção de determinada resposta no animal – por exemplo, o alimento que causa a salivação; e o estímulo condicionado (EC), que é fraco ou neutro e ineficaz quanto a produzir a mesma resposta – por exemplo, uma campainha. Se a campainha for apresentada repetidas vezes antes do alimento, ela, mesmo na ausência deste, torna-se capaz de provocar a salivação no animal (resposta condicionada).

O que aconteceu foi que o EC se tornou um sinal antecipatório em relação ao EI. O condicionamento clássico permite ao animal fazer previsões sobre eventos no seu ambiente.

Um determinado padrão de resposta emocional, expressa comportamental ou fisicamente, pode ser aprendido por meio de condicionamento clássico e, assim, ser provocado por um estímulo neutro. Por exemplo, uma pessoa que sofreu um grave acidente de carro (situação traumática) e, naquele momento, estava ouvindo no rádio uma música agradável, pode passar a se sentir ansiosa toda vez que voltar a ouvir a música, mesmo que não a associe conscientemente com o acidente.

CONDICIONAMENTO OPERANTE

O conceito de condicionamento operante foi elaborado por Skinner e tem suas raízes na lei do efeito desenvolvida por Thorndike. O princípio básico desta forma de aprendizagem é que as ações que são recompensadas tendem a se repetir, enquanto as ações seguidas de consequências aversivas tendem a não se repetir. Nesse sentido, o reforço leva a um aumento da resposta, enquanto a punição causa uma redução da mesma. Assim, por exemplo, uma criança que ganha um brinquedo dos pais toda vez em que tira uma nota alta nas provas da escola provavelmente manterá o bom desempenho acadêmico; por outro lado, as travessuras de uma criança provavelmente se tornarão mais raras se ela ficar de castigo sempre que se comportar mal.

APRENDIZAGEM NÃO ASSOCIATIVA

Diferentemente do condicionamento clássico, na aprendizagem não associativa o animal é exposto a somente um estímulo (habituação) ou a dois estímulos que não guardam qualquer relação entre si (sensibilização).

A habituação é a forma mais simples de aprendizagem. Consiste em progressiva diminuição da resposta a estímulos inócuos repetitivos. Quando um estímulo é novo, ele produz uma resposta intensa, mas, não tendo qualquer consequência, o animal aprende a ignorá-lo. Por exemplo, na festa de Ano Novo, nos assustamos com o barulho dos primeiros fogos de artifício, mas logo depois nos acostumamos com eles.

A sensibilização consiste na intensificação das respostas a uma variedade de estímulos que ocorrem após um estímulo nocivo intenso. Por exemplo, após receber um beliscão doloroso, o animal aprende a fortalecer seus reflexos defensivos, e reagirá de forma vigorosa ao ser submetido a um estímulo inócuo, como uma estimulação tátil moderada.

PRÉ-ATIVAÇÃO

Na pré-ativação (ou facilitação), a exposição prévia ao estímulo favorece o seu reconhecimento posterior a partir de fragmentos dele. Algumas vezes é possível haver pré-ativação após uma única exposição ao estímulo. A pré-ativação representa maior facilidade no reconhecimento que se baseia na aparência e na forma do estímulo, e não no seu significado semântico.

A pré-ativação pode ser demonstrada em pacientes com distúrbios da memória explícita. Inicialmente é apresentada uma lista de palavras incomuns. Em seguida, os pacientes realizam um teste com palavras incompletas, em que eles têm que completar as letras que estão faltando (como no *jogo da forca*). O desempenho é melhor em relação a palavras que estavam na lista do que em relação a outras palavras, mesmo eles não se lembrando conscientemente daquelas.

Alterações quantitativas

Os termos *amnésia*, *hipomnésia* e *hipermnésia* significam abolição, diminuição e aumento da capacidade mnêmica, respectivamente.

As alterações quantitativas da memória podem ser classificadas de duas formas:

- Quanto ao tempo em que pertencem as lembranças: em anterógradas, retrógradas e retro-anterógradas (classificação proposta por Solier, em 1892)
- Quanto à extensão e ao conteúdo das recordações: em generalizadas, lacunares e seletivas.

Amnésia (hipomnésia) anterógrada

A amnésia (hipomnésia) anterógrada também é denominada amnésia (hipomnésia) de fixação. Consiste na impossibilidade (ou dificuldade) de formar novas lembranças de longo prazo – de adquirir novas informações – a partir do momento em que o agente patogênico atuou como tal.

Primariamente ocorre no transtorno amnésico e nos quadros demenciais. Ocorre ainda nos quadros de *delirium* e estados crepusculares, em função de estarem prejudicadas a atenção e a apreensão da realidade (apercepção); nos estados de ansiedade e de agitação psicomotora (incluindo a mania), que estão relacionados a uma diminuição na capacidade de concentração; na maioria dos pacientes com retardo mental grave, em virtude de uma lesão cerebral, que em geral está presente, e de uma dificuldade de apercepção; e na depressão, graças ao prejuízo na atenção provocado pelo desinteresse. Nos *blackouts*, que são lacunas de memória referentes a episódios de embriaguez alcoólica, o distúrbio se dá na fixação.

Indivíduos com hipomnésia anterógrada frequentemente perdem objetos, pois não sabem onde os colocaram; não conseguem guardar recados que deveriam transmitir; esquecem-se dos nomes e das faces de pessoas que acabaram de conhecer; perdem-se na rua, pois não se lembram por onde passaram antes de chegar ali; e têm dificuldade em registrar a data corrente.

Amnésia (hipomnésia) retrógrada

A amnésia (hipomnésia) retrógrada também é conhecida como amnésia (hipomnésia) de evocação. Refere-se à impossibilidade (ou dificuldade) de recordar eventos anteriores à atuação do fator causal do distúrbio mnêmico; não se consegue recuperar memórias de longo prazo, as quais tinham sido adequadamente fixadas.

A amnésia retrógrada afeta mais a recordação de eventos recentes do que de remotos. Uma forma pura de amnésia retrógrada, isto é, não associada à amnésia anterógrada, é rara. Ocorre principalmente em quadros dissociativos histéricos, sendo encontrada ainda em traumatismos cranioencefálicos, na intoxicação por monóxido de carbono e em lesões talâmicas.

Amnésia (hipomnésia) retroanterógrada

A amnésia (hipomnésia) retroanterógrada também é denominada mista ou de fixação-evocação. É a forma mais comum. É característica dos quadros demenciais e do *delirium*, podendo ocorrer, ainda, após um traumatismo cranioencefálico ou uma aplicação de eletroconvulsoterapia.

Amnésia (hipomnésia) generalizada

Na amnésia (hipomnésia) generalizada estão afetadas todas as recordações de grande parte do passado, compreendendo os últimos meses ou anos, ou mesmo a vida inteira. Trata-se de um tipo pouco frequente de distúrbio mnêmico.

A amnésia (hipomnésia) generalizada pode ocorrer em seguida a um grave traumatismo cranioencefálico, em fase terminal de demência e em transtornos dissociativos histéricos (como a fuga psicogênica).

Amnésia (hipomnésia) lacunar

A amnésia (hipomnésia) lacunar também é chamada localizada. Aqui a falha de memória abrange especificamente determinado espaço de tempo, de limites relativamente precisos, durante o qual houve um prejuízo na capacidade de fixação. Todos os eventos anteriores e posteriores a esse período foram normalmente fixados e são normalmente evocados.

Ocorre posteriormente a um estado de coma (como nas crises convulsivas do tipo grande mal) ou de *delirium*, a estados crepusculares epilépticos e histéricos, graves agitações maníacas ou psicóticas, um ataque de pânico ou um evento psicológico traumático.

Amnésia (hipomnésia) seletiva

A amnésia (hipomnésia) seletiva também é chamada de sistemática. Aqui o que as lembranças têm em comum é o seu conteúdo e significado afetivo. É observada em quadros dissociativos histéricos (como a amnésia psicogênica).

Um exemplo de amnésia seletiva, que também serve para caracterizar a amnésia retrógrada pura, seria o seguinte: uma moça briga com o namorado e, depois disso, quando o reencontra, não é mais capaz de reconhecê-lo. Além disso, não consegue se lembrar de nenhum evento em que os dois estiveram juntos.

Hipermnésia anterógrada

A hipermnésia anterógrada (de fixação) também é chamada de hipertrofia de memória. Consiste em capacidade exagerada de armazenamento de novas informações. Geralmente está restrita a uma habilidade específica: memorizar uma grande quantidade de números ou nomes; reproduzir na íntegra uma música ou um texto extenso após terem sido ouvidos uma única vez; ou efetuar cálculos matemáticos muito complexos.

Pode ocorrer em pessoas normais, porém é mais frequente em indivíduos com retardo mental e, mais ainda, em autistas – entre os quais a maioria apresenta também retardo mental. A associação entre o baixo nível intelectivo e a hipermnésia observada nesses indivíduos originou a expressão *idiota sábio* (*idiot savant*), criada por J. Langdon Down em 1887. A memorização se dá de forma mecânica, em geral sem que haja uma compreensão do significado do que está sendo fixado. O próprio Down relata o caso de um indivíduo que, após uma única leitura de um livro, era capaz de recitar de cor todo o seu conteúdo. Já Oliver Sacks (2000) descreve a capacidade de um rapaz autista de desenhar com incrível precisão e riqueza de detalhes prédios e lugares que tinha observado apenas rapidamente anos antes.

Hipermnésia retrógrada

A hipermnésia retrógrada (de evocação) pode ser observada na síndrome maníaca (primária ou secundária). Ocorre um excesso de recordações em breve espaço de tempo. Embora mais numerosas, as lembranças em geral são pouco claras e precisas, não havendo controle voluntário sobre elas. Além disso, há ao mesmo tempo hipomnésia de fixação.

Outra forma de hipermnésia de evocação é a memória panorâmica – ou ecmnésia, como querem alguns autores –, observada em pessoas que estão na iminência de morrer. Durante segundos ou poucos minutos passam pela mente do indivíduo sua vida inteira ou os acontecimentos mais importantes, como se fosse um filme projetado com enorme velocidade.

Uma terceira forma de hipermnésia de evocação pode ser encontrada em estados crepusculares epilépticos e histéricos, no transe hipnótico, no sonho, no *delirium* e na intoxicação por alucinógenos. Consiste em um súbito ressurgimento de recordações que estavam aparentemente esquecidas ou em uma alteração transitória em que certos eventos autobiográficos são recordados de forma mais vívida, detalhada e exata do que o habitual. Leme Lopes (1980) usou o termo *acromnésia* para designar esse fenômeno.

Hipermnésia lacunar

A hipermnésia lacunar é observada em pacientes com transtorno de pânico, especialmente em relação à rememoração do primeiro ataque; e no transtorno de estresse pós-traumático, em relação ao evento traumático.

Hipermnésia seletiva

A hipermnésia seletiva ocorre na depressão, quanto a fatos dolorosos ou que despertem o sentimento de culpa; na mania, quanto a sucessos e realizações pessoais; e nos quadros delirantes, quanto a fatos que pareçam confirmar o seu juízo patológico.

Alterações qualitativas

Alomnésia

A alomnésia também é conhecida como ilusão de memória, por se tratar de uma alteração análoga à que ocorre na sensopercepção. Aqui as recordações de um evento real são deturpadas, distorcidas pelo indivíduo de forma involuntária.

Ocorre em pessoas normais e em situações patológicas: no *delirium*, na demência, no transtorno amnésico e nos estados crepusculares, associada a alterações quantitativas da memória; na mania e na melancolia, por influência do afeto dominante; e, ainda, na esquizofrenia e no transtorno delirante, como expressão do conteúdo dos delírios.

Paramnésia

A paramnésia também é conhecida como alucinação de memória, por se tratar de uma alteração análoga à que ocorre na sensopercepção. Trata-se da recordação de algo que de fato não ocorreu, de uma falsa lembrança, embora para o paciente ela seja verdadeira.

Pode ocorrer na esquizofrenia, em virtude da atividade delirante. Foi o caso de uma paciente que, embora estivesse internada havia vários anos, relatou que na véspera tinha voltado para casa e matado muitos bandidos, acreditando ser uma policial.

Na pseudologia fantástica (ver Capítulo 13, Imaginação) ocorrem muitas paramnésias, mas nesse caso o indivíduo passa a acreditar na veracidade das próprias mentiras.

A *fabulação* (ou confabulação) seria um tipo especial de paramnésia. *Fabulação* é um termo em geral utilizado para designar as alucinações de memória que ocorrem em quadros amnésicos de origem orgânica como no transtorno amnésico, na demência e no *delirium*. Foi um termo criado por Kraepelin, mas a alteração já havia sido descrita por Korsakoff na síndrome que recebeu o seu nome (ver adiante). Um exemplo de fabulação seria o de um velhinho, internado há vários anos em um asilo, que conta que foi visitado pelo filho na véspera, quando na verdade este não aparecia por lá há meses.

Bonhoeffer acreditava que a fabulação consistia no preenchimento de lacunas de memória: o paciente, ao ser indagado sobre o que havia feito na véspera, por exemplo, perceberia a própria dificuldade cognitiva e responderia com as primeiras ideias que lhe viessem à mente, tentando, assim, evitar uma situação embaraçosa para si mesmo. Outra explicação para as fabulações é que elas estejam pelo menos em parte relacionadas a um deslocamento temporal de eventos reais: o que o paciente relata realmente aconteceu, só que em passado mais remoto.

Falsas memórias não raramente são vivenciadas por pessoas normais. Muitas vezes, são mais ricas em detalhes e mais vívidas do que memórias verdadeiras. Mesmo situações traumáticas que jamais aconteceram podem ser falsamente recordadas. Falsas memórias surgem espontaneamente ou são o resultado de influência externa, de sugestão por parte de outra pessoa. Crianças pequenas são especialmente suscetíveis ao desenvolvimento de falsas memórias, pois são mais sugestionáveis. Diversos estudos experimentais realizados com voluntários adultos evidenciaram o quão fácil é implantar falsas memórias (Stein, 2010).

Déjà vu e jamais vu

No *déjà vu* (já visto), o indivíduo tem uma sensação de familiaridade diante de uma situação (ou objeto) inteiramente nova, como se ele já a houvesse vivenciado anteriormente. É muito comum, quando vamos a um lugar pela primeira vez, a sensação de que estivemos lá antes. No *jamais vu* (nunca visto) ocorre o oposto: há uma ausência da sensação de familiaridade diante de uma situação já vivenciada uma ou mais vezes no passado. Um exemplo seria o de não ser capaz de reconhecer a mãe, o pai ou um amigo íntimo. Pode haver crítica, por parte do próprio indivíduo, em relação a esses fenômenos. O *déjà vu* e o *jamais vu* podem ocorrer na epilepsia do lobo temporal, na esquizofrenia, em síndromes de ansiedade e em pessoas normais.

Criptomnésia

A criptomnésia,* termo criado por S. Freud, consiste na falha relativa ao reconhecimento como pretérito. Recordações voltam à mente do indivíduo, mas não são reconhecidas como tais, parecendo a ele ideias novas, criações originais suas. É o mecanismo dos casos de plágio involuntário. O próprio Freud reconheceu que havia, inconscientemente, tomado para si a autoria de uma hipótese psicanalítica, relativa à bissexualidade humana, que seu então amigo Fliess lhe comunicara algum tempo antes.

Ecmnésia

A ecmnésia,** termo criado por Pitres (1891), representa também um distúrbio quanto ao reconhecimento como pretérito. Trata-se de uma *presentificação* do passado: a recordação é tão intensa, *quase alucinatória*, que o paciente se comporta como se o evento pretérito estivesse ocorrendo naquele momento, como se ele estivesse vivendo em uma época anterior de sua vida.

Ocorre em estados crepusculares histéricos e epilépticos, em estados de obnubilação oniroide (como no *delirium ocupacional*), na intoxicação por alucinógenos e na demência.

Um exemplo de ecmnésia, de natureza dissociativa, foi o de uma senhora de mais de 60 anos que, após a morte súbita do marido, passou a agir como criança, brincava o dia inteiro e ficava chamando pelos pais, falecidos havia muito tempo.

---

*Kryptós em grego significa *oculto*.
**Ec é um prefixo de origem grega que significa *movimento para fora*.

Exame da memória

Entrevista psiquiátrica

Em um simples diálogo com o paciente e na coleta dos dados da anamnese, já é possível ter uma estimativa razoável sobre a sua memória, especialmente quanto a sua capacidade de evocação. Observa-se se ele é capaz de precisar os detalhes dos fatos narrados e ordená-los cronologicamente.

Observação de como o paciente lida com as questões do dia a dia

Indicam um déficit mnêmico a perda frequente de objetos, a repetição sem crítica das mesmas ideias nos diálogos com as outras pessoas, a dificuldade de localizar o próprio leito na enfermaria ou de guardar o nome do médico (no caso do paciente internado), a desorientação no tempo e no espaço, e o falso reconhecimento de pessoas.

Testagem da memória de fixação

São apresentados ao paciente, verbal ou visualmente, uma série de dígitos, palavras ou sílabas desconexas, que devem ser repetidos de imediato e, de novo, segundos ou minutos depois. Entre a primeira e a segunda repetição, pode ser introduzida uma atividade interferente: solicitar que ele memorize uma segunda série ou que realize um teste de concentração – o que afasta a informação inicial da memória de trabalho:

- Teste de enumeração de objetos: são mostrados ao paciente desenhos de 12 objetos durante 20 segundos; algum tempo depois, pede-se que ele cite os objetos que viu.
- Teste de memória lógica: conta-se uma pequena história, com cerca de 15 itens (ou núcleos lógicos), ao examinando, que mais tarde deve repeti-la. Ao final, contam-se os itens recuperados.

Testagem da evocação de dados recentes

São feitas perguntas como: "Quem é o presidente do Brasil?"; "Quem é o técnico da seleção brasileira de futebol?"; "O que apareceu no noticiário nos últimos dias?"; "O que você comeu ontem no almoço?".

Testagem da evocação de dados remotos

São feitas perguntas relativas a informações autobiográficas, cujas respostas devem ser confirmadas por algum familiar ou pelos registros do prontuário: "Quais são os nomes dos seus filhos?"; "Em que data o senhor se casou?"; "Qual era o nome da primeira escola que o senhor frequentou?".

São feitas também perguntas relativas a eventos de conhecimento público ou a fatos históricos, levando-se em consideração o nível educacional do paciente: "Em que ano o Brasil foi tricampeão mundial de futebol?"; "Quem foi o presidente do Brasil que se suicidou?"; "Quem foi Carmem Miranda?".

Avaliação neuropsicológica formal

Quando se faz necessária uma avaliação mais detalhada da memória, podem ser utilizados testes neuropsicológicos estandardizados, como o teste da figura complexa de Rey e alguns subtestes da bateria Wechsler (dígitos nas ordens direta e indireta, aritmética, sequência de números e letras, completar figuras), entre outros.

Validade da interpretação dos testes

Na interpretação dos resultados dos testes, devem ser considerados fatores como ansiedade e desinteresse, que podem prejudicar o desempenho do paciente.

A memória nos principais transtornos mentais

MANIA. Na mania, há hipermnésia de evocação, associada a hipomnésia de fixação, a qual está relacionada ao estado de hipotenacidade e hipermobilidade da atenção. Do déficit da atenção poderá resultar, *a posteriori*, hipomnésia lacunar, referente ao período de maior agitação maníaca. Podem ocorrer ainda alomnésias, com as recordações sendo distorcidas em função das ideias deliroides de grandeza.

DEPRESSÃO. Em função do desinteresse em relação ao mundo externo, a capacidade de fixação na depressão está reduzida. Quando a inibição psíquica é muito intensa, há também uma hipomnésia de evocação. É maior a facilidade para evocar fatos ruins, geradores de culpa (hipermnésia seletiva), enquanto lembranças agradáveis tornam-se raras. São comuns distorções das recordações (alomnésias), no sentido de um conteúdo de tristeza, ruína ou culpa.

ESQUIZOFRENIA. Na esquizofrenia é possível surgir hipomnésia de fixação, em virtude de apatia e desinteresse quanto ao mundo externo, ou devido a um quadro de grande ansiedade e agitação. Há hipermnésia seletiva para fatos que possam confirmar seus delírios e hipomnésia para aqueles que possam contradizê-los. Lembranças podem ser distorcidas ou criadas (alomnésias ou paramnésias, respectivamente), em consonância com a temática delirante. Testagens neuropsicológicas mais detalhadas, realizadas em estudos recentes, têm evidenciado que alguns esquizofrênicos podem apresentar distúrbios de memória semelhantes aos encontrados nas demências.

DELIRIUM. No *delirium*, o paciente, quanto à atenção, está hipotenaz, o que leva a hipomnésia de fixação. Em virtude disso, *a posteriori*, haverá hipomnésia lacunar, abrangendo o período do rebaixamento do nível de consciência. Durante o quadro confusional, as alterações da atenção e a desestruturação do pensamento e de todas as demais funções cognitivas irão dificultar uma evocação adequada e organizada das lembranças.

DEMÊNCIA. Na demência predomina a hipomnésia de fixação, mas a memória de evocação também está comprometida. Muito frequentemente, o paciente não tem consciência do seu déficit mnêmico. Em geral, o prejuízo da memória de evocação é progressivo, e segue a lei de Ribot, sendo afetada primeiro a recuperação de eventos recentes, enquanto a de eventos mais antigos se conserva durante mais algum tempo. São comuns as alomnésias e as paramnésias (fabulações). A memória explícita é a mais alterada, podendo a memória implícita estar preservada. A memória episódica costuma estar mais prejudicada do que a semântica.

TRANSTORNO AMNÉSICO. A principal causa de transtorno amnésico é o alcoolismo crônico. Neste caso, o quadro é classicamente conhecido como síndrome de Korsakoff. Outras causas possíveis são: epilepsia do lobo temporal, neoplasias cerebrais, infartos cerebrais localizados, traumatismos cranioencefálicos, benzodiazepínicos e eletroconvulsoterapia. No transtorno amnésico observam-se: hipomnésia de fixação, desorientação temporoespacial e fabulação. As características dos distúrbios de memória no transtorno amnésico são as mesmas observadas nos quadros demenciais.

RETARDO MENTAL. No retardo mental, se houver um importante dano cerebral, o prejuízo mnêmico pode ser semelhante ao das demências. A dificuldade de apercepção costuma afetar a memória de fixação. Muitíssimo raramente, indivíduos com retardo mental apresentam hipertrofia de memória (hipermnésia de fixação).

AUTISMO. Perto de 10% dos autistas apresentam as chamadas *ilhas de habilidades*, as quais quase sempre incluem memória de fixação acima do normal.

EPILEPSIA. Durante os estados crepusculares epilépticos, pode haver hipomnésia de fixação, hipermnésia de evocação, *déjà vu* e ecmnésia. Na epilepsia, há amnésia lacunar referente aos períodos de abolição da consciência – que ocorre nas crises generalizadas, como a tônico-clônica e a ausência simples – e aos períodos de estreitamento da consciência – nas crises parciais complexas. A epilepsia do tipo grande mal está relacionada a uma amnésia lacunar que, para ser exato, compreende o período da crise do tipo tônico-clônico (que cursa com coma), o estado pós-ictal (confusão mental) e, ainda, os minutos anteriores à crise (lucidez). Vai haver amnésia referente a esse período pré-ictal porque o processo cerebral da crise epiléptica vai de alguma forma interferir na consolidação das memórias adquiridas recentemente. Em outras palavras, não terá havido tempo suficiente para uma eficiente consolidação. Em outras situações em que há um acometimento cerebral súbito e generalizado, como no traumatismo cranioencefálico, ocorre o mesmo.

TRANSTORNOS DISSOCIATIVOS. Na histeria dissociativa, as alterações de memória são reversíveis. A amnésia pode ser seletiva, lacunar ou generalizada; em geral é retrógrada, embora possa ser retroanterógrada. Podem ocorrer ecmnésias nos quadros de sonambulismo. O quadro clínico da amnésia psicogênica caracteriza-se por início e fim súbitos. O paciente está lúcido e tem consciência de estar apresentando um distúrbio de memória. Apesar disso, mostra-se indiferente ao sintoma. A teatralidade é um aspecto marcante nesse quadro, o qual apresenta frequentemente uma relação temporal com aborrecimentos e contrariedades.

TRANSTORNO DE ESTRESSE PÓS-TRAUMÁTICO (TEPT). O TEPT consiste em um transtorno mental que sucede um evento psicológico extremamente traumático, o qual ultrapassa a experiência humana usual. Pode se caracterizar, entre outras alterações, por hipermnésia retrógrada em relação ao trauma, que se expressa através de pensamentos ou imagens intrusivas, ou sonhos recorrentes. Episódios de *flashbacks* dissociativos (ecmnésias) também podem estar presentes. Contrariamente, algumas vezes se observa amnésia em relação a aspectos importantes do evento traumático.

Contribuições da psicanálise

Repressão (ou recalque)

Em *Estudos sobre a histeria* (1895), Breuer & Freud afirmavam que "os histéricos sofrem principalmente de reminiscências". Já nessa época pré-psicanalítica, anterior à conceituação de repressão, eles acreditavam que memórias de eventos traumáticos poderiam afastar-se da consciência e tornar-se patogênicas.

A repressão consiste em mecanismo de defesa inconsciente que atua excluindo da consciência representações (pensamentos, recordações) ligadas a uma pulsão do id. Essa pulsão, de natureza sexual ou agressiva, é considerada perigosa porque desafia proibições do superego – as quais se originam nas proibições parentais e nas normas sociais. Uma condenação por parte do superego, e consequente autopunição, é o que o ego busca evitar. Assim, uma lembrança reprimida é uma lembrança esquecida, inconsciente.

A repressão é exercida pelo ego. Este retira da ideia a catexia verbal – a ligação a uma representação de palavra –, restando apenas a catexia de pulsão. O que é reprimido deixa de fazer parte do ego, ficando restrito ao id. Para manter a repressão, o ego realiza uma contracatexia: a energia que foi retirada (a catexia verbal) é deslocada para outra ideia, e esta é que vai ter acesso à consciência, em substituição à primeira. Um sintoma pode ser o resultado dessa contracatexia.

A repressão é o mecanismo de defesa mais importante na histeria, mas também é encontrada nos outros transtornos neuróticos e nos indivíduos normais. A repressão também explicaria muitos dos esquecimentos aparentemente banais do nosso dia a dia (nomes de pessoas, compromissos etc.).

Amnésia infantil

O fato de não conseguirmos nos lembrar de quase nada dos primeiros anos de nossas vidas seria o resultado da repressão em relação à sexualidade infantil.

Lembranças encobridoras

As lembranças encobridoras são recordações da infância que se destacam pela especial nitidez e pela aparente insignificância. Para Freud, essas lembranças encobririam experiências ou fantasias sexuais infantis reprimidas.

Elas são muito nítidas em função de uma condensação: várias lembranças se fundem em uma só. Elas são aparentemente sem importância porque houve um deslocamento: recorda-se bem de um episódio para se esquecer totalmente de outro.

Ego inconsciente

Para Freud, uma parte do ego, embora não reprimida, jamais terá acesso à consciência, diferentemente do ego pré-consciente, porque não pode ligar-se a uma representação de palavra. Segundo Eric Kandel (1999), essa parte do ego corresponderia ao que hoje chamamos de memória implícita.

Fabulação

Para Solms (2000), o absurdo e a incoerência das fabulações em pacientes com lesões em estruturas do lobo frontal expressam uma forma de pensamento do processo primário. Para ele, essas estruturas estariam relacionadas ao pensamento do processo secundário e à inibição do processo primário (ver Capítulo 10, Pensamento [Exceto Delírio]).

Contribuições das neurociências

Engramas

Os engramas – termo criado por Karl Lashley na década de 1950 –, ou traços de memória, são as modificações no sistema nervoso que representam o armazenamento de informações.

Os engramas constituem novas vias ou vias facilitadas de transmissão nervosa, as quais são o resultado de uma atividade neuronal prévia. Praticamente todas as regiões do sistema nervoso central possuem neurônios com as propriedades de plasticidade necessárias para a formação de engramas.

Memória de trabalho

A memória de trabalho está relacionada ao córtex pré-frontal e, possivelmente, também ao cerebelo, e depende do estado de ativação dos receptores dopaminérgicos D_1.

Memória de fixação

Observou-se que indivíduos que sofreram remoção cirúrgica do lobo temporal medial apresentavam amnésia anterógrada. Portanto, o hipocampo e outras estruturas temporomediais, como o córtex entorrinal, o subículo e o córtex para-hipocampal (o complexo hipocampal), são fundamentais para a memória de fixação.

Memória de evocação

Pacientes com lesões no hipocampo, ao lado da amnésia de fixação, também apresentam hipomnésia de evocação. Outros, com lesões nos núcleos talâmicos dorsomediais, apresentam amnésia de evocação, com a capacidade de fixação preservada. O hipocampo e o tálamo, ao lado do lobo frontal, estão relacionados à memória de evocação.

Memória implícita

A memória de procedimento está relacionada ao corpo estriado e ao globo pálido (núcleos da base); o condicionamento clássico, à amígdala (respostas emocionais) e ao cerebelo (respostas motoras); a aprendizagem não associativa, às vias reflexas; a pré-ativação, ao neocórtex (centros perceptivos "pré-semânticos" no córtex sensorial posterior); e a memória emocional, à amígdala (que ativa o sistema nervoso autônomo).

Memória explícita

A memória explícita está relacionada ao hipocampo e demais estruturas do complexo hipocampal, e ainda ao diencéfalo, ao giro do cíngulo e às regiões ventromediais e dorsolaterais do córtex pré-frontal. Isso é válido especialmente para a memória episódica. Parece que o contexto espacial da experiência recordada é provido pelo hipocampo, enquanto o contexto temporal é provido pelo córtex pré-frontal. Diferentemente, a memória semântica não está restrita a uma única região: o conhecimento sobre, por exemplo, determinado objeto está armazenado em várias áreas do neocórtex ao mesmo tempo, e cada área, em função de sua especialização, está relacionada a um aspecto diferente do mesmo objeto.

Aprendizagem não associativa

Em nível celular, o que se sabe a respeito da sensibilização e da habituação baseia-se principalmente no estudo do molusco marinho *Aplysia californica*.

Esta é a sequência dos eventos relacionados à sensibilização de curto prazo: neurônios facilitadores liberam serotonina na sinapse com a terminação sensorial pré-sináptica; a serotonina ativa uma proteína fixadora de trifosfato de guanosina (GTP); a enzima adenilciclase é ativada; há conversão de trifosfato de adenosina (ATP) no segundo mensageiro monofosfato de adenosina cíclica (cAMP) na terminação pré-sináptica; o cAMP ativa a proteinoquinase A; esta leva a um bloqueio dos canais de K^+ (bloqueio da saída de K^+); prolongamento do potencial de ação na terminação pré-sináptica; maior influxo de Ca^{++}; maior liberação do neurotransmissor.

Na habituação, a serotonina só é liberada pelos estímulos iniciais, havendo um progressivo fechamento dos canais de Ca^{++} da membrana da terminação pré-sináptica, o que vai implicar menor liberação do neurotransmissor.

Nos estudos com a *Aplysia* fica claro que os mecanismos das memórias de curto e longo prazos estão intimamente relacionados: em ambos há alterações na conexão entre os neurônios sensoriais e motores, maior liberação do neurotransmissor, e o envolvimento da serotonina e do cAMP.

A sensibilização de longo prazo, diferentemente da de curto prazo, caracteriza-se por alterações estruturais ou permanentes nas próprias sinapses (e não apenas alterações químicas): há aumento do número de vesículas que armazenam os neurotransmissores, aumento do número de zonas ativas (sítios onde ocorre a fusão dessas vesículas com a membrana pré-sináptica para a liberação do neurotransmissor) e aumento do número de terminações pré-sinápticas.

A sensibilização de longo prazo depende de um incremento na síntese de novas proteínas e outras macromoléculas necessárias para o crescimento das conexões sinápticas. O cAMP e outros segundos mensageiros devem estar envolvidos na formação da memória de longo prazo, já que são potentes ativadores da síntese proteica. A inibição da síntese de mRNA pode bloquear a memória de longo prazo, mas não a de curto prazo.

Potenciação de longo prazo

Em nível celular, a memória associativa depende da potenciação de longo prazo (PLP) (ou *long-term potentiation* – LTP). Esta consiste em aumento duradouro (horas, dias ou meses) dos potenciais pós-sinápticos quando se aplica uma descarga breve, mas de alta frequência, de estímulos a um axônio glutamatérgico. Na PLP, a descarga promove a remoção do bloqueio por parte do Mg^{++} dos receptores glutamatérgicos *N*-metil-D-aspartato (NMDA), permitindo, assim, um influxo de Ca^{++} através desses canais. O aumento da concentração de Ca^{++} no neurônio pós-sináptico provoca a ativação de enzimas proteinoquinases, que fosforilam diversas proteínas, inclusive os receptores do glutamato, e induzem a PLP. Em seguida, seria liberado um mensageiro retrógrado, que iria atuar sobre as proteinoquinases da terminação pré-sináptica, produzindo intensificação sustentada da liberação do neurotransmissor, assim perpetuando a PLP.

A PLP foi descrita primeiro no hipocampo e, mais tarde, em muitas outras regiões cerebrais. Acredita-se que a PLP seja um dos principais mecanismos da memória, por poder ser, à semelhança desta, sinapse-específica, associativa e de longa duração.

Amnésia infantil

Não temos memórias explícitas dos primeiros anos de nossas vidas provavelmente porque o hipocampo não se torna plenamente funcional até a idade de 3 ou 4 anos. As lembranças mais precoces do ser humano são principalmente emocionais e visuais. Ao contrário do hipocampo, ao nascimento a amígdala já se encontra bem desenvolvida. Essas primeiras lembranças são armazenadas no hemisfério não dominante, não podendo ser recuperadas verbalmente mais tarde na vida adulta.

Fabulação

Acredita-se que, para que ocorram fabulações, deve haver tanto uma lesão em estruturas diencefálicas ou temporomediais, que provoca amnésia significativa, como uma lesão na região ventromedial do lobo frontal, que leva a desinibição, ausência de automonitoramento e perda da autocrítica.

Transtorno de estresse pós-traumático

Em situações de estresse, a amígdala mediaria a liberação de epinefrina, norepinefrina e cortisol. A epinefrina e a norepinefrina melhoram a memória explícita, o que poderia explicar o porquê de, em alguns casos, ser excepcionalmente nítida a rememoração de um evento traumático.

O cortisol aumenta a atividade da amígdala, mas diminui a do hipocampo. Presume-se que, no transtorno de estresse pós-traumático (TEPT), níveis muito altos de cortisol levariam à destruição de células hipocampais e à diminuição do volume do hipocampo. Com isso, no TEPT, é possível que a memória explícita do evento traumático seja perdida, ao mesmo tempo que a sua memória emocional persistiria por toda a vida.

CAPÍTULO 9

Linguagem

Introdução

Linguagem é um sistema até certo ponto arbitrário de signos – fonéticos e gráficos (as palavras) –, que funciona como um processo intermediário entre o pensamento e o mundo externo.

Funções da linguagem

A linguagem possui as seguintes finalidades: comunicação social, expressão de vivências internas (pensamentos, sentimentos), organização da experiência sensorial e dos processos mentais, tradução dos estímulos externos, indicação e descrição das coisas, transmissão de conhecimentos e regulação da conduta.

Características da linguagem

A linguagem é uma forma de comunicação especificamente humana. Animais inferiores apresentam formas de comunicação extremamente estereotipadas. Mesmo outros primatas possuem uma capacidade muito limitada para o aprendizado da linguagem humana.

A fala é um processo criativo: a partir de um número finito de palavras e regras gramaticais, produzimos uma infinidade de sentenças e significados. A gramática constitui-se de regras de combinação tanto de fonemas para a formação de palavras (morfologia) quanto de palavras para a formação de frases (sintaxe).

Por meio da linguagem, podemos abstrair e generalizar os elementos da realidade. A linguagem se exterioriza por meio da fala (e da escrita), a qual representa um fenômeno psicomotor.

Linguagem e pensamento

Linguagem e pensamento estão intimamente relacionados, não podendo ser facilmente separados, mas são dois fenômenos distintos. Podem ocorrer perturbações do pensamento não associadas a perturbações da fala, e vice-versa. Podem existir pensamentos sem linguagem, como nos devaneios; assim como palavras não associadas a pensamentos, como frases sem sentido usadas puramente para a interação social – por exemplo, "olá!", "tudo bem?".

O estudo da linguagem tem como objeto as palavras, enquanto o estudo do pensamento se refere às ideias. A linguagem molda o pensamento e é fundamental para a sua elaboração e expressão. Só com a aquisição da linguagem, e a consequente utilização de conceitos, desenvolve-se na criança o pensamento abstrato.

Prosódia

Além do componente cognitivo, a linguagem possui ainda um componente afetivo: a prosódia. Esta é constituída pela musicalidade, entonação e inflexões da fala, além da gesticulação.

Alterações da linguagem

Não faz parte da psicopatologia o estudo dos distúrbios restritos ao aparelho fonador, isto é, as perturbações no processo mecânico da fala. Estas não interferem na compreensão da linguagem e, principalmente, podem ocorrer na ausência de um transtorno mental. Assim, não estudaremos as disartrias (dificuldade mais ou menos geral na articulação da palavra, prejudicando especialmente a pronúncia de consoantes), as dislalias (deformação, omissão ou substituição restrita a determinadas consoantes), as disfemias (como a tartamudez) e as disfonias (perturbação da voz, atingindo principalmente as vogais).

Por outro lado, a distinção entre distúrbios orgânicos e distúrbios psíquicos (ou funcionais) da fala encontrada em diversos textos de psicopatologia é bastante criticável, por basear-se na presunção da existência de uma separação mente–corpo.

Alterações quantitativas

Afasias

Os termos *afasia* e *disfasia* são, com frequência, usados de forma intercambiável; todavia, mais precisamente, o primeiro se refere a uma perda, e o segundo, a um prejuízo ou dificuldade quanto à linguagem.

As afasias são distúrbios adquiridos da capacidade linguística – na compreensão ou na expressão –, que ocorrem na ausência de déficit auditivo ou de incapacidade motora do órgão fonador. Estão relacionadas a lesões corticais – causadas principalmente por distúrbios vasculares, tumores e processos degenerativos, como a doença de Alzheimer.

As afasias podem ser classificadas como: motora (expressiva, ou de Broca), sensorial (receptiva, ou de Wernicke), de condução, global, transcortical e anômica (semântica, amnésica).

Afasia motora

A afasia motora constitui uma apraxia verbal (ver Capítulo 16, Psicomotricidade). Os pacientes conseguem utilizar os músculos fonadores para outros fins que não a fala.

Trata-se de uma forma de afasia não fluente. O discurso, emitido com grande dificuldade, caracteriza-se por frases curtas ou simplesmente fragmentos de palavras e pela perda da estrutura gramatical (agramatismo: ausência de artigos, preposições, conjunções, advérbios de lugar e verbos auxiliares). Além disso, os pacientes cometem erros parafásicos literais (ver adiante) e apresentam perda da prosódia. A compreensão da linguagem, assim como a capacidade de nomeação, está preservada, mas a capacidade de repetição (do que o examinador fala) está comprometida.

A afasia motora está relacionada a lesões na região posteroinferior do lobo frontal esquerdo (área de Broca).

Afasia sensorial

A afasia sensorial corresponde a uma agnosia verbal (ver Capítulo 7, Sensopercepção). Há perda da capacidade de compreender a linguagem, e a audição, por definição, não está prejudicada. É uma afasia fluente, mas o paciente tem dificuldades em compreender a própria fala. As palavras são pronunciadas de forma defeituosa – há parafasias literais e semânticas (ver adiante) – e a sintaxe pode estar bastante alterada (paragramatismo). As capacidades de repetição e de nomeação também estão comprometidas.

Na afasia sensorial, há lesão na região posterossuperior do lobo temporal esquerdo (área de Wernicke).

Afasia de condução

Na afasia de condução, há fluência, a compreensão é normal, mas a capacidade de repetição e a de nomeação estão comprometidas. Esse tipo de afasia está relacionado a lesões no fascículo arqueado, que conecta a área de Wernicke com a de Broca.

Afasia global

Na afasia global – relacionada a lesões das áreas de Broca e de Wernicke –, a expressão, a compreensão e a repetição estão comprometidas.

Afasia transcortical

A principal característica da afasia transcortical é a preservação da capacidade de repetição. Trata-se de uma afasia não fluente, podendo estar a capacidade de compreensão comprometida ou não.

Afasia anômica

Na afasia anômica, há dificuldade em nomear objetos. A expressão, a compreensão e a repetição são normais.

Agrafia

A agrafia caracteriza-se pela incapacidade isolada para escrever. Pode também estar associada às afasias.

Alexia

Na alexia, perde-se a capacidade para a leitura. Pode ocorrer isoladamente ou associada às afasias e às agrafias.

Aprosódia (hipoprosódia)

Na aprosódia ou na hipoprosódia há, respectivamente, perda ou diminuição da modulação afetiva da fala, que se torna monocórdica, monótona. Pode haver também perda (ou diminuição) da capacidade de compreender a prosódia da fala das outras pessoas. Esse distúrbio relaciona-se a lesões no hemisfério direito.

Hiperprosódia

A hiperprosódia caracteriza-se por uma acentuação da inflexão verbal; uma fala enfática, loquaz. Ocorre na mania.

Mutismo

Mutismo significa ausência da fala. Pode expressar negativismo (silêncio deliberado) ou inibição psíquica (no estupor esquizofrênico, depressivo, histérico ou do *delirium*).

Logorreia

A logorreia (ou verborreia, ou verborragia) refere-se à expressão verbal aumentada. O paciente fala o tempo todo e é difícil interrompê-lo. Ela é observada tipicamente nos estados maníacos.

Oligolalia

A oligolalia (ou laconismo) refere-se à expressão verbal diminuída, mas não abolida. Consiste no oposto da logorreia. É observada nas mesmas situações em que o mutismo pode ocorrer.

Hiperfonia

A hiperfonia representa a elevação do volume da voz, isto é, falar excessivamente alto.

Hipofonia

A hipofonia representa a redução do volume da voz, isto é, falar excessivamente baixo, o que às vezes torna impossível entender o que se está dizendo.

Taquilalia e bradilalia

Taquilalia (ou taquifasia) e bradilalia (ou bradifasia) referem-se, respectivamente, ao aumento e à diminuição da velocidade da expressão verbal. Correspondem às alterações do curso do pensamento.

Latência da resposta

A latência da resposta refere-se ao tempo que o paciente demora para responder às perguntas do examinador, podendo estar aumentada ou diminuída. O aumento pode expressar uma inibição psíquica (como na depressão), negativismo ou suspicácia. A diminuição pode estar relacionada a uma síndrome maníaca ou ansiedade.

Alterações qualitativas

Ecolalia

A ecolalia consiste na repetição, como um eco, da última ou últimas palavras faladas pelo entrevistador (ou outra pessoa do ambiente), dirigidas ou não ao paciente. Corresponde, na linguagem, ao que são a ecomimia e a ecopraxia na psicomotricidade. Ocorre na síndrome catatônica, no autismo e na demência. Por exemplo, o examinador pergunta "qual é o seu nome?", e o paciente responde "qual é o seu nome".

Palilalia

A palilalia consiste na repetição involuntária da última ou últimas palavras que o próprio paciente falou. Ocorre na demência. Por exemplo, o examinador pergunta "qual é o seu nome?", e o paciente responde "eu me chamo João… João".

Logoclonia

A logoclonia é semelhante à palilalia, só que a repetição é apenas das últimas sílabas. É encontrada tipicamente na demência. Por exemplo, o examinador pergunta "qual é o seu nome?", e o paciente responde "eu me chamo João… ão".

Estereotipia verbal

A estereotipia verbal (ou verbigeração) consiste em repetição monótona, inadequada e sem sentido comunicativo de palavras ou frases. Ocorre na síndrome catatônica e na demência.

Um paciente ficava o dia inteiro gritando "É uma coisa! É uma coisa!". Não pronunciava praticamente qualquer outra palavra.

Mussitação

Na mussitação, o paciente fala com uma voz sussurrada, em volume muito baixo e tom monótono, quase sem mover os lábios; fala para si próprio, e de forma incompreensível. Esse distúrbio ocorre na esquizofrenia.

Neologismos

Neologismos consistem em palavras novas, criadas pelos pacientes, ou palavras já existentes às quais é atribuído um novo significado. Podem ser resultado de uma fusão de conceitos, ou consistir em tentativa de expressar vivências extraordinárias que o vocabulário comum não conseguiria expressar. São encontrados principalmente na esquizofrenia.

Um jovem esquizofrênico usava com a maior naturalidade a palavra *newvela*, que, segundo ele, significava "uma forma de novela que não tem fim, e que passa em três emissoras de TV". O mesmo indivíduo escreveu a palavra *s'tro*. Questionado quanto ao que esta representava, disse que era o Deus judaico, que era "conspiração política, pensamento transmodificador, fraternidade transnacional, conjunção universal, educação pós-ultramoderna e razão autossustentável". Paim (1998) refere-se a um paciente cujo discurso era repleto de neologismos:

> "Não é solteiro nem casado, é 'sindorá'; seu pai não está vivo, é 'simprizatos'; e sua mãe chama-se Maria do 'Silenciale'. Sabe escrever, tendo aprendido no 'cangaieiro' do Albuquerque; tem 955 'siliniades' de idade…"

Jargonofasia

A jargonofasia (ou salada de palavras, ou esquizofasia, ou confusão de linguagem) representa uma completa desorganização da linguagem, cuja sintaxe se torna inteiramente incoerente. Palavras reconhecíveis, em geral articuladas corretamente, são emitidas em uma ordem caótica e ilógica, podendo ainda ser misturadas com neologismos, o que torna o discurso sem qualquer sentido, ininteligível. Ocorre na esquizofrenia e na afasia sensorial. O discurso de um paciente, recolhido por Pio Abreu (1997), exemplifica a jargonofasia:

> "Alviela de seporte antantá da cédula de emigração delitianos de poupador de alter cor de várias entidades oficiais tite as insígnias desmercocoloie de bat anglo bater dulpagi de armas glomirais de briquet dos regimentos de Lisboa."

Parafasias

As parafasias referem-se à deformação ou troca de palavras, podendo ser literais ou verbais. A parafasia literal (ou fonêmica) caracteriza-se pela substituição de uma palavra por outra de som semelhante, como *faca* por *vaca*, *cadeira* por *cameila*. Ocorre nas afasias motora e sensorial. A parafasia verbal (ou semântica), por sua vez, é caracterizada pela substituição de uma palavra por outra semanticamente relacionada, como *faca* por *garfo*. Ocorre na afasia sensorial.

Solilóquio

O solilóquio refere-se ao comportamento de falar sozinho. É uma manifestação indicativa de alucinação auditiva, mas pode ocorrer também em pessoas normais.

Coprolalia

Na coprolalia, o discurso é caracterizado pela presença de palavras obscenas, vulgares ou relativas a excrementos. Quando se constitui em um tique verbal, é uma manifestação típica da síndrome de Tourette.

Glossolalia

Na glossolalia, é como se o indivíduo estivesse falando outra língua. Ele produz sons ininteligíveis, mantendo os aspectos prosódicos da fala normal.

Maneirismos

No maneirismo verbal, a fala torna-se pouco natural, afetada, seja quanto à escolha das palavras (rebuscamentos, uso de palavras *difíceis*, formalismo exagerado, assim como o uso excessivo de diminutivos, gírias ou jargões), à pronúncia, ao sotaque ou à inflexão verbal (disprosódia ou paraprosódia).

Quando um indivíduo refere-se a si mesmo na terceira pessoa, isso representa um maneirismo. Com frequência o ex-jogador de futebol Pelé conta episódios de sua carreira sem usar o pronome *eu*, preferindo usar a expressão *o Pelé*. Estes fragmentos de discurso servem como exemplos de maneirismos verbais: "Oi, queridinha! Você tem um tempinho para a gente ter uma conversinha?"; "Demorou, cara! Dá um toque se rolar outra parada maneira. Falou?".

Com relação à prosódia, um exemplo de maneirismo foi dado por uma paciente que, embora fosse carioca e tivesse vivido toda a sua vida no Rio de Janeiro, falava o tempo todo com um pretenso sotaque gaúcho, imitando o ex-governador Leonel Brizola.

Pedolalia

Na pedolalia, o paciente fala com uma voz infantilizada.

Pararrespostas

Pararrespostas são respostas totalmente disparatadas em relação às perguntas. Por exemplo: "Qual é o seu nome?" – Resposta: "Acho que vai chover". São encontradas na esquizofrenia e na demência.

Respostas aproximadas

Em diversos livros, as respostas aproximadas são denominadas "pararrespostas", mas trata-se de um fenômeno bem diferente do que acaba de ser descrito. O paciente, embora compreenda perfeitamente a pergunta e conheça a resposta correta, deliberadamente dá uma resposta errada, mas que está relacionada à pergunta. Por exemplo: "Quantas patas tem um cachorro?" – Resposta: "Cinco"; ou então: "Quantos são '3 × 3' ?" – Resposta: "Dez".

Respostas aproximadas ocorrem em um quadro de pseudodemência (dissociativa) conhecido como *síndrome de Ganser*, descrito por Ganser em 1898.

Exame da linguagem

A expressão oral e a compreensão auditivo-verbal são avaliadas de forma informal durante toda a entrevista. Todavia, alguns testes podem ser necessários, como os encontrados no Miniexame do estado mental (Folstein e McHUgh, 1975):

- A compreensão pode ser avaliada através de ordens transmitidas oralmente ao paciente, como "Toque sua orelha direita com sua mão esquerda"; perguntas simples, como "Os bairros são maiores do que as cidades?"; ou ordens por escrito, como "Feche os olhos"
- Capacidade de nomeação: mostram-se ao paciente uma caneta e um relógio, por exemplo, e pede-se que diga como se chamam esses objetos. Ou então pede-se que ele, em um minuto, cite todos os nomes de animais que puder
- Capacidade de repetição: pede-se ao paciente que repita frases como "Nem aqui, nem ali, nem lá", ou "Sem quês, nem mas, nem porquês"
- Expressão: solicita-se ao paciente que escreva uma frase (com sujeito, verbo e objeto).

A linguagem nos principais transtornos mentais

MANIA. Na mania, o paciente em geral fala alto, está logorreico e apresenta taquilalia, hiperprosódia e diminuição da latência de resposta, podendo apresentar ainda coprolalia, em função da perda da autocensura.

DEPRESSÃO. Tipicamente, na depressão há oligolalia ou mutismo, bradilalia, hipofonia e aumento da latência de resposta, podendo ocorrer também hipoprosódia ou aprosódia.

ESQUIZOFRENIA. Na esquizofrenia podem ocorrer mussitação, solilóquio, jargonofasia, neologismos, maneirismos, pararrespostas, aprosódia. Particularmente no subtipo catatônico, podem ser observados mutismo, ecolalia e estereotipia verbal.

DEMÊNCIA. Na demência, pode haver afasias (com parafasias), ecolalia, palilalia, logoclonia, jargonofasia, pararrespostas, aprosódia.

TRANSTORNO CONVERSIVO E TRANSTORNOS DISSOCIATIVOS. Em quadros conversivos, pode haver mutismo; ou então o paciente perde a capacidade para a fala normal, conseguindo apenas sussurrar (*afonia histérica*). Na síndrome de Ganser, um quadro dissociativo, observamos o fenômeno de respostas aproximadas. Encontram-se também pedolalia (na puerilidade histérica) e glossolalia (em estados de transe psicogênicos).

Contribuições da psicanálise

Para Freud, uma ideia só pode tornar-se consciente se ligada a uma representação de palavra, a uma imagem verbal. Isso ocorre porque esta guarda características sensoriais: origina-se na audição por parte da criança das palavras pronunciadas pelas outras pessoas.

É a aquisição da linguagem que possibilita o desenvolvimento do pensamento do processo secundário a partir do pensamento do processo primário.

Contribuições das neurociências

Lateralidade da linguagem

A linguagem está relacionada ao hemisfério cerebral dominante, que, em 90% das pessoas destras e em 64% dos canhotos e ambidestros, é o hemisfério esquerdo.

Área de Wernicke

A área de Wernicke é a principal área de compreensão da linguagem. Está relacionada à formação de pensamentos e à escolha das palavras que irão expressá-los.

É especialmente desenvolvida no homem. Embora seja encontrada nos chimpanzés, não é detectada nos cérebros dos símios ou de macacos antropoides.

A área de Wernicke localiza-se na região posterossuperior do lobo temporal esquerdo, estando intimamente relacionada às áreas auditivas primária e secundária, no lobo temporal.

Área de Broca

A área de Broca é a principal área da expressão verbal: proporciona a formação de palavras ao excitar simultaneamente os músculos articulatórios e fonatórios. Está localizada na região posteroinferior do lobo frontal esquerdo.

Circuitos neuronais da fala

A sequência da transmissão neuronal envolvida na linguagem falada é mais ou menos esta: (a) recepção dos sinais sonoros na área auditiva primária, onde são codificadas as palavras; (b) reconhecimento das palavras na área de Wernicke; (c) formação do pensamento e escolha das palavras na área de Wernicke; (d) transmissão da informação da área de Wernicke para a de Broca através do fascículo arqueado; (e) processamento em preparação para a fala na área de Broca; e (f) transmissão de sinais para o córtex motor, que ativa, então, os músculos da fala.

Estruturas subcorticais

Além das áreas de Wernicke e de Broca, outras estruturas parecem ser importantes para a linguagem, como o tálamo esquerdo, o núcleo caudado esquerdo e a substância branca adjacente.

Linguagem e cognição

A maior parte das informações sensoriais é convertida em linguagem antes de ser armazenada como recordação e antes de ser utilizada em outros processos cognitivos.

Gramática universal

Para o linguista norte-americano Noam Chomsky, o cérebro humano está geneticamente programado para reconhecer no ambiente, aprender e utilizar a linguagem: haveria um mecanismo inato para a aquisição da linguagem. Observa-se que as crianças são capazes de compreender e empregar regras gramaticais que jamais lhes foram ensinadas. Além disso, certas unidades fonológicas, sintáticas (como *substantivo*, *verbo* etc.) e semânticas (como *masculino*, *objeto físico* etc.) seriam encontradas em todas as línguas, tendo, portanto, um caráter universal.

Prosódia

Uma região no lobo frontal direito e outra no lobo temporal também do hemisfério direito, homólogas às áreas de Broca e de Wernicke, estão relacionadas à expressão e à compreensão da prosódia, respectivamente.

Pensamento (Exceto Delírio) — CAPÍTULO 10

Introdução

O pensar

A palavra *pensar* vem do verbo latino *pendere*, que significa *ficar em suspenso, examinar, pesar, ponderar*.

O pensar está relacionado à antecipação de acontecimentos, ou seja, à construção de modelos da realidade e simulação do seu funcionamento.

Atributos intelectivos fundamentais

Para Nobre de Melo (1981), os atributos intelectivos fundamentais que sustentam o pensamento são: a compreensão intelectual (apercepção), a ideação, a imaginação e a associação de representações e ideias.*

A ideia difere da imagem representativa (ou mnêmica) por ser imaterial, abstrata e geral, não redutível ao sensorial. Associação é o processo psíquico por meio do qual se estabelecem relações significativas entre as imagens perceptivas, representativas e imaginativas e as ideias. As conexões do pensamento se fazem passivamente quando o processo associativo segue as leis de semelhança, de contraste ou de contiguidade (no tempo ou espaço). Mas o pensamento também pode possuir uma tendência dominante, que o direciona ativamente a uma certa finalidade: o processo associativo é impulsionado por uma ideia fundamental (ou ideia-alvo, ou representação-diretriz).

Atividades fundamentais do pensamento

As atividades fundamentais do pensamento são: a elaboração de conceitos, a formação de juízos e o raciocínio.

Um *conceito* identifica os atributos ou qualidades mais gerais e essenciais de um objeto ou fenômeno. É expresso por uma palavra. Está relacionado a abstração e generalização. Por exemplo: *céu* e *azul* são conceitos.

O *juízo* estabelece uma relação entre dois ou mais conceitos. Consiste no ato da consciência de afirmar ou negar algum atributo ou qualidade a um objeto ou fenômeno. É composto por um sujeito, um verbo de ligação e um predicado. Por exemplo: "O céu é azul".

Raciocínio representa uma operação mental que relaciona juízos, levando à formação de novos juízos (ou conclusões). Por exemplo: "Todo homem é mortal"; "Sócrates é um homem", portanto, "Sócrates é mortal". Um raciocínio pode ser indutivo (do particular para o geral), dedutivo (do geral para o particular), ou analógico (de um particular para outro particular).

---

*A apercepção, a imaginação e a imagem representativa são discutidas nos Capítulos 7 e 13.

Modalidades de pensamento

O pensamento lógico-formal (ou aristotélico) é constituído por três princípios:

- Princípio da identidade ou da não contradição: se A é A e B é B, logo A não pode ser B
- Princípio da causalidade: se A é causa de B, então B não pode ser ao mesmo tempo causa de A
- Princípio da relação da parte com o todo: se A é parte de B, então B não pode ser parte de A.

De acordo com a dialética hegeliana, a quantidade pode se transformar em qualidade; toda afirmação possui dentro de si mesma o princípio de sua negação; e tudo é, ao mesmo tempo, causa e efeito de si mesmo.

Já o pensamento mágico-arcaico baseia-se na lei da semelhança – se dois objetos se parecem externamente, eles têm propriedades idênticas – e na lei da contiguidade – se dois objetos estão próximos, eles se influenciam mutuamente e trocam propriedades entre si.

Aspectos do pensamento

Curso, forma e conteúdo constituem os aspectos do pensamento. O curso refere-se à velocidade e ao ritmo do pensamento, à quantidade de ideias ao longo do tempo. A forma, por sua vez, está relacionada à estrutura do pensamento, à relação entre as ideias. Já o conteúdo diz respeito à temática do pensamento, às qualidades ou características das ideias.

Alterações do pensamento

Entre os diversos autores, não há um consenso quanto a quais seriam as alterações do pensamento e a como classificá-las. Muitas vezes são cometidas impropriedades, como quando se consideram o roubo, a imposição ou a divulgação do pensamento – que constituem alterações da consciência do eu – e o eco do pensamento – fenômeno relacionado à sensopercepção – como distúrbios do pensamento. Além disso, é bastante comum uma ausência de distinção entre curso e forma de pensamento.

Aqui é proposta a seguinte classificação das alterações do pensamento (Figura 10.1):

- Quantitativas: curso (aceleração, alentecimento, interrupção)
- Qualitativas: forma (fuga de ideias, desagregação, prolixidade, minuciosidade, perseveração) e conteúdo (concretismo; ideias delirantes, deliroides e prevalentes).

Alterações quantitativas

Aceleração do curso

Na aceleração do curso do pensamento (ou taqui-psiquismo), o paciente fala mais rápido; há maior produtividade ideativa e maior velocidade no processo associativo. Isso ocorre na mania, na intoxicação por cocaína ou anfetamina e nos estados de ansiedade ou agitação psicomotora.

Alentecimento do curso

No alentecimento do curso do pensamento (ou retardo, ou inibição do pensamento, ou bradipsiquismo), o paciente fala mais devagar; há uma redução no número de ideias e

```
Alterações do pensamento
├── Quantitativas ── Curso ── Aceleração
│                            Alentecimento
│                            Interrupção
└── Qualitativas
    ├── Forma ── Fuga de ideias
    │            Desagregação
    │            Prolixidade
    │            Minuciosidade
    │            Perseveração
    └── Conteúdo ── Concretismo
                    Ideias delirantes, deliroides e prevalentes
```

FIGURA 10.1 Alterações do pensamento.

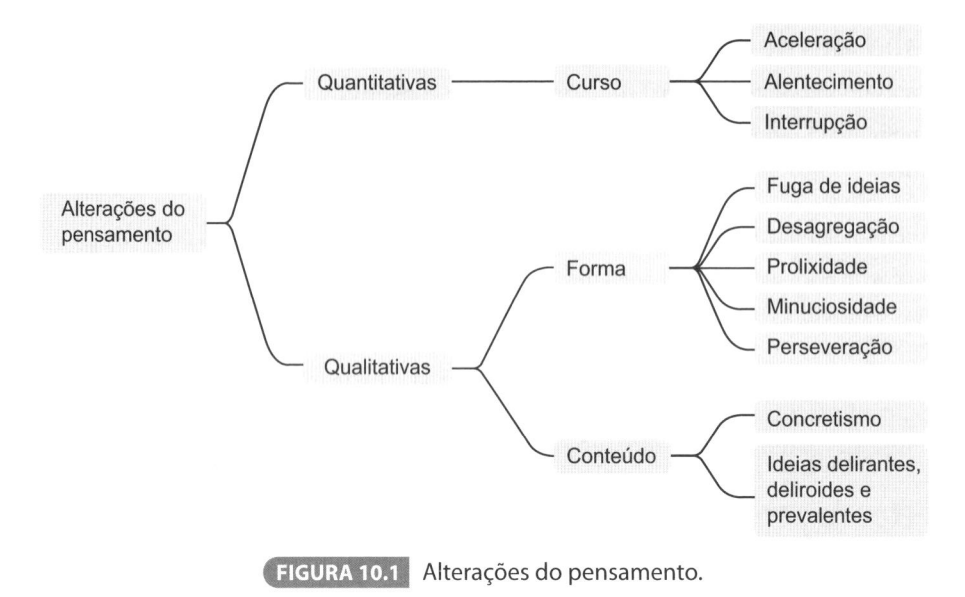

representações, e inibição do processo associativo. Esse fenômeno – descrito por Wernicke, Aschafenburg e Lipmann – é tipicamente observado na depressão, ocorrendo também na demência e no estupor (abolição da psicomotricidade) do *delirium* ou da catatonia.

Interrupção do curso

A interrupção do curso (ou bloqueio do pensamento) foi descrita por Bleuler, sendo considerada uma alteração quase exclusiva da esquizofrenia. Kraepelin empregava o termo *interceptação* para esse mesmo fenômeno.

Abruptamente, e sem qualquer motivo aparente, o paciente interrompe a sua fala, deixando de completar uma ideia. Algumas vezes a interrupção se dá no meio de uma frase, ou mesmo de uma palavra. Após um intervalo, que varia entre alguns poucos minutos e várias horas, o paciente pode completar o pensamento interrompido ou, o que é mais frequente, inicia outro ciclo de pensamento, inteiramente diverso do anterior. A vivência do paciente é a de que o fluxo do seu pensamento cessou ou rompeu-se, resultando em um *branco*, um vazio, em sua mente. Tal experiência é muitas vezes atribuída pelo paciente a um roubo do seu pensamento (ver Capítulo 19, Consciência do Eu).

◀ Alterações qualitativas

Fuga de ideias

A fuga de ideias – descrita por Wernicke, Aschafenburg e Lipmann – caracteriza-se pela variação rápida e incessante de tema, com preservação da coerência do relato e da lógica na associação de ideias. A tendência dominante do pensamento está enfraquecida e, consequentemente, há um progressivo afastamento da ideia-alvo. Alternativamente, pode-se considerar que diversas ideias-alvo se sucedem em um pequeno espaço de tempo. O pensamento é facilmente desviado por estímulos externos; e as associações muitas vezes se dão por assonância (rimas) ou aliteração (repetição de consoantes) das palavras.

A fuga de ideias está quase sempre associada a logorreia e aceleração do curso do pensamento. Trata-se de manifestação típica da síndrome maníaca primária, sendo ainda observada na intoxicação por cocaína ou anfetamina, na embriaguez alcoólica, na sífilis cerebral etc. A seguir, dois exemplos de fuga de ideias:

> "Boas tardes! Sim, boas tardes, se a vida é tão doce como o mel. Também gosta de açúcar? – fábrica de açúcar – a cana e a corda – não quer se enforcar? – Você é assassino – pai do assassino – o pescoço – o colarinho da camisa – branca como a neve é a inocência – Ah! A ingênua inocência! – como uma jovenzita – na ruazita – agora vive no ruão – no ruazelo – tornozelo – pata, pata de cão, pata de gato, línguas de gato – que sabem como o chocolate da Suíça – onde estão os loucos." *Retirado de Pio Abreu (1997), que, por sua vez, cita Bumke.*

> "Você foi o médico do meu marido. Ele voou pela janela. Minha irmã também se matou. Também pulou pela janela. Ela se tratava com o doutor Pitta. Ele devia se chamar doutor 'Apita'. Aí ele apitava, e todos os doentes pulavam pela janela."

Desagregação do pensamento

A desagregação do pensamento caracteriza-se por uma perda do sentido lógico na associação de ideias. Há a formação de associações novas, que são incompreensíveis, irracionais e extravagantes. Como consequência, altera-se a sintaxe do discurso, que se torna incoerente, fragmentado e, muitas vezes, ininteligível. A desagregação do pensamento ocorre na esquizofrenia, no *delirium*, na demência avançada e, ocasionalmente, em casos de extrema agitação maníaca.

Pensamento desagregado, pensamento dissociado, pensamento incoerente, pensamento confuso, pensamento descarrilado, pensamento disparatado, pensamento vago e *afrouxamento dos enlaces associativos* possuem significados basicamente semelhantes, embora alguns autores, de maneira não uniforme, tentem estabelecer diferenças quantitativas ou qualitativas entre eles. Os termos *desagregado* (Bleuler), *dissociado* (Bleuler), *descarrilado* (Carl Schneider) e *disparatado* (Carl Schneider) são mais usados na esquizofrenia; já os termos *incoerente* e *confuso* são empregados mais frequentemente nos quadros de *delirium*.

Exemplos de desagregação do pensamento:

> "Pela alma, pode-se viver bem e fazer coisas, mas deixamo-nos abater, logo a seguir. É como um rapto, que Deus imediatamente cura com unguentos, ligaduras e máquinas metidas no coração." *Scharfetter, 1999.*

> "Epaminondas foi alguém poderoso na terra e no mar. Conduziu grandes manobras marítimas e batalhas navais abertas contra Pelópidas, mas na Segunda Guerra contra Cartago levou um golpe na cabeça pelo fracasso de uma fragata armada. Caminhou com navios de Atenas para Mamre, levando para lá uvas da Caledônia e romãs, e sobrepujou os beduínos. Sitiou a acrópole com navios dotados de canhões e incendiou a ocupação persa com tochas vivas. O papa posterior Gregório VII – ah – Nero seguiu seu exemplo e fez incendiar todos os atenienses, todos os sexos romanos-germânicos-celtas, que não tinham uma posição definida diante dos sacerdotes, pelos druidas no dia da morte de Cristo, em honra ao deus do sol, Baal. Este é o período da idade da pedra. Pontas de lança de bronze." *Bleuler, 1985.*

Alguns autores falam em *ambivalência ideativa*, que se caracterizaria pela presença de ideias opostas e contraditórias no mesmo discurso. Isso, no entanto, parece representar apenas o resultado de uma desagregação do pensamento.

Prolixidade

A prolixidade, que foi descrita por Lipmann e Edel, caracteriza-se por um discurso repleto de detalhes irrelevantes, o que o torna tedioso; a ideia-alvo jamais é alcançada ou só o é tardiamente. Decorre de uma incapacidade de síntese, de distinguir o essencial do acessório.

É encontrada basicamente nos quadros em que há comprometimento intelectivo, como no retardo mental e na demência. Também é observada no transtorno da personalidade associado à epilepsia do lobo temporal e na esquizofrenia.

Alguns autores preferem utilizar os termos *circunstancialidade* e *tangencialidade* para designar esse tipo de pensamento. O que diferenciaria um do outro é que, só no caso da circunstancialidade, a ideia-alvo seria atingida.

Um paciente prolixo apresenta dificuldades em responder de forma direta e objetiva a uma pergunta. Se questionado sobre, por exemplo, onde mora, ele, em vez de fornecer de imediato seu endereço, vai dar um monte de informações desnecessárias. Pode comentar que reside em um local muito bonito, que lá faz muito calor, citar todas as linhas de ônibus que circulam por lá etc. Quando pressionado a ir direto ao ponto, muitas vezes vai dizer algo como "calma, que eu chego lá!".

Minuciosidade

A minuciosidade caracteriza-se por um discurso com um número excessivo de detalhes relevantes. Estes são introduzidos para enriquecer a comunicação e, ansiosamente, para evitar quaisquer possíveis omissões. É encontrada no transtorno obsessivo-compulsivo e no transtorno da personalidade obsessiva (anancástica). Perguntado pelo médico sobre como tem passado, um paciente minucioso vai fazer um relatório pormenorizado de tudo o que sentiu a cada dia desde a última consulta, descrevendo as características e a cronologia completas dos sintomas.

Perseveração

A perseveração, descrita por Pick, caracteriza-se por recorrência excessiva e inadequada no discurso do mesmo tema, ou dificuldade em abandonar determinado tema. Consiste em perda da flexibilidade do pensamento. Há fixação persistente de uma única ideia-alvo e empobrecimento dos processos associativos.

A perseveração ocorre em casos de demência, retardo mental, *delirium*, epilepsia, esquizofrenia. Muitas vezes, em um transtorno psicótico, um delírio (alteração do conteúdo do pensamento) assume tal importância na vida do paciente que, em seu discurso, a temática se torna perseverante (alteração da forma do pensamento).

As ideias obsessivas (ou obsessões) podem ser consideradas uma forma especial de perseveração do pensamento. São ideias tidas pelos próprios pacientes como absurdas, irracionais, sem sentido, repulsivas, desagradáveis ou ansiogênicas:

- Que o indivíduo reconhece como próprias
- Que são repetitivas ou persistentes
- Que se impõem à sua consciência contra a sua vontade
- Que levam a violenta luta interna, isto é, o indivíduo se esforça para afastá-las de sua mente ou realiza cerimoniais preventivos ou expiatórios.

São exemplos de conteúdos de ideias obsessivas: dúvidas torturantes, sacrilégios, tentações censuráveis, presságios quanto a tragédias ou morte relacionadas a familiares ou a si próprio. Uma senhora, muito religiosa, ficava extremamente perturbada quando ia à igreja, porque, ao olhar para as imagens dos santos, não conseguia deixar de imaginá-los despidos. Um indivíduo não conseguia se concentrar em suas tarefas quando estava no trabalho, pois ficava o tempo todo pensando na possibilidade de ter deixado a porta de casa destrancada. Uma mulher era tomada pela ideia de que o marido poderia sofrer um acidente fatal de carro toda vez que ele saía de casa.

As ideias obsessivas, estudadas inicialmente por Westphal, são encontradas principalmente no transtorno obsessivo-compulsivo, mas também na depressão e na esquizofrenia.

Concretismo

O concretismo (ou pensamento empobrecido) caracteriza-se por um discurso pobre em conceitos abstratos, em metáforas e analogias. Há uma intensa adesão ao nível sensorial e imediato da experiência. Ocorre na demência, no *delirium*, no retardo mental e na esquizofrenia.

Uma forma especial de concretismo seria a reificação (*res* = coisa), que consiste na utilização de expressões e símbolos, não como algo representativo, mas como coisa substantiva, concreta. Um esquizofrênico, por exemplo, que diz que roubaram seu pensamento o está vivenciando como um objeto físico.

Ideias delirantes

As ideias delirantes (ou delírios), assim como as ideias deliroides e as prevalentes, são consideradas pela maioria dos autores como alterações do conteúdo do pensamento. Mas, devido à grande importância e amplitude do tema, a elas foi reservado um capítulo à parte.

◀ Exame do pensamento

A fala do paciente é o único meio de acesso ao seu pensamento. Não é possível, portanto, avaliar o pensamento de um paciente em mutismo.

Quando se quer examinar a forma do pensamento, deve-se deixar o paciente falar livremente durante algum tempo, evitando interrompê-lo.

◀ O pensamento nos principais transtornos mentais

ESQUIZOFRENIA. Tipicamente, na esquizofrenia, o curso do pensamento é interrompido; mas pode ser normal, acelerado (nas agitações) ou alentecido (no estupor). O bloqueio do pensamento classicamente era considerado patognomônico de esquizofrenia. Quanto à forma, o pensamento é desagregado, podendo ser ainda prolixo ou perseverante. Para Bleuler, o afrouxamento nas associações de ideias era o distúrbio primário da esquizofrenia. A desagregação está relacionada a um fenômeno típico da esquizofrenia denominado fusão, que consiste na justaposição absurda e incompreensível de ideias e conteúdos heterogêneos. Cameron descreveu, na esquizofrenia, o *pensamento superinclusivo*, que é caracterizado por uma incapacidade de preservar os limites conceituais: ideias irrelevantes ou distantes da ideia principal são incorporadas a esta. Tal descrição parece corresponder, pelo menos em parte, ao que se conhece como prolixidade. Quanto ao conteúdo, ocorre um concretismo reificante (ou coisificação). O empobrecimento do pensamento é um sintoma negativo da esquizofrenia.

MANIA. Na mania, tipicamente o pensamento é acelerado, com fuga de ideias. Se a aceleração for muito intensa, pode haver desagregação.

DEPRESSÃO. Na depressão, o pensamento está em geral alentecido. Algumas vezes temas niilistas, de culpa ou ruína, mesmo que não sejam sob a forma de um delírio, podem se tornar perseverantes.

DEMÊNCIA E RETARDO MENTAL. Em função de déficit intelectivo, o pensamento torna-se prolixo ou perseverante e concreto nos quadros demenciais e no retardo mental. Especificamente no caso da demência, a perseveração do pensamento pode se dever também ao déficit mnêmico: o indivíduo não se recorda de que já falou naquele assunto e, por isso, o repete.

DELIRIUM. O pensamento no *delirium* pode se tornar acelerado ou alentecido, desagregado e concreto.

EPILEPSIA DO LOBO TEMPORAL. Na epilepsia do lobo temporal, observam-se prolixidade e perseveração.

TRANSTORNO OBSESSIVO-COMPULSIVO (TOC). No TOC, o pensamento é minucioso, com a presença de ideias obsessivas.

Contribuições da psicanálise

Pensamento do processo primário e secundário

Para Freud, há duas modalidades de pensamento: o do processo primário e o do processo secundário. O pensamento do processo secundário:

- É para nós mais familiar, é o pensamento comum, consciente, que é basicamente verbal e obedece às leis de sintaxe e à lógica
- É característico do ego maduro e da vigília
- Constitui a modificação do pensamento do processo primário; surge em função da constatação da ineficácia da tentativa de satisfação pulsional através da alucinação do objeto, e em função do desenvolvimento do ego
- Está relacionado ao princípio da realidade, que se caracteriza pelo adiamento da satisfação pulsional
- Está relacionado à energia psíquica *vinculada*, que se caracteriza pela pequena intensidade das descargas (mas há sempre alguma descarga) e por um escoamento controlado, o que permite a associação de ideias (e menor dispêndio de energia).

O pensamento do processo primário:

- É basicamente não verbal (imagens, principalmente visuais, podem substituir uma palavra); não há quaisquer conjunções negativas ou condicionais; elementos antagônicos podem substituir um ao outro ou estar lado a lado; não há sentido de tempo; é frequente a representação por alusão ou analogia, ou a parte pode representar o todo, ou vice-versa (deslocamento); mais de um elemento pode ser representado por um único (condensação)

- É característico da primeira infância, quando o ego ainda é imaturo (mas não desaparece na vida adulta), e do sonho
- Está relacionado ao princípio do prazer, que se caracteriza pelo não adiamento da satisfação pulsional
- Está relacionado à energia psíquica *livre*, que se caracteriza pela grande intensidade das descargas; não há associação de ideias: a energia de uma ideia é colocada em outra (deslocamento) ou a energia de mais de uma ideia é concentrada em uma só (condensação).

Reificação na esquizofrenia

Na esquizofrenia, em um primeiro momento, toda a energia ligada aos objetos é retirada e retorna ao ego. Na tentativa de recuperação, o esquizofrênico reinveste a energia nos objetos, mas só nas representações de palavra, não nas representações de coisa. Com isso, as representações de palavras são tratadas como representações de coisa: o significante assume o lugar do significado.

Ideias obsessivas

No transtorno obsessivo-compulsivo, há uma regressão para a fase anal-sádica, sendo assim reforçados os impulsos agressivos – relacionados ao conteúdo da maioria das ideias obsessivas –, o que vai intensificar conflitos intrapsíquicos. Há intensa ambivalência – amor e ódio em relação ao mesmo objeto –, e o paciente teme destruir os objetos que ama. Além disso, intensifica-se o *pensamento mágico*, que é onipotente: "pensar faz acontecer". Por fim, o superego se torna mais rígido e punitivo.

Contribuições das neurociências

Objetos mentais

As imagens perceptivas e representativas e os conceitos representam os *objetos mentais*. Estes se imbricam uns nos outros formando uma corrente, cujo fluxo no tempo constitui o pensamento.

Os objetos mentais são gerados pela atividade de uma população de neurônios localizados no córtex associativo. São processados na mente, o que permite efetuar cálculos e antecipar acontecimentos.

Pensamento

O pensamento é um processo executado em paralelo, simultaneamente e sem consciência, exceto quando há uma tradução para a linguagem. A função consciente está relacionada ao hemisfério dominante. Em pacientes que sofreram remoção do corpo caloso, informações que chegam apenas ao hemisfério não dominante são registradas, mas não se tornam conscientes. O pensamento lida com classes gerais, e não com elementos individuais de objetos mentais, o que torna importante a classificação destes em categorias.

O pensamento precede a ação, o que se conclui a partir de estudos com potenciais evocados, nos quais se registram potenciais elétricos no córtex cerebral antes do início de um movimento voluntário. Ele parece estar relacionado ao córtex cerebral, ao tálamo, ao sistema límbico e à formação reticular superior do tronco cerebral.

Córtex pré-frontal

Com base na observação de pacientes que sofreram lobotomia pré-frontal, pode-se afirmar que o córtex pré-frontal está relacionado com planejamento da ação, previsão das consequências das ações motoras, controle do comportamento de acordo com as normas morais, resolução de problemas complexos e seleção da resposta motora mais apropriada – e modificação ou interrupção da ação motora – em função da avaliação de informações sensoriais interoceptivas e exteroceptivas.

O córtex pré-frontal teria também como função a elaboração do pensamento, o que está relacionado com a memória de trabalho (ou operacional). Esta consiste em um processo de memória de curto prazo em que há o armazenamento temporário de informações, as quais são evocadas instantaneamente à medida que são necessárias para pensamentos subsequentes, ou para guiar uma ação (ver Capítulo 8, Memória).

Área de Wernicke

A área de Wernicke e regiões adjacentes são regiões do hemisfério dominante relacionadas à compreensão da linguagem. Parecem ser mais importantes para as funções intelectuais superiores do que o córtex pré-frontal, já que, quando sofrem alguma lesão, há um comprometimento maior nessas funções do que quando o dano afeta as áreas pré-frontais.

Transtorno obsessivo-compulsivo

O transtorno obsessivo-compulsivo (TOC) parece estar relacionado à hipoatividade serotoninérgica, já que as ideias obsessivas apresentam uma boa resposta aos antidepressivos serotoninérgicos. Pacientes com síndrome de Gilles de la Tourette e coreia de Sydenham frequentemente apresentam sintomas obsessivos. Como essas patologias estão relacionadas com hiperatividade dopaminérgica e distúrbios nos núcleos da base, acredita-se que o TOC possua uma etiologia semelhante.

Estudos de neuroimagem de pacientes com TOC evidenciam hiperatividade nos lobos frontais, núcleos da base (núcleo caudado) e giro do cíngulo.

CAPÍTULO 11

Pensamento: Delírio

Introdução

A palavra *delirar* é derivada do latim *delirare* (*de* = fora; *liros* = sulcos), que significa literalmente *lavrar fora do sulco*.

Definição clássica de delírio

De acordo com Karl Jaspers (1987), ideias delirantes (ou delírios) são juízos patologicamente falsos, que possuem as seguintes características externas: acompanham-se de uma convicção extraordinária, não são suscetíveis à influência e possuem um conteúdo impossível.

Delírio como um juízo falso

O delírio constitui uma alteração relacionada à formação de juízos. Através dos juízos, discernimos a verdade do erro. Através do juízo de realidade, distinguimos o que é real do que é fruto de nossa imaginação.

Todavia, nem todos os juízos falsos são patológicos. O erro – que também constitui um juízo falso – distingue-se do delírio por originar-se na ignorância, no julgamento apressado ou em premissas falsas, e por ser passível de correção pelos dados da realidade.

Além disso, há juízos que são considerados delirantes mesmo não sendo falsos. Pode-se afirmar que um juízo que coincide com a realidade é delirante quando há incoerência entre a crença e as *evidências* apresentadas para justificá-la. Por exemplo: o indivíduo que realmente está sendo traído *descobre* que a mulher lhe é infiel ao ouvir um cachorro latindo. Ou seja, o juízo é verdadeiro, mas o raciocínio foi patológico: chegou-se ao destino correto por um caminho errado.

Convicção extraordinária e não suscetibilidade à influência

O delírio caracteriza-se por uma certeza subjetiva absoluta, por uma firmeza irremovível da convicção, por uma impossibilidade de modificação diante do desmentir dos fatos ou da refutação rigorosa: é incorrigível. Na prática clínica, contudo, em contradição com a definição clássica, observa-se que a intensidade da crença delirante pode flutuar, e que certos pacientes expressam dúvida em relação à sua veracidade.

Impossibilidade do conteúdo

A impossibilidade do conteúdo é um critério bastante criticado, pois considera-se que a maior parte dos delírios tem um conteúdo possível, embora improvável; e, em alguns casos, o conteúdo do delírio é, por mero acaso, verdadeiro.

O juízo falso é impossível e irracional quando está relacionado a um erro lógico, quando o raciocínio subverte os princípios lógicos: tornar existente o que não existe e não pode existir. Por exemplo: acreditar estar na Terra e na Lua ao mesmo tempo. Trata-se de uma impossibilidade lógica.

O juízo falso é impossível e racional quando está relacionado a um erro gnoseológico – tornar existente o que não existe mas pode vir a existir –, e, no raciocínio, os princípios lógicos são preservados. Por exemplo: antes de 1969, afirmar ter estado na Lua. Trata-se de uma impossibilidade real.

O juízo falso é possível e improvável quando está relacionado a um erro gnoseológico mas também a uma possibilidade real, embora pequena, de ser verdadeiro (Chalub, 1977). Um exemplo de delírio com essas características é o seguinte: uma senhora de mais de 50 anos morava sozinha desde sua separação conjugal. Havia alguns anos que ela não tinha mais contato com o ex-marido, que estava agora casado com uma mulher bem mais jovem que ela. A paciente, quando chegava em casa do trabalho, notava que alguns objetos estavam fora do lugar. Ela acreditava que, quando saía de casa, o ex-marido entrava em seu apartamento (sem ser visto por ela) e tirava de lugar tais objetos, para que ela pensasse que estava perdendo a memória e ficando "maluca". Segundo ela, o porteiro estava envolvido nesse plano, pois ele avisava a seu ex-marido quando ela saía, assim como um chaveiro, que tinha feito uma cópia da chave de seu apartamento para o invasor. Também faziam parte da trama o síndico do edifício e diversas outras pessoas, todos judeus. O objetivo deles era fazer com que ela ficasse nervosa e desesperada, e, assim, vendesse seu apartamento por um baixo preço para um dos conspiradores, que então teria um grande lucro financeiro. Nenhuma das ideias formuladas pela paciente era absurda; todavia, as chances de todas elas terem sido verdadeiras eram, na prática, desprezíveis.

Delírios bizarros são geralmente impossíveis, enquanto delírios não bizarros são geralmente improváveis. No entanto, na prática, fazer essa distinção não é tão simples, havendo um baixo grau de concordância quando se comparam as avaliações de diferentes psiquiatras (Sedler, 1995).

Outras características do delírio

O delírio constitui uma vivência individual, idiossincrática. Com isso, distingue-se das crenças culturalmente compartilhadas, como os dogmas religiosos, os quais podem possuir as mesmas características apontadas por Jaspers em relação ao delírio.

Todo delírio é de certa forma autorreferente, no sentido de que o seu conteúdo está direta ou indiretamente relacionado ao enfermo. O delírio se transforma no eixo em torno do qual passa a girar a vida do indivíduo.

Em função de sua convicção extraordinária, o delirante não sente a necessidade de comprovar objetivamente a veracidade de seu juízo e pode não achar importante convencer as outras pessoas de que está certo.

Muitas vezes há uma discrepância entre o delírio e a conduta do paciente: ou este não muda em nada seu comportamento, ou age de forma diferente do que se esperaria de alguém que realmente estivesse na sua situação.

Delírios são experimentados subjetivamente com características mais de *saber* do que *acreditar* (Sedler, 1995), o que também os distingue das crenças religiosas.

Delírio primário, delírio secundário e ideia prevalente

Delírio primário

O delírio primário é a ideia delirante autêntica. Ele é autóctone, isto é, não deriva de qualquer outra manifestação psíquica patológica. É incompreensível: não pode ser seguido psicologicamente até a sua origem, é algo de "último e derradeiro" (Jaspers). Está relacionado a uma profunda transformação da personalidade, sendo a expressão de um processo: o surgimento de algo novo, duradouro e irreversível na vida mental. Classicamente, seria exclusivo da esquizofrenia.

K. Jaspers incluiu sob a denominação de *vivências delirantes primárias* as percepções delirantes, as representações delirantes e as cognições delirantes. K. Schneider criou o conceito de *ocorrências delirantes*, que englobaria as representações delirantes e cognições delirantes.

A *percepção delirante* consiste na atribuição de um significado novo, anormal, a uma percepção normal de um objeto real. Essa significação se dá de forma simultânea ao ato perceptivo. O significado é para o observador algo ilógico, absurdo e incompreensível, ou seja, parece não haver qualquer relação entre o que foi percebido e a conclusão a que se chegou. Para o doente, o significado é em geral autorreferente; tem o caráter de um aviso, mensagem ou revelação; é algo especial, de grande importância, que é sentido como imposto. Um exemplo seria o seguinte: o indivíduo vê um cachorro urinando na rua e *sabe* que o mundo vai acabar. A percepção delirante é um dos sintomas de primeira ordem de Kurt Schneider para o diagnóstico da esquizofrenia. Ela difere da interpretação deliroide porque, nesta, o significado anormal é dado *a posteriori*, às vezes de imediato, mas nunca simultaneamente ao ato perceptivo; e porque, na interpretação deliroide, é mantida uma conexão lógica, compreensível, entre o ato perceptivo e o significado a ele atribuído.

Na *representação delirante*, um significado anormal é dado a uma recordação normal. Por exemplo: " 'Eu podia muito bem ser o filho do rei Luís' – uma recordação clara, de como o imperador, ao passar a cavalo, na parada, vista há alguns anos, olhou justamente para ele, o confirma" (Jaspers, 1987).

A *cognição delirante* consiste em uma convicção patológica intuitiva, uma certeza súbita, uma revelação imediata, que prescinde por completo de conexões significativas com quaisquer dados perceptivos ou representativos. Por exemplo, o indivíduo de repente sabe que é Jesus Cristo, mas isso não está relacionado com nada que ele tenha visto, ouvido ou se lembrado. A cognição delirante ocorre mais em quadros psicóticos agudos do que crônicos. Ao contrário da percepção delirante e da representação delirante, constituídas por 2 membros – a percepção ou recordação normal + a significação anormal –, a cognição delirante possui um único membro (Schneider, 1978).

Delírio secundário

O delírio secundário também é chamado ideia deliroide.* Ele se origina de forma compreensível psicologicamente de outras manifestações psíquicas patológicas, tais como alterações do humor, da sensopercepção e da consciência.

---

*Leme Lopes (1982) preferia o termo *deliriforme* a *deliroide*, em virtude de este último representar uma formação híbrida, misturando um radical latino com um sufixo grego.

São exemplos de delírios secundários: as ideias de culpa na depressão – a tristeza vital é considerada primária –, as ideias de grandeza na mania, as ideias de influência relacionadas a alucinações cenestésicas, as ideias de perseguição no *delirium tremens* etc.

Cabaleiro Goas (1966), diferentemente da maioria dos autores, separava as ideias deliroides dos delírios secundários. Para ele, as ideias deliroides seriam mais facilmente influenciáveis e corrigíveis do que as delirantes, enquanto os delírios secundários poderiam ter as mesmas características que os primários, exceto por sua gênese.

Ideia prevalente

Na definição de Nobre de Melo (1981), a ideia prevalente (ou supervalorizada) é uma ideia errônea por superestimação afetiva. O erro decorre do fato de a ideia estar relacionada a uma carga afetiva muito intensa, que influencia o julgamento da realidade (influência catatímica), tornando-o pouco racional. Essa ideia ganha preponderância em relação às demais e orienta unilateralmente a conduta do indivíduo.

Na ideia prevalente, o erro é compreensível psicologicamente em função da vivência emocional ou de traços de personalidade do indivíduo. A convicção é menor do que no delírio: a ideia é mais influenciável.

A ideia prevalente pode ocorrer em pessoas normais. Por exemplo: convicções apaixonadas em relação a questões científicas, filosóficas, políticas e religiosas, assim como as ideias dos enamorados sobre o objeto do seu amor. Ocorre ainda em alguns transtornos mentais, como na hipocondria (a ideia de sofrer de uma doença), no transtorno dismórfico corporal (ter um defeito na aparência), na anorexia nervosa (precisar emagrecer), no transtorno obsessivo-compulsivo (ter que limpar, contar, verificar ou tocar) e no transtorno da personalidade paranoide (estar sendo enganado ou prejudicado).

Foi Wernicke quem descreveu pela primeira vez as ideias prevalentes. Jaspers (1987) as inclui entre as ideias deliroides, ao lado dos delírios secundários, mas isso não é seguido pela maioria dos autores.

Classificação

Delírios sistematizados e não sistematizados

Nos *delírios sistematizados*, há maior coerência interna entre as ideias, maiores organização e consistência. Encontra-se uma rede de argumentações lógicas e compreensíveis. O delirante com ideias de perseguição é capaz de dizer *quem* o persegue, *como* e *por quê*. Por exemplo, o indivíduo afirma que os familiares querem matá-lo, colocando veneno em sua comida, para ficarem com o seu dinheiro. Esse tipo é característico do transtorno delirante.

Os *delírios não sistematizados* são fragmentários, caóticos, desarticulados e sem concatenação. Por exemplo, o indivíduo afirma que querem matá-lo, mas não é capaz de dizer como descobriu isso, nem consegue dar qualquer informação sobre os autores, meios e motivos do crime. Os delírios desse tipo são característicos da esquizofrenia.

Para Hamilton (1974), contudo, não existiriam delírios sistematizados: sempre se encontrariam inconsistências. Assim, sistematização seria mais uma questão quantitativa do que qualitativa.

Mecanismos formadores (ou substância primordial) do delírio

O *delírio intuitivo* corresponde à cognição delirante, é um fenômeno primário; sendo característico da esquizofrenia.

O *delírio imaginativo* é secundário a uma atividade imaginativa patologicamente aumentada; é típico da antiga parafrenia. O delírio fantástico (ver adiante) tem como base uma exacerbação da atividade imaginativa.

O *delírio catatímico* é secundário a um distúrbio básico do humor; ocorre nas síndromes maníaca e depressiva. Por exemplo, por se sentir muito feliz e cheio de energia, o maníaco pensa que tem poderes paranormais; por estar muito triste e desanimado, o deprimido julga ser um grande pecador e estar sendo punido por Deus.

O *delírio interpretativo* é secundário a alterações patológicas da personalidade, que levam o indivíduo a atribuir *a posteriori* significados patológicos, em geral autorreferentes, a situações corriqueiras. A lógica é preservada, e o conteúdo é verossímil. É típico do transtorno delirante. Foi descrito inicialmente por Sérieux e Capgras, em 1909. A seguinte situação configuraria um delírio interpretativo. Um indivíduo se aproxima de um grupo de pessoas que estão conversando, e elas param de falar quando ele chega. Ele então desenvolve a convicção de que estavam tramando alguma coisa contra ele, mesmo sem ter ouvido nada do que falavam. Um rapaz estava sendo examinado em uma supervisão clínica quando um dos médicos presentes tossiu. O paciente concluiu que a tosse tinha sido um sinal para as outras pessoas, o qual significava que ele, paciente, estava falando coisas inadequadas.

O *delírio sensorial* é secundário a ilusões e alucinações; ocorre na esquizofrenia, na alucinose alcoólica etc. Por exemplo, o indivíduo passa a acreditar que vão matá-lo após ouvir uma *voz* que lhe diz exatamente isso.

O *delírio oniroide* é secundário às alterações sensoperceptivas e do pensamento observadas nos quadros de *delirium*, que, por definição, cursam com rebaixamento do nível de consciência.

O *delírio mnêmico* é secundário à atividade fabulatória de pacientes amnésicos ou demenciados. Por exemplo, o indivíduo falsamente se lembra de ter sido ameaçado por seu vizinho, e passa a acreditar que ele planeja matá-lo.

Tema do delírio

O conteúdo ou tema do delírio está relacionado ao contexto sociocultural do paciente: hoje em dia, "Napoleões" são raros; na Idade Média, ninguém dizia que a televisão controlava seus pensamentos. Como temas dos delírios, encontramos todos os problemas que preocupam o ser humano (Paim, 1998), daí que qualquer classificação é incompleta. Um determinado delírio pode ser classificado ao mesmo tempo em várias categorias, visto que estas não são mutuamente excludentes: *acreditar ser Deus* constitui um delírio tanto de grandeza como místico, por exemplo.

O *delírio de perseguição* foi descrito inicialmente por Lasègue, em 1852. É o mais comum. O doente acredita que o estão vigiando, querem prejudicá-lo ou mesmo matá-lo. Um paciente, logo que entrou para um novo emprego, julgava que seus colegas sentiam-se incomodados com sua presença, por ele ser uma pessoa que questionava muito os procedimentos do trabalho. Em função disso, tornou-se retraído, calado, evitando dar opiniões. Cerca de 2 anos mais tarde, de forma súbita, o paciente passou a mostrar-se extremamente ansioso. Ao sair à rua, "notava" que as pessoas estavam prestando atenção nele, e que faziam comentários a seu respeito. Ouvia as pessoas conversando entre si coisas banais, falando frases como "Isto não é certo!", e prontamente pensava que estavam tecendo julgamentos morais sobre seus atos, embora nunca tivesse ouvido o seu nome nesses diálogos. Acreditava estar sendo vigiado constantemente. "Estavam me mapeando", dizia ele. Desde então, várias vezes, ao andar na rua, ficava assustado de repente, achando que estavam atrás dele, correndo amedrontado de volta para casa. Foi desenvolvendo uma certeza cada vez maior de estar sendo "pesquisado" à medida que as pessoas começaram a fazer perguntas acerca do seu estado de saúde. Começou a achar que seus amigos estariam passando informações a seu respeito. Toda essa situação deixou-o desesperado, e não conseguia mais trabalhar. Passava todo o tempo pensando o que ele poderia ter feito para estar sendo perseguido. Por várias vezes recusava-se a comer, acreditando que o alimento tivesse sido envenenado, só mudando de ideia quando o irmão provava um pouco da comida (Cheniaux et al., 2000).

O *delírio de prejuízo* seria uma forma atenuada de delírio persecutório: o indivíduo pensa que as outras pessoas são hostis em relação a ele, zombam dele ou o menosprezam.

O *delírio de reivindicação* (ou querelante), descrito por Clérambault, seria um subtipo de delírio persecutório. O indivíduo se julga vítima de terríveis injustiças ou discriminações, e, em função disso, envolve-se em disputas legais e querelas. Ocorre especialmente no transtorno delirante. Um paciente em tratamento psiquiátrico teve alguns efeitos colaterais com a medicação prescrita, e resolveu fazer uma queixa no Conselho Regional de Medicina contra seu médico, pois acreditava que este o estava usando como "cobaia".

O *delírio de influência* seria outro subtipo de delírio persecutório. O paciente acredita que alguém ou alguma força externa controla (literalmente) sua mente ou seu corpo. Pode, por exemplo, dizer que um pensamento que apareceu em sua mente não é seu, que foi colocado lá por outra pessoa; ou então afirmar que está se sentindo fraco porque um ímã está sugando suas energias. O delírio de influência está relacionado a alterações da consciência do eu (ver Capítulo 19, Consciência do Eu), ocorrendo tipicamente na esquizofrenia.

No *delírio de grandeza*, o doente acredita ser muito rico e poderoso, ou possuir habilidades e talentos especiais. Tal conteúdo de delírio é típico da mania – primária ou secundária –, mas pode ocorrer também em outros quadros psicóticos, como a esquizofrenia. São descritos alguns subtipos do delírio de grandeza: delírio *genealógico* (pertencer a uma família nobre ou importante); de *invenção ou descoberta* (criar aparelhos com propriedades especiais ou fórmulas para a cura de doenças); e *de reforma* (ter a missão de salvar, reformar ou redimir o mundo ou a sociedade). Uma paciente se sentia tão importante que alegava ser amiga do Bill Gates e do Bill Clinton. Alguns pacientes afirmam que podem ler o pensamento das outras pessoas ou que são capazes de curar qualquer doença usando apenas o "poder da mente".

No *delírio de ciúmes*, descrito por Clérambault, o indivíduo acredita que seu cônjuge ou amante está sendo infiel a ele. Esse quadro está especialmente associado ao alcoolismo crônico e ao transtorno delirante, sendo mais comum no sexo masculino. Muitas vezes o conteúdo do delírio é verdadeiro.

Um paciente sofrendo de um processo demencial foi hospitalizado após ter agredido sua esposa, idosa como ele, por acreditar que ela o estava traindo com diversos outros homens. Ele não conseguia dar nenhuma justificativa para a sua suspeita. Segundo Leme Lopes (1981), no romance *Dom Casmurro*, de Machado de Assis, o personagem Bentinho apresentava um típico delírio de ciúmes (ver Apêndice 5, O Delírio de Ciúmes de Bentinho em *Dom Casmurro*, de Machado de Assis). A história é narrada pelo próprio Bentinho, que julgava ter sido traído por sua esposa, Capitu, com o melhor amigo dele, Escobar. No relato, aparecem alguns indícios dessa infidelidade: uma vez, chegando na casa onde vivia com Capitu, Bentinho encontra

Escobar saindo de lá; Capitu teria olhado "apaixonadamente" para o cadáver de Escobar, que morrera afogado, em seu velório; e o filho de Bentinho e Capitu era supostamente muito parecido com Escobar. Com base em evidências meramente circunstanciais – há mais de um século os leitores vêm discutindo se Capitu era culpada ou não –, Bentinho tinha uma crença inabalável quanto a ter ocorrido a traição, ou seja, há uma desproporção entre os fatos relatados pelo próprio acusador e o nível de convicção que este apresenta. Dessa forma, fica bem caracterizado o delírio, não importando se houve mesmo o adultério ou não.

O *delírio erotomaníaco* também foi descrito por Clérambault. O indivíduo crê ser amado, à distância, por outra pessoa. Essa outra pessoa é tipicamente mais velha e possui uma situação socioeconômica mais elevada que a do paciente. Muitas vezes trata-se de uma pessoa famosa. O indivíduo pode atribuir a não aproximação por parte da outra pessoa à malevolência de terceiros. O delírio erotomaníaco é mais comum no sexo feminino e pode ocorrer no transtorno delirante. Uma mulher de 42 anos foi contratada por uma fábrica e, logo nas primeiras semanas de trabalho, começou a suspeitar que um dos diretores a "assediava" sexualmente. Contou que, a princípio, duvidou de tal fato, pois não conseguia compreender como aquele homem, que estava tão acima dela em termos culturais e financeiros, poderia se interessar por ela. Todavia, segundo ela, ele sempre a procurava com os olhos, e ocorriam muitas aparentes coincidências que a toda hora o colocavam em seu caminho: com grande frequência chegavam ao local de trabalho ou saíam para o almoço ao mesmo tempo. Além disso, ela julgava que as requisições de sua presença na sala dele eram recorrentes demais para serem justificadas por meras questões profissionais. Ela foi tendo uma convicção a cada dia maior com relação a ele estar apaixonado por ela, apesar de reconhecer que ele jamais fizera qualquer declaração de amor explícita. Alguns meses depois, a paciente passou a acreditar que um outro homem, um subgerente da fábrica, também a "paquerava". Porém este, a exemplo do primeiro, nunca a abordou diretamente com uma proposta amorosa. Cerca de 6 meses depois de ter ingressado na empresa, ela pensou em pedir demissão, pois a situação lhe era "insuportável". Temia que seus colegas de trabalho percebessem o interesse dos seus superiores por ela, e que isso chegasse aos ouvidos de seu marido, já que a fábrica ficava muito perto de sua casa e lá trabalhavam vários de seus vizinhos (Cheniaux *et al.*, 2000).

Embora o conteúdo de quase todo delírio esteja relacionado ao delirante, o *delírio de autorreferência* tem características especiais: o doente atribui a fatos fortuitos ou acidentais do cotidiano uma relação direta com a sua pessoa. Por exemplo: ele vê dois desconhecidos conversando, e, mesmo sem nada ouvir, *sabe* que estão falando sobre ele. Ou então: ele acredita que o enredo da novela da TV foi baseado na sua vida. Um caso bastante interessante foi o de um paciente que acreditava que a ECO-92 – a *Conferência das Nações Unidas para o Meio Ambiente e o Desenvolvimento*, realizada em 1992, no Rio de Janeiro – estava ocorrendo em função dele. Para ele, pessoas do mundo inteiro – inclusive muitos chefes de governo – estavam indo para a cidade onde ele morava para "conferir" o que ele estava fazendo. O delírio de autorreferência pode ocorrer na esquizofrenia e no transtorno delirante.

O *delírio de ruína* é comum na depressão. Para o paciente, sua vida está repleta de desgraças, sofrimento, fracassos e perdas: tornou-se financeiramente miserável, seus familiares o abandonaram etc. Os delírios somático (ruína da saúde física), de culpa (ruína moral) e de negação (ruína total) poderiam ser considerados subtipos do delírio de ruína.

No *delírio somático* (ou hipocondríaco), o paciente acredita estar sofrendo de uma doença muito grave ou incurável, como AIDS, câncer, tumor cerebral etc., ou ter o corpo terrivelmente deformado. Esse delírio ocorre na depressão, no transtorno delirante e na esquizofrenia. Uma forma especial de delírio somático é o *delírio de infestação* (ou síndrome de Ekbom), em que o doente julga estar infestado por pequenos, porém macroscópicos, organismos, especialmente na pele ou nos cabelos. Um senhor idoso acreditava que pequenos insetos andavam o tempo todo sobre a sua pele, o que o incomodava extremamente. Todavia, não conseguia convencer seus familiares de que isso era verdade. Em função disso, tentava capturar tais insetos com uma fita adesiva transparente, para mostrá-los às outras pessoas. Na fita, podiam-se ver minúsculos pontos pretos, mas provavelmente tratava-se apenas de poeira.

No *delírio de culpa* (ou autoacusação), característico da depressão, o paciente acredita que cometeu pecados terríveis, ou mesmo crimes, em seu passado, e que merece ser punido. Ele supervaloriza pequenas falhas que cometeu, ou pensa ter influenciado o acontecimento de grandes catástrofes. O seguinte exemplo foi extraído de Sims (2001):

> Uma senhora idosa passava o dia caminhando apressada pela casa, retorcendo suas mãos e dizendo à sua preocupada família que era odiosa, indigna, que merecia apenas morrer. Ela disse às filhas casadas que eram ilegítimas, que a casa na qual vivia não era dela, mas fora roubada, e contou ao marido, com quem estava casada havia 30 anos, que o casamento dos dois não fora legal. Ao ser-lhe sugerido que viesse ao hospital, ela presumiu que seria assassinada ao chegar, e perguntou se isto poderia ocorrer ali, de modo a poder receber seu justo castigo.

No *delírio de negação* (ou niilista), o paciente afirma que já morreu; seus órgãos apodreceram, pararam de funcionar ou não existem mais; que o coração não está batendo; ou que o mundo acabou. Isso pode ocorrer na depressão e na esquizofrenia. Especialmente quando associado a ideias de imortalidade e de enormidade, esse quadro é denominado síndrome de Cotard.

O *delírio místico* envolve temas religiosos, espíritos etc. O indivíduo diz que é Jesus Cristo, que pode fazer milagres, que Deus lhe deu uma missão, ou que vai fundar uma nova religião. No *delírio de possessão*, que pode ser aqui incluído, o doente julga que um espírito entrou em seu corpo e assumiu o controle de seus atos.

O *delírio fantástico* envolve temas extraordinários, ou de extrema grandiosidade. Por exemplo: uma paciente que afirma ter parido todas as pessoas que existem no mundo. Esse delírio é típico da antiga parafrenia.

As síndromes de Capgras e de Fregoli são os principais exemplos de *delírios de identificação* (ver Capítulo 18, Orientação Alopsíquica). Na síndrome de Capgras, o paciente julga que uma pessoa familiar foi substituída por um sósia. Este é fisicamente idêntico à primeira, mas psicologicamente distinto. Uma paciente internada em um hospital psiquiátrico era visitada diariamente pela mãe, mas afirmava que quem estava vindo eram irmãs gêmeas de sua mãe, que se faziam passar por ela. Já na síndrome de Fregoli, o paciente identifica uma pessoa familiar em um estranho. Este é fisicamente diferente da pessoa familiar, mas psicologicamente idêntico. Um outro paciente, também internado em um hospital psiquiátrico, abraçou um colega de quarto, dizendo que aquele era seu pai. Contudo, reconhecia que o rosto do seu *pai* estava completamente diferente. Os delírios de identificação são observados principalmente na esquizofrenia e nos transtornos do humor, mas também em psicoses relacionadas a doenças cerebrais e no transtorno delirante. Acredita-se que haja uma etiologia orgânica, relacionada ao hemisfério direito.

Exame do delírio

Os delírios, constituindo uma alteração do conteúdo do pensamento, são, por conseguinte, detectados no discurso do paciente. Todavia, com frequência, o paciente irá dissimular sua atividade delirante ou não terá interesse ou possibilidade (p. ex., nos casos de estupor) de verbalizá-la. Nessa situação, torna-se fundamental a avaliação da atitude (desconfiança, medo, arrogância etc.).

O delírio nos principais transtornos mentais

ESQUIZOFRENIA. Na esquizofrenia, tipicamente o delírio é bizarro, tem um conteúdo impossível e é pouco sistematizado. Pode ser primário (quando intuitivo) ou secundário (à atividade alucinatória). Hoje se acredita que o delírio primário, e mesmo os sintomas de primeira ordem de K. Schneider, não seja exclusivo da esquizofrenia, podendo ser observado nas psicoses afetivas, epilépticas etc. Em muitos casos, não em todos, o delírio é precedido por um quadro denominado *humor delirante difuso*, *esquizoforia* (López Ibor) ou *trema* (Conrad). Este termo é usado no meio teatral para se referir à sensação que o ator experimenta à boca de cena, antes que o pano se abra. Refere-se à expectativa em relação a um acontecimento iminente, do qual não há fuga. O trema é caracterizado por sentimentos de estranheza ou perplexidade, vivências de despersonalização ou desrealização – ele ou o mundo está se transformando – e angústia. O paciente tem a sensação de que algo terrível está por acontecer, mas não sabe o quê. O delírio virá então dar um significado a essas vivências enigmáticas para o paciente, reduzindo, assim, sua angústia.

TRANSTORNO DELIRANTE. O transtorno delirante (a antiga paranoia) tem muitas vezes como a única alteração o delírio. Este tipicamente tem conteúdo possível, é pouco bizarro, bem sistematizado, interpretativo, autorreferente e monotemático. Segundo Nobre de Melo (1981), a paranoia pode ser processual (delírio primário), ou então uma reação ou desenvolvimento (delírio secundário). Em 1918, Ernst Kretschmer delimitou um subgrupo de paranoia, chamado por ele de *delírio sensitivo de relação*. Este acometeria pessoas com os seguintes traços de personalidade: hipersensibilidade, hiperemotividade, timidez, escrupulosidade, insegurança e sentimentos de frustração e de inferioridade. O delírio, autorreferente e de base interpretativa, dar-se-ia em um contexto de relacionamento interpessoal: o indivíduo se sente objeto de interesse ou de malevolência de outrem.

PARAFRENIA. A categoria diagnóstica *parafrenia* foi excluída das classificações atuais. Enquadrar-se-ia em transtorno delirante, na Classificação Internacional de Doenças, 11ª edição (CID-11), ou em esquizofrenia paranoide, no Manual Diagnóstico e Estatístico de Transtornos Mentais, 5ª edição (DSM-5). O delírio típico da parafrenia tinha um caráter fantástico e tornava-se encapsulado, ou seja, atingia apenas algumas poucas áreas da vida do indivíduo, o que permitia que ele se comportasse de maneira normal em quase todas as atividades do seu dia a dia.

TRANSTORNOS DO HUMOR. Na maioria dos casos de depressão, não há sintomas psicóticos. Todavia, nas depressões psicóticas, os temas delirantes mais comuns são ruína, culpa, hipocondria e negação. Na mania psicótica, os delírios são tipicamente de grandeza. Todavia, tanto na mania como na depressão, observam-se também delírios persecutórios e outros incongruentes com o humor, os quais, portanto, não poderiam ser considerados secundários.

PSICOSES "ORGÂNICAS". Quadros como *delirium*, demência, epilepsia (especialmente do lobo temporal), neurossífilis cerebral, intoxicação por cocaína ou anfetamina, entre outros, podem cursar com intensa atividade delirante.

PSICOSES EPILÉPTICAS. Os estados crepusculares da epilepsia do lobo temporal podem cursar com sintomas de primeira ordem. São especialmente comuns os delírios místicos, que serviriam como uma autoexplicação para as alterações de consciência e outras experiências inusuais.

TRANSTORNO DELIRANTE INDUZIDO. O transtorno delirante induzido (ou *folie à deux*) foi descrito por Lasègue e Falret em 1877. Um indivíduo altamente sugestionável, que tenha uma relação muito próxima com um doente psicótico, incorpora uma crença delirante deste. O primeiro tende a abandonar o delírio quando a dupla se separa.

Contribuições da psicanálise

Modelo conflito-defesa

Na esquizofrenia, haveria uma regressão a uma fase muito precoce do desenvolvimento psíquico: o narcisismo primário. Nessa fase, em que o ego não está plenamente desenvolvido, são utilizados mecanismos de defesa muito primitivos, como a negação e a projeção, muito relacionados à produção delirante.

Modelo deficitário

O esquizofrênico retira a libido dos objetos externos e a reinveste no próprio ego. Mais tarde tenta investi-la novamente nos objetos externos, mas o faz de forma patológica: os objetos internos são tomados como externos, daí produzindo os delírios e alucinações.

Paranoia: o caso Schreber

As *Notas Psicanalíticas sobre um Relato Autobiográfico de um Caso de Paranoia* foram publicadas por Freud em 1911, a partir da autobiografia de Schreber. Este contava em seu livro que havia recebido de Deus a missão de redimir o mundo, e, para que isso se desse, teria que ser transformado em mulher. O depoimento de Schreber levou Freud a formular a hipótese de que todo delírio constitui uma reação a impulsos homossexuais inconscientes, de acordo com os seguintes esquemas:

- "Eu (um homem) o amo" se transforma em "eu não o amo" (negação); depois em "eu o odeio" (formação reativa); e, finalmente, em "ele é que me odeia e me persegue" (projeção) – delírio persecutório
- "Eu não o amo"/"eu a amo" (deslocamento)/"ela me ama" (projeção) – delírio erotomaníaco
- "Eu não o amo"/"ela o ama" (projeção) – delírio de ciúmes
- "Eu não o amo"/"eu só amo a mim" (deslocamento) – delírio de grandeza.

Fantasias inconscientes

Os delírios, assim como todos os sintomas, representam uma realização de desejos inconscientes, deformada pelos mecanismos de defesa, especialmente a projeção.

Identificação projetiva

Identificação projetiva é um conceito criado por M. Klein. Trata-se de um mecanismo relacionado à *posição esquizoparanoide*. Nesta, o bebê cinde o mundo e a si próprio em objetos bons e objetos maus. A identificação projetiva consiste em uma projeção *fantasmática* para o interior do corpo materno de partes clivadas do bebê, ou mesmo a projeção deste em sua totalidade, de forma a lesar e controlar a mãe a partir do interior dela. Objetos internos maus e agressivos são projetados e tornam-se ameaçadores (Laplanche e Pontalis, 1970).

Contribuições das neurociências

Hiperatividade dopaminérgica

A eficácia dos antipsicóticos no tratamento de delírios (e alucinações) parece dever-se à sua ação de antagonismo nas vias da dopamina, especialmente nos sistemas mesolímbico e mesocortical. Além disso, substâncias que aumentam a atividade dopaminérgica, como a anfetamina e a cocaína, podem produzir quadros psicóticos semelhantes aos da esquizofrenia. Daí a conclusão de que os sintomas psicóticos estejam relacionados a uma hiperatividade dopaminérgica.

Hipótese de um mapa cortical semântico

Mapas corticais são áreas específicas do córtex cerebral relacionadas com determinadas funções de natureza sensorial ou motora. A atividade de base espontânea dos neurônios formadores dos mapas corticais é denominada ruído, enquanto a atividade provocada por estímulos recebe o nome de sinal. O ruído está relacionado à excitação na periferia dos mapas corticais, e o sinal, à excitação na região principal. As catecolaminas aumentam o sinal em relação ao ruído.

Assim como existem mapas de imagens visuais e de imagens auditivas, é possível que existam mapas semânticos, nos quais estariam representados conceitos próximos. Formula-se a hipótese de que um aumento de dopamina tenderia a focalizar o mapa semântico: assim uma ideia central – a tese – seria excessivamente estimulada, enquanto as ideias vizinhas – antíteses – ficariam inibidas, resultando em uma síntese sem crítica – o delírio (Carvalho e Fiszman, 2000).

Delírio como uma disfunção cognitiva

Em testagens neuropsicológicas, não se observa uma clara correlação entre a atividade delirante e a ocorrência de alterações cognitivas mais graves, como de linguagem, memória, habilidades visuoespaciais ou capacidade de abstração (Manschreck, 1995). No entanto, acredita-se que o indivíduo delirante apresente algum tipo de disfunção cognitiva, envolvendo raciocínio, atenção, metacognição ou vieses de atribuição. O raciocínio seria probabilístico, indo direto para as conclusões, com pouca ou nenhuma revisão das hipóteses. A atenção estaria especialmente voltada para estímulos ameaçadores. Com relação à metacognição, haveria uma falha na capacidade de distinguir entre externo e interno. Por fim, o delirante teria uma tendência a não atribuir a si próprio a responsabilidade por eventos negativos, acusando outras pessoas por estes. Qualquer teoria relativa ao delírio precisa explicar duas coisas: por que as ideias delirantes são geradas e por que elas são mantidas e não rejeitadas à luz das evidências e da lógica (Bell *et al.*, 2006).

Delírio como uma autoexplicação para experiências anômalas

De acordo com essa hipótese, funções cognitivas normais seriam direcionadas para explicar para o próprio indivíduo experiências incomuns, como alucinações.

Delírios de identificação

Haveria uma disfunção no hemisfério direito nas síndromes de Capgras e de Fregoli. Estas são semelhantes à prosopagnosia, condição neurológica em que há uma falha no reconhecimento de faces na ausência de distúrbio sensorial. A prosopagnosia parece ser o resultado de uma lesão bilateral nos giros fusiforme e lingual (Oyegode e Sargeant, 1996).

CAPÍTULO 12

Inteligência

Introdução

É extremamente difícil encontrar uma definição de inteligência que seja categórica ou amplamente convincente. Todavia, algumas definições são dignas de nota. "Inteligência é a capacidade de compreender e de elaborar conteúdos intelectuais que facilitem a realização de novas adaptações, para a obtenção de um objetivo apetecido" (Nobre de Melo, 1981). "Inteligência consiste em especificar um objetivo, avaliar a situação vigente para saber como ela difere do objetivo e pôr em prática uma série de operações para reduzir a diferença" (Pinker, 1999). "Inteligência é a capacidade para aprender a partir da experiência, usando processos metacognitivos para melhorar a aprendizagem, e a capacidade para adaptar-se ao ambiente circundante, que pode exigir diferentes adaptações dentro de diferentes contextos sociais e culturais" (Sternberg, 2000).

A inteligência está relacionada à capacidade de resolver problemas novos; de adaptação; de síntese e análise; de abstração e generalização; de distinção entre o essencial e o acessório; de lidar com conceitos, julgar e raciocinar; e de utilizar o pensamento de forma eficiente e produtiva. A solução de problemas consiste em compreender a situação, fazer associações e correlações, produzir ideias novas (construção de hipóteses), criticar ou testar as hipóteses e, finalmente, adaptar-se (Nobre de Melo, 1981). O pensamento inteligente caracteriza-se pela riqueza de conceitos, por juízos que correspondem à realidade e por um raciocínio que segue os princípios da lógica formal.

Talvez a inteligência não seja propriamente uma função psíquica específica, e sim uma medida de rendimento do pensamento, particularmente do raciocínio.

Condições instrumentais e promotoras da inteligência

As condições instrumentais (ou pré-condições) da inteligência são: a atividade sensorial, a memória, a habilidade motora, a habilidade verbal e a resistência à fadiga. As condições promotoras são: atenção, vivacidade dos processos instintivos e afetivos e unificação da vontade (Jaspers, 1987). As condições instrumentais e promotoras não são o mesmo que a inteligência, mas são pré-requisitos para a expressão dela.

Inteligência e conhecimentos

Uma vasta gama de conhecimentos em uma pequena área de interesse é compatível com uma inteligência abaixo da média, como no caso dos *idiotas sábios*, indivíduos com retardo mental que apresentam hipermnésia de fixação (ver Capítulo 8, Memória). Segundo Alonso-Fernández (1976), os verdadeiros conhecimentos são captados por meio de aprendizagem racional e compreensiva, e não mecânica.

Inteligência geral ou tipos de inteligência?

Spearman e Thurstone tinham posições opostas a respeito da inteligência. Spearman defendia a ideia de existir um fator geral unitário de inteligência (*fator G*), que seria especialmente relacionado à capacidade de abstração. Mas Thurstone acreditava que a inteligência consistia em uma entidade multifatorial, composta de uma série de capacidades ou aptidões mais ou menos independentes, e listou o que chamou de *capacidades primárias*: compreensão verbal, fluência para palavras, habilidade com números, orientação no espaço, memória, rapidez perceptual e raciocínio. A verdade parece estar em uma conciliação entre as duas hipóteses. Estudos estatísticos (de análise fatorial) da aplicação de testes de inteligência em amostras representativas da população geral evidenciam a existência de um componente comum referente ao desempenho em todas as tarefas (o fator G), mas este não explica todas as superposições de resultados, sendo encontrados também fatores comuns complementares, independentes do fator G (as capacidades primárias).

Gardner formulou a teoria das inteligências múltiplas. Segundo ele, haveria sete inteligências: musical, verbal, lógico-matemática, espacial, cinestésica (ou controle corporal), intrapessoal (autoentendimento) e interpessoal (entendimento social). Essas inteligências seriam independentes entre si, e não partes de um conjunto, como na teoria das capacidades primárias de Thurstone.

Cattel, por sua vez, vê a inteligência dividida em dois subfatores: a inteligência fluida e a inteligência cristalizada. A primeira está relacionada ao raciocínio abstrato, à capacidade de compreender relações especiais entre as coisas na ausência de experiência com elas. Por exemplo, a partir da frase "LOGO está para NUNCA", podemos dizer, por analogia, que "PERTO está para LUGAR NENHUM". Já a segunda se refere ao conhecimento adquirido através da experiência.

Períodos críticos

Determinadas fases do desenvolvimento da criança, os *períodos críticos*, são importantes para a aquisição de habilidades específicas. Se a aprendizagem não ocorreu ao fim de determinado período, pode não ser possível a obtenção da habilidade posteriormente. Deficiências sensoriais presentes durante esses períodos críticos podem prejudicar a aprendizagem de forma irreversível.

Alterações da inteligência

A inteligência, em termos patológicos, só pode se alterar quantitativamente e para menos, configurando um déficit intelectivo. Este ocorre em duas situações: no desenvolvimento deficiente e na deterioração intelectiva.

O desenvolvimento deficiente está relacionado a problemas na aquisição de habilidades específicas, representando a síndrome clínica conhecida como retardo mental. O nível da inteligência é inferior ao da maioria dos indivíduos com a mesma idade.

A deterioração intelectiva consiste em uma queda dos rendimentos intelectivos em comparação com o nível pré-mórbido. Isso ocorre na demência, no *delirium* e em outros transtornos ou síndromes mentais graves, como a depressão e a esquizofrenia.

Em alguns casos, podem ocorrer desenvolvimento deficiente e deterioração intelectiva no mesmo indivíduo: perde-se parte ou a totalidade do pouco que foi adquirido. Nada impede que alguém que apresenta um retardo mental possa demenciar.

As crianças *superdotadas* (ou supranormais) apresentam um desempenho intelectivo acima do esperado para a sua idade. Nesses casos, parece haver um desenvolvimento atípico e precoce, e os rendimentos intelectivos desses indivíduos, com a maturidade, tendem a se nivelar com a norma.

Exame da inteligência

Entrevista psiquiátrica

Uma simples conversa com o paciente permite uma impressão geral sobre o nível intelectivo: observam-se a sua capacidade de usar e compreender conceitos, metáforas e analogias; a adequação de seus juízos e raciocínios; e a extensão de seu vocabulário. Informações sobre o seu desempenho escolar ou profissional, sobre como lida com os problemas do dia a dia e sobre sua conduta social podem ser mais importantes do que qualquer teste.

Testagem

Os testes verbais avaliam os processos verbais e de conhecimento adquirido; os de execução, a organização perceptual, a capacidade de manipular estímulos visuais com rapidez e outros processos não verbais. Em alguns pacientes, a capacidade intelectiva não está comprometida de forma uniforme: o desempenho nas provas verbais é melhor do que nas executivas ou vice-versa.

Alguns testes verbais bastante simples têm a finalidade de avaliar basicamente a capacidade de abstração e generalização do paciente, e também a capacidade de síntese e de raciocínio e o nível de conhecimentos:

- Interpretação de provérbios: pergunta-se ao examinando o que significam ditos populares como "Mais vale um pássaro na mão do que dois voando", "Nunca julgue um livro pela capa" etc.
- Interpretação de fábulas: conta-se ao paciente uma fábula, como a da cigarra e da formiga, e pede-se a ele que diga em que consiste a moral da história
- Cálculos matemáticos simples: "Se uma passagem de ônibus custa R$1,20, quanto vou receber de troco se comprar duas com uma nota de R$5,00?"
- Definição de conceitos abstratos: pergunta-se o que significam palavras como *liberdade*, *alegria*, *amizade* etc.
- Resumo de textos: solicita-se que o paciente leia, por exemplo, uma notícia de jornal e, em seguida, sintetize as informações ali contidas
- Diferenças: indaga-se o que diferencia um erro de uma mentira, saber de crer, uma criança de um ano etc.
- Semelhanças: pergunta-se o que há em comum, por exemplo, entre uma maçã, uma banana e uma melancia; ou entre uma mesa, uma cadeira e um armário; ou entre um cachorro, um leão e uma coruja
- Conhecimentos: são feitas perguntas simples como "Quais são as cores da bandeira brasileira?"
- Solução de problemas: "É melhor lavar uma escada de baixo para cima ou de cima para baixo?"; "Se uma bandeira bate em direção ao sul, de onde vem o vento?"; "Por que a Lua parece maior que as estrelas?"

Os testes de execução compreendem tarefas como resolver quebra-cabeças e labirintos, completar figuras, ordenar uma história sem palavras, copiar desenhos, encaixar objetos em tabuleiros com formas etc.

Para uma avaliação criteriosa dos resultados dos testes de inteligência, devem ser considerados fatores que podem interferir no desempenho do paciente, como um baixo grau de instrução, ansiedade e falta de interesse ou de motivação.

Escalas

Binet e Simon introduziram o conceito de idade mental, que corresponde ao nível médio de inteligência das crianças de uma determinada faixa etária. Dessa forma, nas crianças com um nível de inteligência normal, a idade mental coincide com a idade cronológica. Na escala métrica criada pelos dois, e que é aplicada somente em crianças, há uma correlação direta entre o número de respostas corretas e a idade mental. O débil mental tem uma idade mental entre 7 e 10 anos; o imbecil, entre 3 e 7 anos; e o idiota, abaixo de 3.

W. Stern criou o conceito de quociente intelectual (QI). Este representa uma fração em que a idade mental é o numerador, e a idade cronológica, o denominador, e cujo resultado é multiplicado por 100. Assim, quando a idade mental e a cronológica coincidem, o QI é igual a 100. Atualmente, no entanto, a avaliação do QI de um adulto raramente se baseia na idade mental. Utiliza-se um critério estatístico que parte da suposição de que as capacidades intelectuais estão normalmente distribuídas – em uma curva em forma de sino – ao longo de toda a população: 68% têm um QI entre 85 e 115.

Atualmente, a escala de Wechsler-Bellevue é a mais utilizada: há uma versão para adultos (WAIS) e outra para crianças (WISC). A WAIS compreende 11 subtestes – 6 verbais e 5 de execução –, fornecendo um QI verbal, um QI de execução e um QI total.

Contudo, os testes de QI são bastante criticados por desconsiderarem os fatores culturais, educacionais e socioeconômicos. Um indivíduo que é tido como inteligente em um determinado contexto pode ser qualificado como imbecil em outro.

A inteligência nos principais transtornos mentais

RETARDO MENTAL. O retardo mental é definido como um desenvolvimento interrompido ou incompleto da mente, com um nível global de inteligência reduzido (QI < 70), levando a um significativo prejuízo no funcionamento adaptativo. É o resultado de uma aquisição deficiente das aptidões cognitivas, de linguagem, motoras e sociais. No retardo mental leve – ou debilidade mental, como nas antigas classificações (QI = 50-69) –, encontram-se dificuldades em lidar com conceitos, problemas de aprendizagem, além de imaturidade emocional e social, mas há uma total independência quanto aos cuidados pessoais. No retardo mental moderado – que equivale à imbecilidade (QI = 35-49) –, observam-se maiores dificuldades na linguagem e na capacidade de simbolização, e uma necessidade de supervisão quanto aos cuidados pessoais. O retardo mental grave – que também corresponde à imbecilidade (QI = 20-34) – é semelhante ao moderado, porém mais frequentemente há comprometimento motor. Os indivíduos que apresentam um retardo mental profundo – ou idiota (QI < 20) – não andam e não falam, apresentam incontinência urinária e fecal e possuem pequena ou nenhuma capacidade de cuidar de si mesmos. Além da dificuldade de síntese, abstração e generalização, algumas alterações psicopatológicas são especialmente comuns entre os indivíduos com retardo mental: atitude pueril; pensamento concreto e prolixo; impulsividade; labilidade e incontinência afetiva; e delírios de grandeza compensatórios (*bouffée* delirante de Magnan).

DEMÊNCIA. A síndrome demencial caracteriza-se pela desintegração progressiva do intelecto, memória e personalidade. Há prejuízo na atenção, na capacidade de aprendizagem e na capacidade de formar e compreender novos conceitos. O pensamento torna-se concreto, prolixo e perseverante. A inteligência deteriora-se após terem sido atingidos os níveis normais de desenvolvimento.

O diagnóstico diferencial entre a demência e o retardo mental é fácil quando se conta com as informações da história clínica, as quais permitem caracterizar se o déficit intelectivo foi precoce ou tardiamente adquirido. Na demência, sempre há alteração de memória (que pode estar ausente no retardo mental), e o prejuízo intelectivo é desigual (observam-se vestígios da antiga riqueza, fragmentos de aquisições educacionais e culturais).

DELIRIUM. No *delirium* há um prejuízo reversível no desempenho intelectivo.

DEPRESSÃO. Na depressão, a deterioração intelectiva é secundária e reversível: está relacionada ao prejuízo na atenção, à falta de motivação e à inibição do pensamento que acompanham a perturbação do afeto.

ESQUIZOFRENIA. Na esquizofrenia há uma deterioração intelectiva, sobretudo nas formas hebefrênica e residual, que pode estar relacionada às alterações formais e ao empobrecimento do pensamento, ou ao embotamento afetivo. Além disso, os sintomas psicóticos – a perturbação do contato com a realidade – costumam prejudicar o desempenho intelectivo. Por outro lado, é possível que a deterioração intelectiva na esquizofrenia seja primária e esteja relacionada diretamente a alterações estruturais no cérebro.

Contribuições das neurociências

Genética

A concordância quanto ao nível do QI entre pais e filhos biológicos é de 50%; entre pais e filhos adotados, de 25%; e entre gêmeos idênticos, de 90%. Analisados em conjunto, os estudos sobre a hereditariedade indicam que tantos os genes como o ambiente são fundamentais para o desenvolvimento da inteligência.

Várias doenças de base genética levam a retardo mental: síndrome de Down (trissomia do 21), síndrome de Klinefelter (XXY), esclerose tuberosa (herança autossômica dominante), fenilcetonúria (herança autossômica recessiva).

Lobo frontal

O lobo frontal, especialmente as regiões pré-frontais, é importante nas tarefas executivas. Pacientes com lesões frontais apresentam prejuízo na vontade, no planejamento da ação, na capacidade de iniciar o comportamento e na capacidade de modificar ou interromper o comportamento. O lobo frontal está relacionado, ainda, à capacidade de abstração e de executar cálculos.

Imaginação

CAPÍTULO 13

Introdução

Somente Vallejo Nágera (1944) dedica um capítulo à imaginação. Outros poucos (Alves Garcia, 1942; Loyello, 1990; Sá, 1988) a incluem entre as funções psíquicas.

A imaginação, apesar da origem do termo, não está relacionada apenas a imagens – perceptivas e representativas –, mas também a ideias abstratas. Ela pode ser definida como a criação de novas imagens ou conceitos, ou de novas conexões entre as representações e conceitos preexistentes. As representações são transformadas, ou podem ser elaboradas imagens de algo que jamais foi percebido ou que nunca existiu, como, por exemplo, dragão, sereia etc.

A *imaginação produtiva* (ou imaginação propriamente dita) está relacionada à criação artística, às invenções tecnológicas e às descobertas científicas; distingue-se da *imaginação reprodutiva*, que se refere à evocação mnêmica. A imaginação, diferentemente da inteligência, resulta de um pensamento divergente – no qual são feitas associações não usuais e inesperadas – e não está restrita à solução de problemas imediatos.

Denomina-se imagem fantástica aquela produzida no processo imaginativo, sendo os devaneios um exemplo. As suas características fenomenológicas são iguais às das imagens representativas, como localização no espaço subjetivo interno, ausência de corporeidade etc. O indivíduo reconhece a imagem fantástica como algo criado voluntariamente por ele, e que não corresponde à realidade.

Alterações da imaginação

A imaginação não possui alterações qualitativas, somente quantitativas. Está em geral exacerbada na mania e em alguns quadros psicóticos; e inibida na depressão, na demência, no retardo mental e nos quadros de *delirium* não psicóticos.

A pseudologia fantástica (ou mitomania, ou mentira patológica) consiste no relato de histórias fantásticas e heroicas das quais o paciente é o protagonista. Essas histórias são criadas por pessoas muito autossugestionáveis e têm como objetivo impressionar os outros. Pode ocorrer, embora não seja comum, nos transtornos da personalidade antissocial e histriônica, nos transtornos dissociativos, na mania, no retardo mental e na demência. Os autores se dividem quanto a se há ou não crença por parte do paciente em relação à veracidade de seu relato. De qualquer modo, na pseudologia fantástica há uma exacerbação da imaginação, que estará associada a uma alteração da memória (se o paciente falsamente recorda) ou a uma alteração da atitude (se ele está mentindo). Pio Abreu (1997) cita um caso de Bumke de pseudologia fantástica. O paciente dizia falar cinco idiomas e ser engenheiro. Ingressou no exército imperial e foi enviado para a guerra na Romênia. Contou que se apresentou com o uniforme de sargento, mas fazia as refeições com os oficiais. Intitulava-se aviador e referia ter se salvado milagrosamente de uma grande catástrofe, recebendo, assim, medalhas e condecorações. Afirmava ainda ser filho de uma princesa, a qual, proibida pela família, não o reconhecia como tal.

Uma paciente, que recebeu o diagnóstico de transtorno conversivo (histérico), referiu que *via* dinossauros verdes, vampiros e tigres. Os vampiros, segundo ela, eram bonitos. O tigre conversava com ela, dizia que era seu pai, já falecido, e queria beijá-la. Ela não ficava com medo quando tinha essas *visões*. Não tinha certeza da realidade desses fenômenos, admitindo que pudessem ser o resultado de "um distúrbio no sistema nervoso". Na verdade, a paciente não estava alucinando ou apresentando qualquer outra alteração da sensopercepção. Esse relato, que reflete uma atividade imaginativa bastante exacerbada, foi produzido com a intenção inconsciente de parecer doente e de chamar a atenção de sua família.

Exame da imaginação

Na prova de Touluse, mostra-se ao indivíduo um desenho ou uma lâmina que represente uma cena simples, solicitando-se a ele em seguida que, durante um minuto, invente uma história com base naquela figura.

A prova de Masselon consiste em dizer ao paciente algumas palavras, as quais irão servir de base para ele narrar, por escrito ou oralmente, uma pequena história, sem limite de extensão, na qual necessariamente terão de entrar as palavras previamente apresentadas.

Existem vários instrumentos que tentam medir especificamente a criatividade: testes cognitivos; inventários de atitudes e interesses, de personalidade ou biográficos; avaliações de colegas, professores ou supervisores; julgamentos de produtos criativos; ou autorrelatos de realizações ou atividades criativas. Entre os instrumentos mais utilizados estão as escalas de criatividade ao longo da vida (ECLV), que analisam as atividades da vida real de determinada pessoa, tanto no trabalho como no lazer (Shansis et al., 2003).

A imaginação nos principais transtornos mentais

MANIA. Na mania, a exacerbação da imaginação parece estar relacionada à ocorrência de representações mais vivas e que se associam com maior facilidade.

DEPRESSÃO. Na depressão, há diminuição da vivacidade da fantasia e restrição do seu conteúdo.

RETARDO MENTAL, DEMÊNCIA E *DELIRIUM* SEM PSICOSE. Nessas síndromes, há um empobrecimento geral do psiquismo, com diminuição da capacidade imaginativa, exceto nos raros casos em que há a pseudologia fantástica.

ESTADOS PSICÓTICOS. A imaginação pode ser a base da atividade delirante de determinado paciente, sobretudo na antiga parafrenia, caracterizada por delírios fantásticos e megalomaníacos (ver Capítulo 11, Pensamento: Delírio).

Contribuições da psicanálise

Para Freud, o bebê faminto, tentando repetir a experiência de satisfação da pulsão, alucina o seio materno. A alucinação representa, portanto, uma realização de desejo, e constitui a primeira criação do psiquismo humano. Como, porém, ela não satisfaz as necessidades pulsionais, é inibida pelo ego, desenvolvendo-se então o pensamento. Somente este possibilita uma ação efetiva para a satisfação.

Entre a alucinação e o pensamento está situada a fantasia. Esta é a matéria-prima dos devaneios e da criação artística. As mesmas fantasias que se expressam no brincar da criança continuam a ser representadas no devaneio, no sonho e na produção artística do adulto. Todos estes têm em comum a realização (disfarçada) de desejos, que, em geral, é frustrada pela realidade. A arte, diferentemente dos sintomas, constitui um substituto da realização de desejo aprovado pelo superego, ou seja, é resultado de uma sublimação.

Contribuições das neurociências

De acordo com a ciência cognitiva, a criatividade está relacionada a um processo de pensamento divergente e ao *insight*. O processo de pensamento divergente consiste na produção de um vasto número de soluções alternativas para um dado problema. Por *insight* chamamos a súbita compreensão de um problema ou da estratégia para resolvê-lo de uma forma completamente inusitada (Sternberg, 2000).

CAPÍTULO 14

Conação

Introdução

Conação constitui o conjunto de atividades psíquicas direcionadas para a ação. Incluem-se, entre as funções conativas, os impulsos e a vontade.

Impulsos

Impulso, também chamado *estado motivacional* ou *pulsão*, representa um estado interno, uma vivência afetiva, que induz o indivíduo a atuar no sentido de satisfazer uma necessidade, basicamente uma necessidade corporal.

Os impulsos não devem ser confundidos com os instintos. Estes consistem em predisposições inatas à realização de comportamentos complexos e estereotipados, compartilhados pelos animais de mesma espécie, e que servem à conservação da vida ou à perpetuação da espécie.

Vontade

A vontade constitui um processo psíquico de escolha de uma entre várias possibilidades de ação, uma atividade consciente de direcionamento da ação. Trata-se de uma elaboração cognitiva realizada a partir dos impulsos, sendo influenciada por fatores intelectivos e socioculturais.

Processo volitivo

O processo volitivo divide-se em quatro etapas: (1) intenção ou propósito, (2) deliberação (ou análise), (3) decisão e (4) execução. A fase de intenção ou propósito é representada por uma tendência para a ação, e está intimamente relacionada aos impulsos. A fase de deliberação consiste em uma ponderação consciente a respeito das alternativas de ação, sendo analisados os aspectos positivos e negativos, assim como as possíveis implicações de cada uma. A fase de decisão representa a opção por uma dessas alternativas de ação. E a fase de execução refere-se à atividade psicomotora.

Alterações quantitativas

Hipobulia e abulia

Hipobulia e abulia significam, respectivamente, diminuição e abolição da atividade conativa. A hipobulia e a abulia caracterizam-se por uma sensação de indisposição, fraqueza, desânimo ou falta de energia; perda da iniciativa, da espontaneidade e do interesse pelo mundo externo; indecisão; dificuldade de transformar as decisões em ações; e inibição da psicomotricidade.

Ocorrem na depressão, na esquizofrenia, no *delirium* sem psicose, em alguns casos de demência ou retardo mental e no uso crônico de neurolépticos.

Enfraquecimento de impulsos específicos

Distúrbios como a diminuição ou perda do apetite (anorexia), da sede e da libido, além de insônia, representam um enfraquecimento dos impulsos, um debilitamento das tendências naturais à satisfação das necessidades corporais.

A *anorexia* é observada na depressão, na anorexia nervosa, em alguns quadros de ansiedade e em diversas condições médicas gerais. A anorexia deve ser distinguida da sitiofobia, na qual a recusa alimentar se deve a manifestações fóbicas ou delirantes, não havendo uma real redução do apetite.

A *insônia* pode ser classificada em: inicial, quando há dificuldade para adormecer; intermediária, caracterizada por diversos despertares noturnos; e terminal, quando o paciente acorda muito cedo e não consegue voltar a dormir. A insônia aparece na depressão (podendo ser inicial ou terminal), nas síndromes de ansiedade (em geral, inicial ou intermediária), na mania, nos quadros de agitação psicomotora, nas intoxicações por psicoestimulantes (anfetamina, cocaína, cafeína, etc.) e em quadros de abstinência a algumas substâncias psicoativas (opiáceos, benzodiazepínicos, álcool etc.).

A *perda da libido* é observada na depressão e no uso de substâncias antiandrogênicas, de neurolépticos e de alguns antidepressivos (especialmente os tricíclicos e os serotoninérgicos).

Hiperbulia

A hiperbulia caracteriza-se por um sentimento subjetivo de força, de energia, de disposição; observa-se um aumento da iniciativa, da espontaneidade e do interesse em relação ao mundo externo; costuma haver desinibição e aumento da psicomotricidade. Ocorre principalmente na síndrome maníaca.

Intensificação de impulsos específicos

A *bulimia* (ou sitiomania, ou sitiofilia) consiste em um aumento patológico do apetite. Pode ocorrer em distúrbios hipotalâmicos, na síndrome de abstinência relacionada à anfetamina, em alguns casos de depressão, na bulimia nervosa, no transtorno disfórico pré-menstrual e em quadros de ansiedade. Está relacionada à hiperfagia – ingestão excessiva de alimentos – e à obesidade.

A sede excessiva é denominada *potomania*; a ingestão exagerada de água, polidipsia. Esta é observada no diabetes melito, no diabetes insípido e na síndrome de ansiedade.

Hipersonia (ou letargia) significa sono em excesso. Ela é observada em alguns deprimidos; pode ser um efeito colateral de medicamentos como benzodiazepínicos, antipsicóticos e antidepressivos; e ocorre de forma paroxística na narcolepsia.

O desejo sexual patologicamente aumentado no homem é chamado *satiríase* e, na mulher, *ninfomania*. O aumento da libido é uma alteração típica da mania.

Alterações qualitativas (disbulias ou parabulias)

Atos impulsivos

Os atos impulsivos caracterizam-se por serem súbitos, incoercíveis e incontroláveis. São atos desprovidos de finalidade consciente. Pulam-se as etapas de deliberação e decisão do processo volitivo, indo-se direto da intenção para a ação. Presumivelmente, os atos impulsivos ocorrem em função de um aumento da intensidade dos impulsos ou de um enfraquecimento dos mecanismos de inibição e refreamento.

Os atos impulsivos tornam-se patológicos quando são empaticamente incompreensíveis para o observador. Alguns comportamentos heteroagressivos, autoagressivos e suicidas, a frangofilia, a piromania, a dromomania, a dipsomania e os ataques de hiperingestão alimentar (da bulimia nervosa) podem ter as características de um ato impulsivo.

Os *comportamentos heteroagressivos* impulsivos ocorrem de forma não premeditada, sendo muitas vezes imotivados. Podem, algumas vezes, resultar em homicídio.

A *frangofilia* representa uma forma especial de comportamento agressivo. Nesse caso, a ação é a de destruir objetos – deixá-los em frangalhos –, como roupas, móveis, colchões etc.

A *piromania* constitui uma propensão a atear fogo, provocar um incêndio. Muitas vezes trata-se de uma reação agressiva a uma contrariedade.

Os atos impulsivos heteroagressivos, a frangofilia e a piromania são observados nos transtornos da personalidade antissocial, *borderline* e explosiva, assim como na mania, na esquizofrenia, no retardo mental, na demência e no estado crepuscular epiléptico.

A *dromomania* (poriomania, automatismo ambulatório ou fuga) consiste em uma necessidade de afastar-se, de mudar de lugar, que se manifesta como uma deambulação sem finalidade ou como uma corrida súbita e imotivada. A fuga proporciona alívio para um estado de disforia relacionado a circunstâncias do ambiente. Ocorre nos estados crepusculares histérico e epiléptico, na esquizofrenia, na demência e no retardo mental.

A *dipsomania* representa uma tendência periódica para a ingestão de grande quantidade de álcool, afetando pessoas que estão, em geral, abstêmias. Após o início da ingestão alcoólica, o indivíduo perde inteiramente o controle sobre esta, e bebe até cair inconsciente.

Na bulimia nervosa, ocorrem *ataques de hiperingestão alimentar*, que se caracterizam pelo comportamento de comer rapidamente uma grande quantidade de alimentos e, principalmente, pela sensação de perda de controle sobre a ingestão.

Atos compulsivos

Os atos compulsivos ou compulsões, que foram descritos por Esquirol, em 1836, são atos que o indivíduo se sente compelido a realizar. Todavia, ao contrário do que ocorre nos atos impulsivos, a execução não se dá de imediato, e sim somente após alguma deliberação consciente, havendo, com frequência, luta ou resistência contra a sua execução. Também diferentemente dos atos impulsivos, os atos compulsivos nem sempre levam a uma sensação de prazer; muitas vezes produzem apenas certo alívio, em geral temporário, para uma vivência disfórica.

No transtorno obsessivo-compulsivo, as compulsões podem ser secundárias a ideias obsessivas, uma forma de combater essas ideias, de reduzir a ansiedade provocada por elas; ou, então, consistem em comportamentos repetitivos que requerem um padrão rígido de realização, e que muitas vezes assumem a forma de verdadeiros rituais. Por exemplo: vem à mente do paciente a ideia de que seu pai vai morrer, e ele se vê impelido a bater com a colher na xícara de café cinco vezes para evitar que tal tragédia ocorra; lavar as mãos dezenas de vezes ao dia em função do medo de contaminação por germes; conferir se desligou o gás inúmeras vezes ao sair de casa. Uma jovem não podia ir dormir sem antes colocar um colar no pescoço e anéis em seus dedos, presenteados por pessoas próximas a ela, temendo que, se não o fizesse, pudesse acontecer algo terrível com elas. Toda vez em que saía para passear de carro, um rapaz não conseguia deixar de somar os algarismos das placas de todos os automóveis que via; e ficava muito ansioso até que uma soma resultasse em um múltiplo de nove, o que lhe assegurava que nada de mal iria ocorrer. O paciente com transtorno obsessivo-compulsivo reconhece o caráter absurdo de suas compulsões e tenta resistir a elas. Compulsões são comuns também na depressão e na síndrome de Tourette.

Possuem igualmente um caráter compulsivo o padrão de uso de drogas psicoativas na dependência química (toxicofilia), o comportamento alimentar na obesidade hiperfágica comum (em que não há ataques de hiperingestão), o jogo patológico, a cleptomania e certos padrões de comportamento relativos ao comprar e ao envolvimento amoroso.

O comportamento de um indivíduo em relação à *comida*, ao *jogo* e ao *objeto sexual* pode possuir os mesmos aspectos observados nos quadros de *dependência química* em relação à droga: avidez (ânsia por comida, pelo jogo ou pelo parceiro sexual), pensamentos recorrentes (quanto aos mesmos), negação da dependência, sintomas de abstinência e a ocorrência de prejuízos psicossociais significativos.

Na *cleptomania*, o indivíduo, mais frequentemente uma mulher, vê-se impelido a roubar determinado objeto, do qual na verdade não necessita e cujo valor financeiro é irrelevante. O ato de roubar é precedido de ansiedade e acompanha-se de um alívio dessa ansiedade, além de certa excitação e prazer. A *compulsão por comprar* (ou oniomania) tem características semelhantes.

Comportamentos desviantes em relação aos impulsos

Os *comportamentos de automutilação e suicida* podem ser considerados desvios dos impulsos de autopreservação. Formas leves e moderadas de automutilação ocorrem mais em pacientes com retardo mental ou transtorno da personalidade *borderline*. Já formas mais graves são mais comuns na esquizofrenia. O suicídio é um risco importante especialmente na depressão, no alcoolismo e na esquizofrenia, embora nem sempre esteja relacionado a uma doença mental.

A *alotriofagia* representa um desvio dos impulsos de nutrição, uma *perversão* do apetite, como se chamava antigamente. Consiste na ingestão de coisas estranhas ou inadequadas. Por exemplo: comer animais repugnantes (lagartixa, barata, minhoca), excrementos (coprofagia), substâncias nocivas e objetos perigosos (tinta, botões, alfinetes, sabão, etc.). Um paciente costumava comer as molas do colchão sobre o qual dormia, as quais tiveram que ser retiradas de seu abdome por meio de uma intervenção cirúrgica. Ocorre mais frequentemente no retardo mental e na demência, e, ainda, na esquizofrenia residual e na mania.

As *parafilias* (*perversões* sexuais) constituem um desvio do comportamento sexual. Consistem na preferência por objetos ou situações sexuais não usuais, que se tornam uma condição necessária para a excitação sexual e o orgasmo. Na quase totalidade das vezes, as parafilias acometem pessoas do sexo masculino. No fetichismo, o interesse sexual se concentra sobre partes não genitais do corpo feminino (pés, cabelos, nuca etc.) ou peças do vestuário (sapatos, roupas íntimas, meias etc.). No exibicionismo, o comportamento consiste na exposição dos órgãos genitais, geralmente contra a vontade da pessoa que observa. Na escopofilia (*voyeurismo*), o prazer provém basicamente da observação de uma pessoa que está tendo uma relação sexual ou que está nua ou tirando a roupa. No sadomasoquismo, o prazer está vinculado a dor, humilhação, ou dominação e submissão. Na coprofilia, a excitação depende do uso de excrementos no ato sexual. Por fim, na pedofilia, na gerontofilia, na zoofilia e na necrofilia, os objetos sexuais preferenciais são, respectivamente, crianças, idosos, animais e cadáveres.

Ambitendência

A ambitendência também é denominada *ambivalência volitiva*. Consiste em uma incapacidade para decidir, em função da presença na consciência de tendências volitivas opostas. Por exemplo, querer ficar perto de alguém e, ao mesmo tempo, não querer, e temer tal aproximação. A ambitendência pode ocorrer na esquizofrenia.

Um fenômeno dessa natureza ocorre em pacientes obsessivos. Nestes há um excesso de deliberação, ou seja, todas as alternativas possíveis de conduta são minuciosa e repetidamente examinadas, o que impede que se chegue à etapa de decisão do processo volitivo.

Negativismo

O negativismo, que foi descrito por Kahlbaum, consiste em uma resistência não deliberada, imotivada e incompreensível às solicitações externas. No negativismo passivo, o paciente simplesmente não faz o que lhe é pedido; no ativo, ele faz o oposto ao solicitado. Podem ser manifestações do negativismo passivo o mutismo (a recusa a falar) e a sitiofobia (a recusa de alimentos). Sims (2001) relata um caso de negativismo ativo. O paciente, ao ser convidado pelo médico a entrar no consultório, deu dois passos para trás. Só entrou quando se ordenou que fosse embora. Sentou-se apenas quando solicitado a ficar em pé. O negativismo é observado em quadros catatônicos, como na esquizofrenia e na depressão. Uma forma especial de negativismo, observada na catatonia, é denominada *gegenhalten*, ou paratonia inibitória, que representa uma resistência ao movimento passivo proporcional à força do estímulo, aparentemente automática e não intencional.

Reação do último momento

A reação do último momento consiste no desaparecimento súbito de uma conduta negativista justamente no momento em que o examinador desiste do seu empenho em fazer com que o paciente atenda à sua solicitação. Por exemplo, o indivíduo se recusa a responder a qualquer pergunta por mais de 1 hora, e permanece o tempo todo em silêncio, sem sequer olhar para o examinador. Mas, quando este vai se retirar, o doente começa a cooperar. Todavia, a falta de cooperação em geral se reinicia logo em seguida.

Sugestionabilidade patológica

A sugestionabilidade patológica é um sintoma oposto ao negativismo. Consiste em uma tendência exagerada a atender às solicitações vindas do exterior. Ocorre nos transtornos dissociativos e conversivos (autossugestão); e nos estados hipnóticos e no transtorno psicótico compartilhado (heterossugestão). Em um transtorno dissociativo, por exemplo, o paciente se convence de que perdeu a memória. Em um transtorno conversivo, ele pode passar a acreditar, por si próprio, que está paralítico ou cego. Já no transtorno psicótico compartilhado, um indivíduo primariamente delirante, que sofre, por exemplo, de esquizofrenia, "contagia" um segundo indivíduo, mais crédulo e ingênuo, com sua ideação patológica. Os fenômenos em eco – ecopraxia, ecomimia (ver Capítulo 16, Psicomotricidade) e ecolalia (ver Capítulo 9, Linguagem) – representam casos mais graves de sugestionabilidade e ocorrem na síndrome catatônica. Na catatonia, pode ser observada também uma forma especial de sugestionabilidade patológica chamada de *mitgehen* ("ir com"): a elevação do braço, como uma luminária articulada, em resposta a uma leve pressão digital, apesar das instruções em contrário dadas ao indivíduo.

Obediência automática

A obediência automática representa um exemplo extremo de sugestionabilidade patológica. Caracteriza-se pelo cumprimento passivo e imediato, sem qualquer reflexão ou elaboração, de quaisquer ordens ou solicitações, mesmo que a ação realizada seja perigosa ou danosa para o próprio paciente. Caso se diga para o indivíduo pular do vigésimo andar, ele o fará "sem pestanejar". A obediência automática ocorre na síndrome catatônica.

Exame da conação

Observação do comportamento

A exploração da conação dá-se, basicamente, pela observação do comportamento do paciente: observa-se se ele demonstra iniciativa, espontaneidade e interesse, e ainda capacidade de tomar decisões.

Respostas às solicitações do examinador

Em geral, o grau de cooperação do paciente em uma simples entrevista já fornece elementos para a identificação de alterações, como negativismo e sugestionabilidade patológica.

Para a detecção de obediência automática, são dadas, sem prévias explicações, ordens simples que pareceriam às pessoas em geral estranhas ou inadequadas para a situação de um exame médico: "Levante os braços... Abaixe os braços... Sente-se... Fique de pé... Dê três pulinhos... Dê três voltas em torno da cadeira...".

Linguagem e psicomotricidade

As variações quantitativas da linguagem e da psicomotricidade costumam estar correlacionadas diretamente com a conação. A hiperbulia quase sempre é acompanhada de logorreia e de agitação psicomotora; e a hipobulia, de oligolalia ou mutismo e de inibição psicomotora.

A conação nos principais transtornos mentais

ESQUIZOFRENIA. A hipobulia é considerada um sintoma negativo da esquizofrenia, sendo mais característica dos subtipos simples, hebefrênico e residual.

Na esquizofrenia, podem ocorrer atos impulsivos, suicídio, ambitendência e, particularmente na forma catatônica, negativismo, reação do último momento, sugestionabilidade patológica e obediência automática.

MANIA. A mania caracteriza-se pela presença de hiperbulia, aumento da libido, insônia, além de um fraco controle dos impulsos.

DEPRESSÃO. Na depressão há hipobulia, assim como anorexia (mais raramente aumento do apetite), insônia (mais raramente hipersonia), perda da libido e, nos casos mais graves, negativismo e ideação suicida.

RETARDO MENTAL. No retardo mental, tanto pode haver hipobulia (*oligofrenia apática*) como hiperbulia (*oligofrenia agitada*). Tipicamente, observa-se impulsividade, podendo ocorrer alotriofagia.

DEMÊNCIA. Em alguns dementes há hipobulia. Na demência podem ser observados um fraco controle dos impulsos, negativismo ou sugestionabilidade patológica, além de alotriofagia.

DELIRIUM. Nos quadros de *delirium* em que os sintomas psicóticos estão ausentes, há hipobulia; nos quadros psicóticos, pode haver impulsividade.

TRANSTORNOS DA PERSONALIDADE ANTISSOCIAL, *BORDERLINE* E EXPLOSIVA. Essas categorias diagnósticas caracterizam-se essencialmente pelo comportamento impulsivo.

TRANSTORNO CONVERSIVO E TRANSTORNOS DISSOCIATIVOS. Esses quadros caracterizam-se pela grande (auto e hetero) sugestionabilidade. Podem manifestar-se sob a forma de fugas (dromomania).

TRANSTORNOS DE ANSIEDADE. Os transtornos de ansiedade podem cursar com insônia inicial ou intermediária e aumento ou diminuição do apetite, além de aumento da sede.

TRANSTORNO OBSESSIVO-COMPULSIVO (TOC). As compulsões constituem manifestações essenciais do TOC. São especialmente torturantes quando a sua realização é acompanhada de dúvida quanto à exatidão do ato, o que faz com que este tenha que ser repetido inúmeras vezes.

TRANSTORNOS ALIMENTARES. Na anorexia nervosa, além da perda do apetite – que inicialmente pode até estar ausente –, encontram-se perda de peso autoinduzida – por meio de dietas, exercícios físicos, vômitos provocados, uso de anorexígenos –, distorção da autoimagem corporal e distúrbios endócrinos (como amenorreia). Na bulimia nervosa, o comportamento alimentar é basicamente impulsivo (ataques de hiperingestão), enquanto na obesidade hiperfágica comum, é compulsivo.

ALCOOLISMO. Na intoxicação alcoólica ocorre desinibição dos impulsos. Quando há dependência em relação ao álcool, o comportamento do paciente adquire características compulsivas. É bastante comum o suicídio entre alcoolistas.

A dipsomania, que se caracteriza por uma incapacidade de parar de beber após o primeiro gole, corresponde ao alcoolismo *épsilon* na classificação de Jellinek (alcoolismo periódico).

Contribuições da psicanálise

Pulsão

Pulsão é a tradução mais aceita atualmente para o termo alemão *Trieb*, empregado por Freud. Difere do termo *Instinkt*, que se refere ao comportamento instintivo.

Para Freud, a pulsão é um conceito que se encontra na fronteira entre o somático e o psíquico, e representa um estímulo da mente que provém do corpo. A pulsão consiste em uma tendência para a descarga da energia psíquica. Ela produz um estado de excitação psíquica ou tensão, o qual impele o indivíduo a realizar uma ação motora cujo objetivo é reduzir essa tensão.

As pulsões possuem dois representantes psíquicos: (1) a quota de afeto, que se refere à quantidade de energia psíquica (catexia) ligada a uma representação mental e que tende à descarga; e (2) a ideia (ou representação), fator qualitativo que corresponde à percepção da descarga de energia psíquica (ou da não ocorrência desta), sentida como prazer (ou desprazer).

Quatro elementos estão relacionados às pulsões: (1) a sua fonte, que é sempre um processo somático (o qual resulta em um estado de tensão); (2) a sua pressão ou força, que é o grau de exigência de atividade imposta ao aparelho psíquico; (3) a sua finalidade (ou alvo), que é a satisfação, a cessação do estado de tensão; e (4) o objeto, algo por meio do qual a pulsão pode atingir sua finalidade.

Evolução da teoria das pulsões de Freud

O pensamento de Freud a respeito das pulsões passa por quatro fases distintas: (1ª) em 1910, a pulsão de autoconservação (ou pulsão do ego) se opõe à pulsão sexual (libido); (2ª) na *Introdução ao narcisismo* (1914), é mantida a oposição pulsão do ego/pulsão sexual, mas a libido é subdividida em libido objetal e libido narcísica (do ego); (3ª) entre 1917 e 1920, Freud vai abandonando o conceito de pulsão do ego, considerando apenas a pulsão sexual e sua subdivisão em libido objetal e libido narcísica; e (4ª) em 1920, com *Além do princípio do prazer*, surge a oposição entre a pulsão de vida (ou Eros) e a pulsão de morte (ou Tanatus).

▶ Pulsão sexual *versus* pulsão do ego (1ª fase)

A pulsão sexual está voltada para a perpetuação da espécie e está relacionada a uma forma de energia psíquica denominada *libido*. A pulsão do ego, ou de autoconservação, está voltada para a preservação da vida do próprio indivíduo – a fome constitui o seu protótipo –, e está relacionada a uma forma de energia chamada *interesse*. Ocorrem conflitos intrapsíquicos entre as pulsões sexuais e as pulsões do ego, mas só as primeiras podem ser reprimidas.

As pulsões sexuais inicialmente são satisfeitas de forma autoerótica, e só mais tarde se tornam dependentes do objeto. Elas se caracterizam por uma grande variabilidade quanto a objetos e a modalidades de satisfação, que podem, inclusive, ser fantasiosos. As pulsões do ego, ao contrário, só se satisfazem com objetos reais, havendo uma rigidez bem maior no que se refere aos objetos e modalidades de satisfação.

As pulsões sexuais já estão ativas desde a primeira infância, mas inicialmente estão restritas a alguns órgãos específicos (ou zonas erógenas) que se sucedem no tempo, como a boca (fase oral), o ânus (fase anal) e o pênis ou o clitóris (fase fálica), constituindo, assim, o que se denominam *pulsões parciais*. Na sexualidade adulta, genital, unificam-se as pulsões sexuais e o prazer passa a se relacionar ao corpo como um todo, adquirindo-se a capacidade para o orgasmo. Todavia, as características sexuais infantis continuam de certa forma presentes no adulto, sob a forma de prazeres preliminares ao ato sexual, como beijos, olhares, carícias, exibições etc. Além disso, no caso das parafilias, haveria fixação a uma fase pré-genital do desenvolvimento da libido, isto é, a objetos ou modalidades de gratificação sexual infantis.

▶ Libido objetal *versus* libido narcísica (2ª fase)

Em 1914, Freud formula a ideia de que o ego é o primeiro objeto da pulsão sexual, e constitui o grande reservatório da libido. Só secundariamente é que os objetos recebem um investimento libidinal. Portanto, há duas formas de libido: a narcísica, que é investida no ego, e a objetal. Além disso, ainda há as pulsões do ego e, assim, o ego está relacionado a duas formas de energia: a libido narcísica e o interesse.

▶ Monismo pulsional (3ª fase)

Entre 1917 e 1920, Freud passa a considerar que só existiria um tipo de energia psíquica: a libido. O que antes ele classificava como pulsões do ego passa a ser incorporado às pulsões sexuais, especificamente à libido narcísica.

▶ Pulsão de vida *versus* pulsão de morte (4ª fase)

Em 1920, Freud formula o conceito de pulsão de morte, não aceito por grande parte dos psicanalistas. Ele se baseou no fenômeno da compulsão à repetição – que se refere a comportamentos e atividades mentais que tendem a se repetir em diversas situações na vida de um indivíduo, independentemente de proporcionarem prazer ou não – e na observação clínica da agressividade – na ambivalência dos neuróticos, no sadismo, no masoquismo, na neurose obsessiva e na melancolia.

A pulsão de morte está relacionada à compulsão à repetição, e consiste em uma tendência ao retorno a um estado anterior à vida, um estado inorgânico. Representa uma tendência à diminuição das diferenças de energia psíquica entre o organismo e o meio, a uma descarga total; uma tendência à desagregação e ao restabelecimento de formas menos diferenciadas e menos organizadas, algo análogo ao catabolismo. Haveria, portanto, uma propensão natural para a autodestruição, um masoquismo primário. Apenas quando, secundariamente, a energia associada à pulsão de morte se volta para os objetos externos é que se manifesta o sadismo.

Em oposição à pulsão de morte está a pulsão de vida. Esta incorporou as antigas noções de pulsões sexuais e pulsões de autoconservação. Freud chega a insinuar uma relação entre as pulsões de autoconservação e a pulsão de morte, pois o organismo precisaria destruir para se manter vivo e "só quer morrer à sua maneira". Todavia, ele logo retifica essa posição, e passa a considerar a autoconservação como de natureza libidinal, ligada à pulsão de vida.

A pulsão de vida representa uma tendência à agregação, à constituição de unidades vitais cada vez maiores e de formas cada vez mais diferenciadas e organizadas, sendo, assim, análoga ao anabolismo. A pulsão de vida está relacionada a um aumento das diferenças do nível de energia entre o organismo e o meio.

Apesar de opostas, as pulsões de vida e de morte estão regularmente fundidas, isto é, participam conjuntamente – ora predominando uma, ora a outra – de inúmeros comportamentos normais ou patológicos. As manifestações da pulsão de vida não são observáveis isoladamente, sem estarem mescladas às da pulsão de morte, e vice-versa.

Contribuições das neurociências

Córtex pré-frontal

O córtex pré-frontal é uma área associativa que integra informações sensoriais internas e externas e que tem conexões com o córtex pré-motor e o córtex motor. Ele está relacionado à seleção de respostas motoras apropriadas, assim como à previsão das consequências de cada alternativa de ação motora.

Estudos de tomografia por emissão de pósitrons (PET) identificam maior fluxo sanguíneo nas áreas pré-frontais quando o indivíduo realiza tarefas relacionadas à vontade, ao planejamento de ações e ao controle voluntário (consciente) da motricidade.

Estudos eletroencefalográficos evidenciam o surgimento de potenciais elétricos nas áreas pré-motoras cerca de meio segundo antes de o indivíduo tomar conhecimento de sua decisão. Isso significa que só depois que a decisão é tomada é que esta chega à consciência. Todavia, a decisão chega à consciência antes da ação, o que permite que a consciência faça ajustes e correções, iniba respostas inapropriadas, tornando, assim, a ação mais eficaz, mais adaptativa (Libet, 2002).

Hipotálamo

O hipotálamo exerce um importante papel na regulação da temperatura, da osmolaridade dos líquidos e peso corporais, e ainda da sede, da fome e da sexualidade.

Em animais, a estimulação elétrica do hipotálamo lateral e lesões de áreas ventromediais do hipotálamo provocam um aumento do nível geral de atividade, podendo chegar a uma atitude de fúria e luta; por sua vez, lesões no hipotálamo lateral levam a um comportamento de extrema passividade, com perda da impulsividade natural.

A estimulação dos núcleos hipotalâmicos ventromediais provoca supressão da ingestão alimentar, enquanto lesões nessa área causam hiperfagia. Por sua vez, a estimulação dos núcleos laterais do hipotálamo ocasiona aumento da ingestão, e lesões localizadas nessa área provocam afagia.

O centro da sede parece estar localizado no hipotálamo lateral. Neste existem receptores que registram os níveis de sódio, a osmolaridade do líquido extracelular. Lesões nessa região causam cessação da ingestão de líquidos (adipsia). O hipotálamo participa também da regulação da excreção de água na urina.

A estimulação de regiões anteriores e posteriores do hipotálamo aumenta o impulso sexual. A estimulação e a destruição da área pré-óptica hipotalâmica induz e inibe, respectivamente, o comportamento sexual.

Os núcleos hipotalâmicos lateral e ventromedial parecem fazer parte dos circuitos cerebrais de recompensa. A estimulação dessas áreas provoca uma sensação de prazer no animal e induz um comportamento de autoestimulação, podendo atuar como um reforço no condicionamento operante. Já a estimulação de outras áreas, como as zonas periventriculares do hipotálamo, causa, no animal, terror, dor, medo e reações de defesa e de fuga. Trata-se dos chamados centros de punição.

Amígdala

A remoção das amígdalas, como na síndrome de Klüver-Bucy, está relacionada a hipoatividade geral, impulso sexual excessivo, hiperfagia e alterações dos hábitos alimentares.

Hipocampo

A estimulação de diferentes áreas do hipocampo pode causar passividade e hipersexualidade.

Bioquímica

Diversos circuitos neuronais estão a serviço da homeostase do organismo, a qual é essencial para a sobrevivência. O cérebro é automaticamente informado quando determinada substância vital atinge níveis elevados ou baixos demais, o que o leva a ativar os processos de regulação que vão fazer com que a substância retorne ao nível desejado ou ponto fixo.

O comportamento alimentar é influenciado por vários hormônios, como os esteroides sexuais, o glucagon, a insulina e o hormônio do crescimento, e ainda pelos níveis da glicemia. A norepinefrina e o neuropeptídio Y aumentam a ingestão alimentar, particularmente de carboidratos. O peptídio galanina faz aumentar a ingestão de gorduras, e os opiáceos, de proteínas. O hormônio colecistocinina, liberado no intestino proximal mas também presente no cérebro, parece ser o responsável pela saciedade. A fenfluramina e a anfetamina, que aumentam a liberação de serotonina no hipotálamo, causam diminuição do apetite.

Em animais, observa-se uma correlação direta entre o comportamento sexual e a concentração de testosterona. No homem, o nível desse hormônio se eleva em função da exposição a estímulos de natureza sexual.

A dopamina é o neurotransmissor do sistema de recompensa, ou sistema hedônico, do qual fazem parte a área tegmental ventral e o núcleo *accumbens*. As substâncias psicoativas que causam dependência – como álcool, nicotina, cocaína e heroína – atuam nesse sistema, elevando o nível de dopamina, particularmente no núcleo *accumbens*, elevação essa que produz no indivíduo uma sensação de prazer. A ingestão de água ou comida e a cópula ativam esse mesmo circuito cerebral.

Postula-se que haja uma relação entre perda do controle dos impulsos e hipofunção serotoninérgica. Vários estudos evidenciaram uma diminuição da concentração no liquor do 5-HIAA (ácido 5-hidroxi-indolacético) – o principal metabólito da serotonina – em indivíduos que tentaram o suicídio ou que apresentavam outros comportamentos impulsivos.

Pragmatismo

CAPÍTULO 15

Pragmatismo é a capacidade de colocar em prática, de realizar de forma eficaz, aquilo que se deseja ou que foi planejado. Portanto, ele não pode ser avaliado se a conação estiver diminuída: se o paciente nada quer, o distúrbio não está na transposição do querer para a realização.

De certa forma, o pragmatismo serve como medida do grau de eficácia das funções psíquicas em seu conjunto (Motta et al., 1995). O pragmatismo só pode se alterar quantitativamente, e para menos: hipopragmatismo e apragmatismo.

O exame do pragmatismo implica, em primeiro lugar, identificar os interesses e objetivos do paciente, e, em segundo, avaliar a adequação do comportamento quanto à realização de tais objetivos.

Todos os transtornos mentais levam a certo grau de hipopragmatismo, uns mais, outros menos. O maníaco, apesar da hiperbulia (intensificação da vontade), está hipopragmático: seus objetivos mudam constantemente e ele não consegue terminar nada que inicia.

CAPÍTULO 16

Psicomotricidade

Introdução

Nem todos os movimentos corporais se encontram no âmbito da psicologia e da psicopatologia, somente as ações psicomotoras. Aqueles movimentos corporais involuntários e independentes do psiquismo interessam apenas à neurologia.

As ações psicomotoras possuem um conteúdo psicológico, são uma expressão do psiquismo. São voluntárias, isto é, conscientes quanto a motivação e finalidade. Representam a quarta etapa do processo volitivo: a execução.

A motilidade consiste na via final de todo evento psíquico e é a única forma de acesso que temos ao psiquismo de outra pessoa.

Na psicomotricidade está incluída a fala, mas esta faz jus a um capítulo à parte (ver Capítulo 9, Linguagem). Os movimentos expressivos da mímica – embora estejam diretamente relacionados ao psiquismo, particularmente à afetividade – não são estudados aqui, por não serem, segundo Jaspers, voluntários nem intencionais.

Alterações quantitativas

Apraxia

A apraxia consiste na dificuldade ou impossibilidade de realizar atos motores intencionais, voluntários, na ausência de paresia ou paralisia, de déficit sensorial e de incoordenação motora. A apraxia representa a perda do movimento aprendido.

As apraxias estão relacionadas a lesões corticais, geralmente no hemisfério dominante, envolvendo doenças vasculares cerebrais, processos demenciais e neoplasias.

Há basicamente duas formas de apraxias: a ideomotora e a ideativa. A apraxia ideomotora é a perda da capacidade de realizar movimentos simples em resposta à solicitação do examinador: por exemplo, bater em um prego com um martelo; fazer um aceno significando adeus; escovar os dentes etc. O paciente pode conseguir executar o mesmo ato de forma espontânea. A apraxia ideativa, por sua vez, é a perda da capacidade de realizar movimentos sequenciais: por exemplo, dobrar uma carta, colocá-la em um envelope, lacrar o envelope e, em seguida, colocar um selo. Os pacientes conseguem executar individualmente os movimentos que integram a sequência.

Hipocinesia e acinesia

A hipocinesia (ou inibição psicomotora) caracteriza-se pela diminuição acentuada e generalizada dos movimentos voluntários. Os movimentos tornam-se lentos e são realizados com grande dificuldade. Em geral, há inibição do pensamento e da fala, empobrecimento da mímica (hipomimia), e diminuição da vontade (hipobulia).

Na acinesia (ou estupor) há abolição dos movimentos voluntários. O paciente pode ficar por um longo período restrito ao leito, sem qualquer reação ao ambiente, apresentando mutismo, abolição da expressão facial (amimia), recusa de alimentos (sitiofobia) e incontinência urinária e fecal (gatismo), além de abulia.

O estupor e a hipocinesia podem ocorrer na catatonia, na depressão grave, nos quadros de *delirium* não psicóticos, em estados dissociativos histéricos, no parkinsonismo, na encefalite letárgica e, mais raramente, em estados demenciais avançados, no retardo mental e em ataques de pânico (reações de *congelamento*).

Quando o estupor se acompanha de rigidez muscular, com redução da mobilidade passiva e manutenção da postura corporal, trata-se da catalepsia, que é também uma forma de estereotipia (ver adiante). Nesse caso, o paciente pode assumir espontaneamente posições bastante incômodas por um tempo prolongado: por exemplo, manter os braços elevados; ficar deitado com as pernas para o ar; ou ainda permanecer com a cabeça inclinada para a frente, como se estivesse apoiada em um travesseiro imaginário (*travesseiro psíquico*).

As paralisias da conversão histérica constituem um estado de acinesia localizada, restrita a um ou mais membros.

Hipercinesia

A hipercinesia (ou exaltação psicomotora) caracteriza-se por um aumento patológico da atividade motora voluntária. Essa exaltação da psicomotricidade pode se dar em três níveis de gravidade: inquietação, agitação e furor (do menos para o mais intenso).

Comumente a hipercinesia acompanha-se de logorreia (fala excessiva) e de heteroagressividade. Trata-se de uma alteração psicopatológica bastante comum e inespecífica, podendo ser observada na catatonia, na mania, na depressão ansiosa, em quadros de *delirium* com sintomas psicóticos, em estados crepusculares histéricos e epilépticos, em síndromes de ansiedade, em síndromes delirantes, em alguns pacientes com retardo mental ou demência e no transtorno de déficit de atenção e hiperatividade.

◀ Alterações qualitativas

Ecopraxia

A ecopraxia consiste na repetição automática e despropositada das ações motoras executadas por outra pessoa, que está diante do paciente. São imitados os gestos, a postura, a fala (ecolalia) ou a expressão fisionômica (ecomimia).

A ecopraxia está relacionada à sugestionabilidade patológica (ver Capítulo 14, Conação). Pode ser observada principalmente na síndrome catatônica e, ainda, no retardo mental, no *delirium* e em processos demenciais.

Estereotipias

As estereotipias, que foram estudadas inicialmente por Falret, constituem ações motoras desprovidas de finalidade e de sentido (para o próprio doente), sendo repetidas de maneira uniforme e com grande frequência.

As estereotipias podem ser de gestos ou movimentos (desde simples movimentos de dedos até marchas), de posição (estereotipia acinética ou catalepsia – a manutenção de uma postura corporal, geralmente extravagante, durante longo tempo), de lugar (a busca reiterada, sem razão plausível, de um mesmo local) ou de palavras e frases (chamada de verbigeração).

Um indivíduo que sofria de esquizofrenia ficava diariamente sentado na calçada em frente à mesma loja de tapetes em Copacabana, com papel e uma caneta na mão, fazendo os mesmos desenhos durante o dia inteiro. Autores clássicos como Bleuler (1985) e Mayer-Gross *et al.* (1969) nos fornecem vários outros exemplos de estereotipias. Os pacientes podem permanecer imóveis e rígidos como uma estátua durante minutos ou horas, com os braços estirados, por exemplo, como se fossem Cristo na cruz. Podem ser observados movimentos repetitivos, tais como a protrusão dos lábios em focinho, fazer caretas, girar a cabeça para o lado, chacoalhar os braços, bater com o pé, esfregar a mão no peito. Uma mulher esquizofrênica agarrava e apertava com força qualquer coisa que estivesse ao seu alcance, fosse uma cadeira, um pedaço de papel ou o braço de uma enfermeira. Alguns pacientes andam pelo jardim sempre pelos mesmos caminhos, os quais, consequentemente, ficam marcados.

Supõe-se que as estereotipias representem resíduos de ações motoras que originalmente possuíam finalidade e sentido, mas que foram empobrecidas ou deformadas.

As estereotipias ocorrem na síndrome catatônica, em estados crepusculares epilépticos e no autismo.

Flexibilidade cerácea

Alguns autores colocam, equivocadamente, *flexibilidade cerácea* e *catalepsia* como sinônimos. Na flexibilidade cerácea, como na catalepsia, há rigidez muscular, porém esta, no caso da flexibilidade cerácea, é facilmente vencida. Isso permite que o examinador coloque um segmento do corpo do paciente – um membro, a cabeça ou o tronco – nas mais diversas posições, e o paciente irá manter a postura corporal em que foi passivamente colocado por bastante tempo, mesmo que tal postura seja desconfortável. O corpo do paciente é amoldável como se fosse de cera.

A flexibilidade cerácea é encontrada em quadros catatônicos: na esquizofrenia, nos transtornos do humor, na encefalite letárgica, no parkinsonismo e na síndrome neuroléptica maligna.

Para Bumke, o termo *flexibilidade cerácea* só caberia aos quadros de origem orgânica, sendo mais apropriada na esquizofrenia a expressão *pseudoflexibilidade cerácea*. Todavia, isso é muito criticável, por se basear em uma diferenciação etiológica e não realmente fenomenológica.

Maneirismos

Maneirismos são movimentos expressivos – isto é, movimentos que servem a um propósito de comunicação, tais como gestos, mímicas, vocalização – que se tornam exagerados quanto à sua amplitude, tornam-se afetados, rebuscados, estilizados ou desarmônicos, perdem sua graça natural e parecem extravagantes ao observador.

Observam-se maneirismos na esquizofrenia catatônica ou hebefrênica, no retardo mental, na histeria, em doenças cerebrais orgânicas e, em uma situação não patológica, na homossexualidade.

O comportamento de um paciente que, toda vez em que vê seu médico, ajoelha-se e beija as mãos deste pode ser considerado amaneirado. Um outro exemplo de maneirismo é o de um aperto de mão que dura mais de um minuto, com movimentos excessivamente vigorosos.

Interceptação cinética

A interceptação cinética consiste em uma interrupção brusca e incompreensível de uma ação motora já iniciada, que para no meio. O paciente muitas vezes atribui a impossibilidade de completar o movimento a uma influência externa.

A interceptação cinética é algo equivalente ao roubo do pensamento (alteração da consciência do eu), podendo também ocorrer na catatonia.

Perseveração motora

A perseveração motora representa uma repetição sem sentido de uma ação motora de início executada adequadamente. Por exemplo: solicita-se ao paciente que coloque a língua para fora, o que ele faz, e, em seguida, que ele a coloque para dentro, o que ele também faz; todavia, o paciente agora passa a realizar repetidamente os mesmos movimentos com a língua sem que haja uma nova solicitação por parte do examinador.

A perseveração motora ocorre na catatonia e em quadros relacionados a doenças cerebrais, como processos demenciais, retardo mental etc.

Exame da psicomotricidade

Aspectos gerais

A maior parte das alterações da psicomotricidade surge espontaneamente, e sua detecção depende apenas da simples observação por parte do examinador. Contudo, determinados procedimentos podem ser úteis para a identificação de alguns distúrbios em especial.

Apraxia

Para avaliar a presença de apraxia ideomotora, podem ser dadas ao paciente ordens como as seguintes: "Mostre-me como você faz um aceno de adeus"; "Mostre-me como você cortaria com uma tesoura"; "Mostre-me como você escovaria seus dentes com uma escova". Deve-se frisar para o paciente, por exemplo, que ele não deve fazer o movimento como se seus dedos fossem a escova de dentes, e sim como se ele estivesse segurando uma escova.

Para avaliar a presença de apraxia ideativa, podem ser dadas as seguintes ordens, que se referem a tarefas sequenciais: "Eu vou lhe dar um pedaço de papel. Quando eu fizer isso, pegue o papel com a sua mão direita, dobre-o ao meio, com ambas as mãos, e coloque-o no chão".

Perseveração motora

Esse distúrbio pode manifestar-se quando damos ordens ao paciente no exame da praxia.

Ecopraxia

O examinador pode propositalmente realizar, durante a entrevista, determinados gestos ou expressões faciais diante do paciente, para ver se este o imita. Obviamente, isso se torna desnecessário se o paciente espontaneamente exibe ecopraxias relacionadas às ações motoras naturais do examinador.

Flexibilidade cerácea

A presença de flexibilidade cerácea só deve ser testada em pacientes estuporosos, catalépticos. O procedimento mais comum é elevar o braço do paciente, deixando-o em uma posição que, se mantida por algum tempo, torne-se desconfortável. Todavia, deve ficar claro para o paciente que ele não é obrigado a manter a postura, pois ele pode pensar tratar-se de um teste de resistência muscular, por exemplo. Bleuler recomendava que se deveria levantar o braço do paciente para tomar o pulso arterial: uma pessoa normal abaixaria o braço assim que o médico o soltasse.

A psicomotricidade nos principais transtornos mentais

ESQUIZOFRENIA. Excetuando-se a apraxia, a forma catatônica da esquizofrenia pode exibir qualquer uma das alterações quantitativas ou qualitativas da psicomotricidade. A catatonia, a *loucura da tensão muscular*, foi descrita por Kahlbaum em 1874, sendo mais tarde incorporada por Kraepelin à demência precoce. Em alguns casos de catatonia, momentos de grande agitação psicomotora podem alternar-se com estados estuporosos. A agitação do esquizofrênico reflete a incoerência do seu pensamento: é despropositada, caótica, desorganizada e independente dos estímulos externos. Maneirismos são comuns tanto na forma catatônica como na hebefrênica. A expressão *estupor catatônico*, que é muitas vezes utilizada para se referir ao estupor na esquizofrenia, é inadequada. Primeiro porque a presença de estupor vai sempre implicar a descrição de uma síndrome catatônica; assim, *estupor catatônico* é praticamente um pleonasmo. Em segundo lugar, a síndrome catatônica não é exclusiva da esquizofrenia, podendo ser observada na depressão inibida, no parkinsonismo, na encefalite letárgica etc.

MANIA. Na mania, a agitação psicomotora é bastante comum. Ela é mais organizada e mais relacionada ao ambiente do que a que ocorre na esquizofrenia.

DEPRESSÃO. Na depressão, costuma haver hipocinesia e, nos casos mais graves, estupor. No estupor depressivo, em geral não ocorre catalepsia, e a mímica de tristeza está presente, em contraste com a indiferença afetiva observada no estupor esquizofrênico. Nas depressões ansiosas pode haver inquietação ou agitação psicomotora.

DELIRIUM. Nos quadros não psicóticos, há hipocinesia ou acinesia, e, nos psicóticos, hipercinesia. A agitação no *delirium* é em geral desordenada e reflete a dificuldade de apreensão do ambiente. Eventualmente, há ecopraxia.

DEMÊNCIA. Nas demências corticais pode haver apraxia, muitas vezes associada a afasia ou agnosia. Quadros demenciais podem exibir, ainda, perseveração motora e ecopraxia. Síndromes ansiosas ou delirantes em dementes podem cursar com agitação. Em quadros avançados de demência pode haver estupor.

RETARDO MENTAL. Na *oligofrenia agitada* há aumento da psicomotricidade e, na *oligofrenia apática*, inibição psicomotora. No retardo mental podem ocorrer também maneirismos e ecopraxia.

TRANSTORNO DE DÉFICIT DE ATENÇÃO E HIPERATIVIDADE. No transtorno de déficit de atenção e hiperatividade (TDAH), como o nome já diz, há aumento da psicomotricidade.

TRANSTORNO CONVERSIVO E TRANSTORNOS DISSOCIATIVOS. Na antiga histeria, os gestos, geralmente teatrais, podem constituir maneirismos. Em quadros dissociativos, pode haver agitação ou estupor. Nos conversivos, observa-se diminuição ou abolição da força muscular, em geral de um membro.

EPILEPSIA. Em estados crepusculares epilépticos podem ocorrer estereotipias (os *automatismos*) e hipercinesia, a qual pode chegar ao nível de um furor.

Contribuições das neurociências

Área motora primária

A área motora primária está localizada no giro pré-central, que corresponde à área 4 de Brodmann, no córtex do lobo frontal. Ela recebe informações do córtex somatossensorial e do tálamo; conecta-se reciprocamente com as áreas pré-motoras, com o cerebelo e com os núcleos da base; e ativa as contrações musculares através de sua conexão com os motoneurônios da medula espinal, que constitui o trato corticoespinal ou sistema piramidal. Lesões nesse trato levam a paresia ou paralisia.

A área motora primária possui uma organização somatotópica (mapas motores). O seu papel primordial é o de participação na iniciação do movimento.

Áreas pré-motoras

As áreas pré-motoras correspondem à área 6 de Brodmann, também no lobo frontal. Possuem conexões recíprocas com a área motora primária, com o cerebelo e com os núcleos da base; recebem informações do córtex somatossensorial e projetam-se para a medula espinal. Da mesma forma que a área motora primária, as áreas pré-motoras têm uma organização somatotópica e estão relacionadas com o sistema piramidal, do qual depende o controle voluntário dos movimentos.

As áreas pré-motoras são basicamente duas: a área motora suplementar e o córtex pré-motor. Ambas têm como função principal o planejamento dos movimentos direcionados a um objetivo. A área motora suplementar está especialmente envolvida no aprendizado de movimentos sequenciais complexos; enquanto o córtex pré-motor atua principalmente sobre movimentos que representam respostas a *deixas* visuais ou auditivas.

Córtex parietal

Os neurônios do córtex parietal também estão envolvidos no planejamento da ação motora. Movimentos como de alcançar e pegar objetos requerem informações sensoriais sobre o corpo – a postura, a posição segmentar de um membro – e sobre o mundo – a localização do objeto-alvo no espaço, assim como seu tamanho e sua forma. Para a integração entre essas informações e a ação motora são de fundamental importância as vias parietofrontais.

Cerebelo

O cerebelo recebe e processa as informações que as áreas motoras enviam para a medula. Uma vez processadas pelo cerebelo, essas informações retornam ao córtex motor, por intermédio do tálamo. O cerebelo não envia projeções para a medula espinal, mas recebe diretamente desta informações somatossensoriais, recebendo também informações do córtex.

O cerebelo parece ter o papel de regular diretamente a execução motora. Ele atuaria comparando o planejamento dos movimentos com a sua execução, detectando, assim, possíveis erros, corrigindo o movimento em curso e propiciando o aperfeiçoamento dos movimentos subsequentes. Ele possivelmente armazena programas motores, permitindo, com isso, que movimentos complexos sejam realizados automaticamente, sem a participação da consciência, exceto quando do comando inicial. Participa também da coordenação motora, do equilíbrio e do controle do tônus muscular.

Núcleos da base

Os núcleos da base recebem informações de todo o córtex cerebral, mas não possuem nenhuma conexão direta com a medula espinal. Projetam-se para os córtex motor e pré-motor, e também para o córtex associativo pré-frontal. Presumivelmente participariam dos aspectos cognitivos da motricidade: influenciariam o planejamento e a organização de movimentos complexos.

Hemisfério esquerdo

Na maioria das pessoas, o hemisfério esquerdo é o dominante no controle dos movimentos finos de dedos, mãos e braços, que é contralateral. Por isso, os indivíduos destros são bem mais comuns na população.

Afetividade

CAPÍTULO 17

Introdução

Os afetos consistem em estados psíquicos subjetivos que se caracterizam pela propriedade de serem agradáveis ou desagradáveis.

Os afetos podem ser vistos como uma consequência das ações do indivíduo que visam à satisfação de suas necessidades (corporais ou psíquicas). Se essas ações são bem-sucedidas, o afeto é agradável; caso contrário, o afeto é desagradável.

Os afetos possuem pelo menos quatro componentes: (1) a avaliação subjetiva – o indivíduo se dá conta de que está alegre, por exemplo; (2) as crenças cognitivas – ele atribui sua alegria à ocorrência de um determinado evento positivo; (3) os processos fisiológicos – as alterações viscerais; e (4) a expressão afetiva – mímica, gestos, postura e prosódia, que têm a finalidade de comunicar aos outros como aquele indivíduo está se sentindo.

O conceito de afetividade abrange as emoções, os sentimentos, as paixões e o humor.

Afetos, emoções, sentimentos, paixões e humor

Existe um grande desacordo entre os autores quanto à definição e à delimitação desses conceitos. Na prática, esses termos são utilizados de forma mais ou menos intercambiável.

Afeto vem do latim *afficere*, que significa *influenciar, afetar*. Esse termo pode ser usado para designar genericamente os elementos da afetividade, incluindo emoções, sentimentos e humor; mas, outras vezes, é empregado como sinônimo de emoção.

O termo *emoção* corresponde ao francês *emouvoir*, que significa *comover, emocionar* e está ligado a uma ideia de movimento. Emoção em geral representa um estado afetivo súbito, de curta duração e grande intensidade, que é acompanhada de alterações corporais, relacionadas a uma hiperatividade autonômica.

Sentimento deriva do latim *sentire*, que significa *sentir, perceber através dos sentidos, dar-se conta*. Esse termo em geral se refere a um estado afetivo menos intenso e mais prolongado que as emoções, e sem as alterações fisiológicas encontradas nestas. Talvez se possa dizer que os sentimentos resultem de um processamento cognitivo maior do que haveria nas emoções.

As *paixões* têm a intensidade das emoções, porém uma duração maior. Elas monopolizam e direcionam os pensamentos e ações do indivíduo.

O *humor* (ou estado de ânimo, ou tônus afetivo) representa um somatório ou síntese dos afetos presentes na consciência em um dado momento. Constitui o estado afetivo basal e fundamental, que se caracteriza por ser difuso, isto é, não relacionado a um objeto específico, e por ser em geral persistente e não reativo. O humor oscila entre os polos da alegria, da tristeza e da irritabilidade, assim como entre a calma e a ansiedade. O termo *disforia* corresponde a um estado de humor desagradável.

Classificação de Max Scheler

Segundo Scheler, haveria quatro tipos de sentimentos (afetos): sensoriais, vitais, psíquicos (ou anímicos) e espirituais.

Os *sentimentos sensoriais* localizam-se em determinada parte do corpo e estão relacionados às sensações de prazer e de dor.

Os *sentimentos vitais*, assim como os anteriores, são sentimentos corporais, porém não são localizados e relacionam-se com o organismo como um todo. Por exemplo: as sensações de mal-estar, bem-estar, fadiga, desânimo, vigor, orgasmo, fome e sede (embora estas duas últimas possuam também componentes sensoriais, localizados no estômago e na cavidade oral, respectivamente). Os sentimentos vitais guardam certa autonomia quanto ao mundo externo, isto é, não são reativos. Além disso, possuem um caráter de intencionalidade: a fome provoca a procura pelo alimento; o cansaço exige o repouso.

Os *sentimentos psíquicos* não são sentimentos corporais. Não se prendem a elementos sensoperceptivos; estão, sim, ligados ao significado do que é percebido. Constituem reações a acontecimentos externos e são dotados de intencionalidade: ficar alegre ou triste em função de uma notícia; sentir raiva ou medo de uma pessoa; sentir-se culpado por um pecado.

Os *sentimentos espirituais* referem-se a um sistema de valores compartilháveis influenciável pela cultura. São sentimentos estéticos (belo, feio), morais (certo, errado) e religiosos.

Alterações quantitativas

Observe na Figura 17.1 o fluxograma referente às alterações da afetividade.

Exaltação afetiva

Exaltação afetiva corresponde a um aumento da intensidade ou duração dos afetos, ou a uma reação afetiva desproporcional em relação à situação ou ao objeto que a motivou. Por exemplo, na mania há uma exaltação do humor alegre ou irritado, e, na depressão, do humor triste.

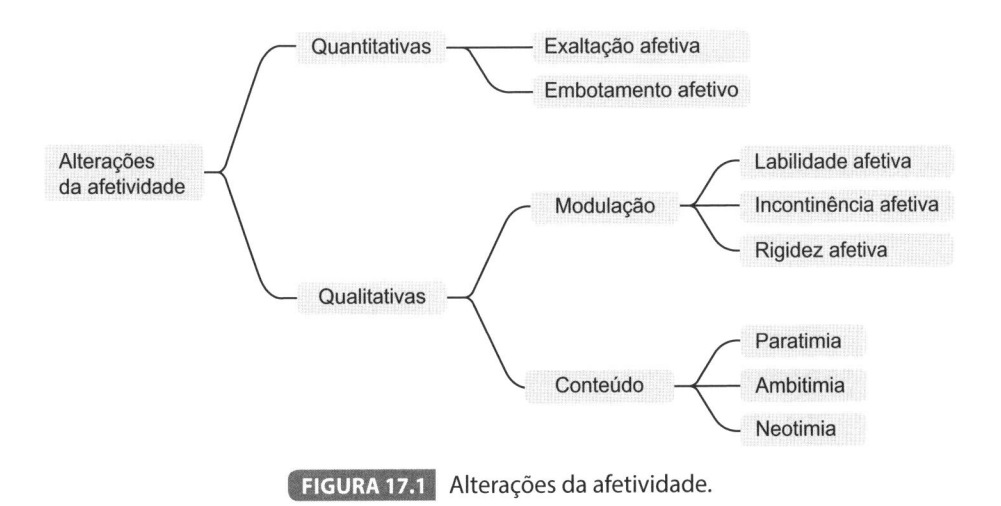

FIGURA 17.1 Alterações da afetividade.

Muito frequentemente são utilizados os termos hipertimia* e *hipotimia* para se referir às alterações quantitativas da afetividade nos transtornos do humor. Praticamente todos os autores restringem a definição de hipertimia a uma alegria (ou irritabilidade) patológica, como a que ocorre na síndrome maníaca, reservando para os estados depressivos o termo *hipotimia*. Provavelmente isso ocorre por influência de Kurt Schneider (1978), que, entre as personalidades psicopáticas, incluiu as hipertímicas, as quais descreveu como caracterizadas por "humor básico alegre, temperamento vivo (sanguíneo) e uma certa atividade".

Todavia, parece ser incoerente dizer que, por exemplo, em um quadro depressivo grave – em que há uma tristeza muito intensa e prolongada –, ocorra hipotimia (e não hipertimia). Se chamamos de *hipotimia* a tristeza do deprimido, estamos aproximando-a do embotamento afetivo (ver adiante), que se observa no esquizofrênico. Para pelo menos um autor, C.F. Alvim (citado por Sá, 1988), independentemente de qual seja o estado de humor dominante – alegria, tristeza ou ansiedade –, deveria ser aplicado o termo *hipertimia* sempre que estiver havendo uma exacerbação desse estado de humor. Assim, na súmula psicopatológica de um paciente maníaco, apontaríamos "humor alegre (ou irritado)" e "hipertimia", e, no caso de um deprimido, "humor triste" e "hipertimia". Na verdade, na depressão o que se encontra diminuído é a conação, a energia vital, e não a intensidade da expressão afetiva.

Observa-se exaltação afetiva não só em relação a alegria, irritabilidade e tristeza – como nas síndromes afetivas primárias e secundárias –, mas também em relação à ansiedade – especialmente no transtorno de pânico, no transtorno de ansiedade generalizada, nos transtornos fóbicos etc.

A ansiedade torna-se patológica quando é excessiva, *paralisante* – não leva ao enfrentamento ou fuga do perigo –, ou traz prejuízos físicos – as chamadas *doenças psicossomáticas* – ou psicossociais.

A exaltação afetiva pode ainda ser encontrada em alguns transtornos de personalidade, como *borderline* e explosiva (irritabilidade); em alguns casos de demência ou de retardo mental; em quadros de *delirium* com sintomas psicóticos; e em quadros psicóticos com ideação de natureza persecutória.

Embotamento afetivo

Embotamento afetivo (ou distanciamento, empobrecimento, esmaecimento, esvaziamento, aplainamento afetivo) significa diminuição da intensidade e da excitabilidade dos afetos, sejam eles positivos ou negativos.

Nos estados de diminuição da afetividade, o doente torna-se indiferente ao meio, às outras pessoas e, algumas vezes, a si próprio, sendo a expressão emocional bastante restrita. Pode ocorrer ainda *anedonia*, que é a perda da capacidade de sentir prazer.

O embotamento afetivo ocorre principalmente na esquizofrenia – em especial nas formas hebefrênica e residual –, nos transtornos de personalidade esquizotípica e esquizoide, na demência avançada, em alguns casos de retardo mental, no *delirium* sem psicose, no coma, na síndrome do lobo frontal e no transtorno de estresse pós-traumático.

Indivíduos com transtorno de personalidade antissocial apresentam um embotamento afetivo mais circunscrito, relacionado especificamente à ansiedade e a sentimentos de culpa.

---

*O radical *timia* tem origem no grego *thymós*, que significa *espírito, ânimo*.

Pode ocorrer embotamento afetivo momentâneo, de curta duração, logo após um evento traumático de grande magnitude, como no transtorno de estresse agudo, o que é chamado de *estupor emocional* ou paralisia afetiva aguda.

Uma forma especial de embotamento afetivo é a *mória*, termo criado por Lcyden e Jastrowitz. A mória caracteriza-se por uma alegria vazia, tola e pueril, sem conteúdo afetivo. Ela pode ser encontrada em indivíduos com lesão do lobo frontal, no retardo mental, na demência e na esquizofrenia hebefrênica.

Segundo a descrição de Kurt Schneider, alguns pacientes, especialmente deprimidos, queixam-se de um *sentimento de falta de sentimentos* e, paradoxalmente, sofrem em função disso. Todavia, nesses casos a experiência subjetiva do indivíduo está em desacordo com a observação objetiva, já que o examinador identifica claramente uma preservação da expressividade afetiva.

Alterações qualitativas

As alterações qualitativas da afetividade podem ser divididas em distúrbios da modulação (ou regulação) afetiva e distúrbios do conteúdo dos afetos. Entre os distúrbios da modulação afetiva estão: a labilidade afetiva, a incontinência afetiva e a rigidez afetiva. Entre os distúrbios do conteúdo dos afetos estão: a paratimia, a ambitimia e a neotimia.

Labilidade afetiva

A labilidade afetiva – também chamada de instabilidade ou volubilidade afetiva – constitui uma dificuldade no controle dos afetos. Caracteriza-se por mudanças do humor frequentes e bruscas, que são imotivadas ou inesperadas. Os afetos atingem grande intensidade (exaltação afetiva), mas são de curta duração. O estado afetivo está continuamente oscilando e dá verdadeiros *saltos* entre os diversos polos afetivos: por exemplo, o humor do paciente passa direto da alegria para a tristeza, logo após retorna para a alegria e, a seguir, passa para a irritabilidade.

A labilidade afetiva ocorre na mania, no transtorno de personalidade *borderline*, na demência, no retardo mental e nos quadros de *delirium* com sintomas psicóticos.

Incontinência afetiva

A incontinência afetiva consiste em um distúrbio da regulação afetiva mais grave que a labilidade. Há uma perda completa da capacidade de controle da expressão afetiva; existe uma falha de certos mecanismos frenadores, inibitórios, adquiridos na educação e no convívio social. As reações afetivas são produzidas com grande facilidade, são exageradas, desproporcionais ao estímulo e prolongam-se em demasia.

A incontinência afetiva manifesta-se sob a forma de riso ou pranto convulsos, ou de raiva extrema. Ocorre principalmente na demência, podendo ser encontrada ainda na mania, na intoxicação alcoólica, no retardo mental, nos transtornos de personalidade explosiva, antissocial e *borderline*, no transtorno de transe dissociativo e na epilepsia do lobo temporal.

Rigidez afetiva

A rigidez afetiva caracteriza-se por perda da capacidade de modular a resposta afetiva de acordo com a situação de cada momento. Em oposição ao que ocorre na labilidade e na incontinência afetiva, a expressão afetiva varia muito pouco, menos do que o normal, no decorrer do tempo. Assim, independentemente dos acontecimentos externos, o estado de humor do paciente será mais ou menos o mesmo.

A rigidez afetiva ocorre na esquizofrenia, na depressão, na demência e, às vezes, na mania crônica irritável.

Paratimia

A paratimia caracteriza-se por uma inadequação do afeto: uma incongruência entre o afeto expresso e a situação vivenciada, ou entre o afeto expresso e aquilo que o indivíduo verbaliza. Por exemplo: o paciente, rindo, conta que foi torturado na noite anterior; ou então o doente afirma estar alegre, mas sua mímica é de tristeza.

A paratimia reflete uma desarmonia entre a afetividade e o pensamento. Ocorre na esquizofrenia.

Ambitimia

A ambitimia também é chamada de *ambivalência afetiva*, segundo a denominação de Bleuler, que a incluiu entre os seus quatro A's. Representa a presença de sentimentos opostos ou contraditórios que são simultâneos e que se referem ao mesmo objeto, pessoa ou situação. Por exemplo: ao mesmo tempo amar e odiar a mesma pessoa.

Neotimia

A neotimia consiste em uma vivência inteiramente nova, extravagante e inusitada. São afetos qualitativamente diferentes de todos os que o paciente havia experimentado em sua vida. Podem ter esse caráter de neotimia alguns sentimentos místicos, de êxtase, de elação, de desolação e de terror. A neotimia é observada na esquizofrenia – especialmente no trema –, na intoxicação por alucinógenos e em algumas auras epilépticas.

Jaspers (1987) cita como exemplo de neotimia um autorrelato de Dostoiévski:

> "E sentia que o céu se tinha afundado na terra e me tragara. Sentia Deus como uma verdade profunda, sublime, e me senti penetrado por Ele. Sim, existe um Deus, exclamei; o que aconteceu depois, não sei. Não suspeitais que maravilhoso sentimento de felicidade enche o epiléptico num segundo antes do ataque. Não sei se a felicidade dura segundos, horas, mas crede-me, não queria trocar todas as alegrias da vida por ela."

◀ Exame da afetividade

Comunicação não verbal do afeto

Não é necessário que o paciente nos conte como está se sentindo para podermos avaliar a sua afetividade: o afeto é expresso por meio da mímica, do olhar, dos gestos, da postura e do tom de voz.

Empatia

A afetividade é avaliada empaticamente. É como se o observador dissesse para si mesmo, por exemplo: "Se eu estivesse me sentindo como aquele indivíduo aparenta estar – pela sua expressão facial, gestos etc. –, eu me sentiria muito alegre; portanto, ele está alegre."

A afetividade nos principais transtornos mentais

MANIA. Na mania, observa-se uma alegria (euforia, ou melhor, hiperforia) ou irritabilidade patológicas (exaltação afetiva). Tipicamente, há labilidade ou incontinência afetiva.

DEPRESSÃO. Na depressão, ocorre uma tristeza patológica (exaltação afetiva), que costuma ser caracterizada como uma tristeza vital. Em alguns pacientes, podem ocorrer ansiedade ou irritabilidade intensas. O estado de humor sofre poucas variações, caracterizando, assim, uma rigidez afetiva.

ESQUIZOFRENIA. O embotamento afetivo está entre os sintomas negativos da esquizofrenia. A mória pode estar presente no subtipo hebefrênico. Em quadros delirantes ou de grande agitação, a ansiedade pode ser proeminente, constituindo, assim, uma hipertimia. Podem ser encontradas rigidez afetiva, paratimias, ambitimias e neotimias.

DEMÊNCIA. Na demência, tipicamente há labilidade ou incontinência afetiva, mas também pode ocorrer rigidez afetiva. Ansiedade, tristeza e irritabilidade são manifestações frequentes. Nos estágios mais avançados, observa-se embotamento afetivo.

DELIRIUM. Nos quadros de *delirium* sem psicose, há embotamento afetivo. Naqueles em que os sintomas psicóticos estão presentes, encontram-se exaltação afetiva e labilidade afetiva.

TRANSTORNOS DE ANSIEDADE. Nos transtornos de ansiedade, há uma ansiedade patológica (exaltação afetiva), que atinge uma intensidade extrema – como no transtorno de pânico – ou que é muito frequente ou persistente – como no transtorno de ansiedade generalizada. Especialmente no transtorno de ansiedade generalizada, a ansiedade pode acompanhar-se de irritabilidade. Nos transtornos fóbicos, a ansiedade é desproporcional ao estímulo, é reconhecida como excessiva pelo paciente e leva a um comportamento de esquiva.

RETARDO MENTAL. No retardo mental, podem estar presentes labilidade ou incontinência afetiva. Encontram-se tanto exaltação afetiva (*oligofrenia agitada*) quanto embotamento afetivo (*oligofrenia apática*).

TRANSTORNO DE PERSONALIDADE *BORDERLINE*. O transtorno de personalidade *borderline* caracteriza-se, entre outras coisas, por dificuldade de controle sobre a raiva, havendo, com frequência, exaltação afetiva, além de labilidade ou incontinência afetiva.

TRANSTORNO DE ESTRESSE PÓS-TRAUMÁTICO (TEPT). No TEPT ocorrem sintomas depressivos e ansiosos, além de irritabilidade, mas também pode persistir um estado de embotamento afetivo.

TRANSTORNO DISFÓRICO PRÉ-MENSTRUAL (TDPM). O TDPM caracteriza-se pela presença de exaltação afetiva, principalmente irritabilidade, mas também por tristeza e ansiedade de grande intensidade. Tipicamente há labilidade afetiva.

Contribuições da psicanálise

Afeto

Segundo a descrição de Freud, o afeto compreende os seguintes elementos: (1) uma descarga de energia no interior do corpo – processos secretores ou vasomotores, que produzem alterações viscerais; (2) a percepção dessa descarga; e (3) uma consequente sensação de prazer ou desprazer.

Não se deve confundir afeto com quota de afeto. Esta constitui um fator quantitativo, refere-se à energia psíquica (catéxia) que se liga às representações de coisas e de palavras e que tende à descarga.

Os afetos constituem uma forma de percepção que registra o estado interno do indivíduo. Por definição, são sempre conscientes. Eles nunca podem ser reprimidos – somente as ideias a eles relacionadas são passíveis de repressão.

Ansiedade

Quando o indivíduo é submetido a um grande afluxo de excitações, de origem externa ou interna, que ele não pode descarregar ou dominar – *situação traumática* –, ele reage automaticamente com uma ansiedade intensa. O protótipo da situação traumática é a experiência do nascimento. Um exemplo frequente de situação traumática refere-se aos estímulos relacionados a pulsões do id que são indesejáveis ou não podem ser satisfeitas.

A ansiedade traumática é característica da infância, quando o ego ainda é bastante imaturo, só reaparecendo na vida adulta nos casos de neurose de ansiedade (que corresponderia atualmente ao transtorno de pânico). Com o desenvolvimento do ego, este adquire a capacidade de identificar situações de perigo, isto é, de antever a iminência de uma situação traumática. O ego então, diante de uma situação de perigo, reage produzindo uma forma atenuada de ansiedade – bem menos intensa que a ansiedade automática – denominada *ansiedade de alarme* ou *ansiedade-sinal*. Esta propicia a mobilização de forças – entre as quais os mecanismos de defesa – para enfrentar ou evitar a situação traumática.

Melancolia

Em *Luto e melancolia* (1915), Freud aponta uma correlação entre melancolia e a perda de um objeto, ou seja, morte ou separação de uma pessoa próxima. Afirma ele que havia previamente uma relação ambivalente com esse objeto. Quando este é perdido, o indivíduo se identifica com ele – introjeta o objeto perdido –, e a agressividade que existia contra o objeto volta-se contra o próprio ego. Daí as autoacusações e o suicídio do melancólico. Na mania, haveria uma negação da perda e desvalorização do objeto perdido, o qual é sucessivamente substituído por outros objetos: o *triunfo maníaco*.

Teoria do apego

A teoria do apego foi desenvolvida pelo psicanalista britânico John Bowlby (1984). De acordo com ela, o bebê humano teria uma propensão natural a estabelecer laços sentimentais profundos com a mãe (ou seu substituto). O apego caracteriza-se por um comportamento do bebê de constante procura por proximidade em relação à mãe, estresse na separação e conforto na reunião.

O comportamento de apego já pode ser observado no primeiro mês após o nascimento, e parece perdurar por toda a vida (relacionado a outras pessoas, como o cônjuge). Não só nos seres humanos observa-se o comportamento de apego, mas também nos outros primatas e mamíferos.

Bowlby descreveu uma sequência de padrões de comportamento observados em crianças separadas de suas mães por mais de 3 meses. Na primeira fase, protesto: a criança grita e chora, e procura pela mãe. Depois, desespero: a criança perde a esperança de que a mãe retorne e torna-se hipoativa. E, por fim, distanciamento: a criança se afasta emocionalmente da mãe, e irá mostrar-se indiferente caso esta reapareça.

Contribuições das neurociências

Função das emoções

Do ponto de vista evolucionário, as emoções promovem comportamentos mais adaptativos, que aumentam as chances de sobrevivência do animal ou da espécie – tais como manter a homeostase corporal, encontrar comida, defender-se contra o perigo, reproduzir-se e manter relacionamentos sociais (Pally, 1998).

Do ponto de vista cognitivo, as emoções maximizam a atenção e o processamento de informações, e organizam a percepção, o pensamento e o comportamento, com o objetivo de lidar da melhor forma possível com as situações que estão gerando a resposta afetiva (Pally, 1998).

Estruturas e regiões cerebrais

O hipotálamo, o septo, a área paraolfatória, o epitálamo, o núcleo anterior do tálamo, porções dos núcleos da base, o hipocampo, a amígdala, o córtex orbitofrontal, o giro subcaloso, o giro cingulado, o giro para-hipocâmpico e o úncus são as principais estruturas cerebrais envolvidas no processo das emoções, e constituem o sistema límbico. Joseph LeDoux (2001), contudo, questiona a existência deste, alegando que não há anatômica ou funcionalmente um sistema específico, único, para a emoção em geral. De acordo com esse autor, emoções diferentes estão relacionadas a circuitos cerebrais diferentes.

O hemisfério direito é o dominante para a emoção: ele controla de forma bilateral as respostas autonômicas e a produção de cortisol, além de possuir maior conectividade com o sistema límbico.

Hipotálamo

A estimulação do hipotálamo, em animais, produz efeitos autonômicos, endócrinos e musculoesqueléticos semelhantes aos observados nos estados emocionais. A remoção do hipotálamo provoca a abolição desses efeitos. As respostas emocionais periféricas preparam o corpo para a ação e servem como uma forma de comunicação do estado emocional de um indivíduo para outros.

Em animais, a estimulação do hipotálamo, dependendo da região dessa estrutura, pode levar a comportamentos de raiva, de medo ou de tranquilidade. Já lesões hipotalâmicas podem ocasionar, também dependendo da região afetada, comportamentos de passividade ou de raiva. Em humanos, distúrbios hipotalâmicos podem estar associados a incontinência afetiva.

O hipotálamo parece ter a função de integrar as respostas autonômicas, endócrinas e musculoesqueléticas, a partir das informações que recebe do córtex orbitofrontal, da amígdala e de partes da formação reticular.

O hipotálamo, através de projeções para o tronco cerebral, regula o sistema nervoso autônomo, que se subdivide em simpático e parassimpático. O simpático é ativado nas situações de alerta, relacionadas a perigos externos, e está envolvido na reação de luta ou fuga. O aumento do débito cardíaco, as alterações da temperatura corporal e da glicemia e a constrição pupilar propiciam respostas rápidas do organismo às ameaças.

O hipotálamo controla também a síntese e a liberação para a corrente sanguínea de hormônios, através de projeções para a hipófise anterior. Entre esses hormônios, destaca-se o adrenocorticotrópico (ACTH). Dessa forma, o hipotálamo regula os níveis do cortisol e outros glicocorticoides. Estes são responsáveis pela transformação de não açúcares em açúcares e pela deposição destes no fígado, fornecendo ao organismo fontes de energia rapidamente mobilizáveis. O hipotálamo também induz a síntese, por parte da glândula pituitária, de endorfinas – que diminuem a sensação de dor – e de oxitocina – relacionada ao comportamento de apego.

Além de atuar no controle do sistema nervoso autônomo e do sistema hormonal, o hipotálamo participa de uma série de comportamentos emocionais, através de projeções para o tronco cerebral. Neste se encontram estruturas que controlam diversos músculos envolvidos na expressão facial das emoções.

Amígdala

A amígdala é provavelmente o centro da ansiedade e do medo. Em humanos, a remoção cirúrgica da amígdala, bem como lesões do núcleo central da amígdala, impedem o desenvolvimento de respostas condicionadas de medo. Na síndrome de Klüver-Bucy, causada pela retirada das amígdalas cerebrais, além da perda do medo, observam-se mansidão e diminuição da agressividade, e ainda hiperoralidade, alterações dos hábitos alimentares e aumento do impulso sexual. A infusão direta de opiáceos ou benzodiazepínicos na amígdala reduz o medo e a ansiedade. A estimulação elétrica da amígdala produz reações de medo e de raiva, além de hiperatividade do sistema nervoso simpático.

Por outro lado, a amígdala também está envolvida em emoções positivas. Em primatas não humanos e roedores, ela é necessária para associar estímulos neutros a recompensas. Além disso, em estudos de neuroimagem funcional com humanos, a amígdala é ativada quando são exibidas aos voluntários fotografias com conteúdos relacionados a comida, sexo ou dinheiro.

A amígdala conecta-se com o hipotálamo, o qual medeia as respostas periféricas desencadeadas por ela. São duas as entradas sensoriais principais para a amígdala: na primeira, a informação vai do tálamo direto para a amígdala, propiciando respostas emocionais rápidas a estímulos simples; na segunda, a informação vai do tálamo para o córtex e o hipocampo, seguindo depois para a amígdala, via esta relacionada a respostas mais lentas a estímulos mais complexos. De acordo com LeDoux (2001), as fobias representam sintomas "aprendidos" por condicionamento clássico (ver Capítulo 8, Memória), em um processo inconsciente, já que não passa pelo neocórtex, estando relacionado às vias entre o tálamo e a amígdala.

Hipocampo

A estimulação de diferentes áreas do hipocampo pode causar raiva, passividade ou hiperatividade sexual. A ligação do cortisol a receptores no hipocampo leva o hipotálamo a diminuir a liberação desse glicocorticoide. Durante eventos traumáticos, níveis muito elevados de cortisol podem destruir células hipocampais, ocasionando um prejuízo da memória explícita.

Córtex orbitofrontal

A estimulação elétrica do córtex orbitofrontal produz respostas autonômicas. Já lesões nessa mesma região levam a uma redução da agressividade e da resposta autonômica. Estudos de neuroimagem demonstram um aumento da atividade no lobo frontal direito na criança que é separada de sua mãe e no adulto que reage negativamente a um filme.

O córtex orbitofrontal possui eferências para a amígdala e outras áreas límbicas primárias. Ele pode inibir uma resposta de medo condicionado, através de sua conexão com a amígdala (LeDoux, 2001).

O córtex orbitofrontal reage a estímulos mais complexos que a amígdala e está relacionado à tomada de decisões. Segundo a teoria do marcador somático, de António Damásio (2000), ele avalia os estímulos correntes e antecipa as consequências das várias possibilidades de reação a esses estímulos, levando em consideração as experiências emocionais prévias de toda a vida. Em outras palavras, o evento atual é associado a circunstâncias similares anteriores, as quais, por sua vez, ativam os registros mnêmicos das respostas autonômicas de emoção referentes a elas. Assim, por exemplo, quando a decisão do passado levou a resultados insatisfatórios, a emoção despertada agora, como antes, será negativa, e o comportamento de outrora tenderá a não se repetir.

Experiência consciente da emoção

O córtex cerebral, especialmente o córtex orbitofrontal e o giro cingulado, recebe informações de diversas estruturas relacionadas às emoções, como o tálamo, o hipotálamo e a amígdala. Além disso, as informações sobre as alterações viscerais e motoras são percebidas no córtex somatossensorial.

De acordo com a teoria de James-Lange, que contraria o senso comum, a descarga autonômica causa a experiência subjetiva: "ficamos tristes porque choramos", "sentimos medo porque tremos". De fato, a percepção das alterações periféricas da emoção é importante para a experiência emocional, já que pacientes que sofrem secção da medula espinal apresentam redução da intensidade das emoções. Estudos recentes têm indicado que estados emocionais diferentes se acompanham de padrões diferentes de resposta autonômica e de neuroimagem funcional. Uma teoria oposta é a de Cannon-Bard, segundo a qual a experiência subjetiva precede a resposta fisiológica, sendo ambas desencadeadas paralelamente por estímulos ambientais. Além disso, as modificações corporais seriam basicamente as mesmas nas diversas emoções. Comprovou-se que animais que sofrem lesões na medula cervical e animais simpatectomizados ainda manifestam reações emocionais. Além disso, considerando-se as diferentes emoções, parece haver muitas superposições quanto às alterações viscerais e às regiões cerebrais ativadas. Por fim, em humanos, as respostas periféricas e a experiência emocional podem ter durações diferentes.

Acredita-se que tenha que haver uma interação dos elementos centrais e periféricos para se dar a experiência emocional. Segundo a teoria dos dois fatores, ou teoria de Schachter-Singer, é possível que o cérebro, a partir das informações das respostas emocionais periféricas, *construa* a emoção – realizando em um segundo momento uma avaliação cognitiva, a qual leva em consideração o contexto –, assim como *constrói* as imagens perceptivas a partir dos estímulos sensoriais, relacionando estes às imagens armazenadas na memória. Assim, por exemplo, se o nosso coração está acelerado, estamos suando, nossas mãos tremem e estamos andando em uma rua deserta, no meio da madrugada, acreditamos estar com medo. Tal conclusão decorre da integração entre a percepção das respostas autonômicas e a avaliação de que estamos em uma situação de perigo.

Magda Arnold (1969) elaborou uma teoria segundo a qual os estímulos externos são, em um primeiro momento, avaliados de forma inconsciente como perigosos ou desejáveis. Essa avaliação, que para LeDoux (2001) é realizada pela amígdala, é seguida por uma *tendência à ação*. Esta, por sua vez, causa o sentimento, o qual é consciente e surge mesmo que não tenha ocorrido a ação motora ou mesmo as respostas fisiológicas.

Para LeDoux (2001), a experiência consciente do medo não é necessária para que sejam desencadeadas as reações de defesa (imobilização, fuga, ataque ou submissão). Essa experiência consciente, que está relacionada à memória de trabalho (ver Capítulo 8, Memória), só se dá em um segundo momento, quando chegam ao córtex as informações da amígdala, das vísceras e dos músculos, assim como as informações químicas.

Apego

Em experiências com animais, observou-se que substâncias endógenas, como a oxitocina e a vasopressina, induzem o comportamento de apego. A infusão de agonistas benzodiazepínicos diretamente na amígdala diminui o estresse de filhotes na separação, enquanto a de antagonistas benzodiazepínicos aumenta a ansiedade, mesmo sem ter havido separação. Já a infusão de naltrexona – um antagonista opioide – aumenta o comportamento de reunião tanto nos filhotes como nas mães, enquanto a morfina tem efeito contrário.

Empatia

Empatia é a capacidade de compreender o que o outro está sentindo. Estudos de neuroimagem funcional com humanos mostram que, quando um indivíduo observa um outro que está sentindo dor ou nojo, ou que está sendo tocado, as mesmas áreas cerebrais são ativadas em ambos (Gallese, 2006).

Neuroquímica da ansiedade

Os sistemas gabaérgicos, noradrenérgicos e serotoninérgicos parecem estar relacionados à ansiedade. Essa suposição baseia-se, entre outras coisas, no fato de possuírem efeito ansiolítico os benzodiazepínicos – que aumentam a atividade do GABA (ácido gama-aminobutírico) –, os antidepressivos tricíclicos – que bloqueiam a recaptação da serotonina e da norepinefrina –, os inibidores seletivos da recaptação da serotonina e a buspirona – um agonista parcial dos receptores serotoninérgicos $5-HT_{1A}$.

Neuroquímica da depressão

Praticamente todos os antidepressivos aumentam a atividade das vias noradrenérgicas, serotoninérgicas ou dopaminérgicas, em geral bloqueando a recaptação dessas monoaminas ou inibindo a sua degradação. Em função disso, foi formulada a hipótese de que a depressão estaria relacionada a uma deficiência de norepinefrina, serotonina ou dopamina. Todavia, essa hipótese tem se mostrado por demais simplista, e, hoje em dia, acredita-se que as alterações estejam no nível dos receptores e dos segundos mensageiros. Além disso, há uma substância, a tianeptina, que, apesar de aumentar a recaptação de serotonina, é eficaz no tratamento da depressão.

CAPÍTULO 18 — Orientação Alopsíquica

Introdução

Orientação é a capacidade de se situar em relação a si mesmo e ao ambiente. Não é propriamente uma função psíquica; consiste, de fato, no resultado dos rendimentos e da integração de diversas funções psíquicas – como a percepção, a atenção, a memória, o pensamento, a inteligência e o afeto.

A orientação resulta especialmente da atividade de apercepção (ou apreensão). A apercepção representa a capacidade de relacionar entre si as percepções para alcançar a significação do contexto. Por exemplo, na tela do televisor vemos um extenso gramado com algumas marcações brancas e duas traves, além de uma bola e homens uniformizados correndo e, por meio da apercepção, concluímos que se trata de uma partida de futebol.

Tipos de orientação

A orientação divide-se em autopsíquica e alopsíquica, classificação esta proposta por Wernicke. A orientação autopsíquica refere-se à própria pessoa, e consiste em um dos elementos da consciência do eu. A orientação alopsíquica refere-se ao mundo externo e pode ser subdividida em: orientação temporal, orientação espacial, orientação quanto às outras pessoas e orientação situacional.

Orientação no tempo

Estar orientado temporalmente significa saber o dia da semana, o dia do mês, o mês e o ano em que se está. A orientação temporal é adquirida mais tardiamente que a espacial no desenvolvimento da criança.

Orientação no espaço

Estar orientado espacialmente significa saber exatamente onde se está – por exemplo, se estiver internado, saber que se está em um hospital, e o nome deste –, incluindo a rua, o bairro, a cidade etc.

Orientação quanto às outras pessoas

Estar orientado quanto às outras pessoas significa poder reconhecê-las, identificá-las corretamente.

Orientação situacional

Estar orientado quanto à situação significa saber a razão pela qual se está em determinado lugar e que tipo de relação se tem com as pessoas ali presentes. Por exemplo, o indivíduo saber que está em um hospital como paciente, e que está sendo examinado por um médico. A orientação situacional está estreitamente relacionada com as outras formas de orientação alopsíquica e também com a orientação autopsíquica.

Alterações da orientação alopsíquica

Os componentes da orientação não são necessariamente afetados de maneira uniforme. A orientação autopsíquica pode estar alterada e a alopsíquica preservada, e vice-versa. Mesmo dentro da orientação alopsíquica, os distúrbios podem ser desiguais: orientação espacial normal, com orientação temporal prejudicada, por exemplo.

Um distúrbio da orientação pode ser parcial ou total. Na orientação temporal, por exemplo, o distúrbio é parcial se o paciente sabe o mês e o ano, mas não sabe o dia do mês ou o dia da semana. É total, e, em princípio, mais grave, se até o ano é desconhecido pelo indivíduo.

Em regra, a orientação no tempo altera-se mais precocemente que a espacial. A orientação no tempo é mais frágil, pois demanda uma adaptação que precisa ser constantemente renovada.

Na prática, a orientação alopsíquica não se altera primariamente: os distúrbios da orientação alopsíquica são sempre o resultado do comprometimento de outras funções psíquicas.

As alterações da orientação alopsíquica podem ser divididas em quantitativas (desorientações) e qualitativas (falsas orientações).

Alterações quantitativas

A desorientação alopsíquica muitas vezes se acompanha de perplexidade, de vivências de estranheza – de não familiaridade – em relação ao mundo externo, como acontece na síndrome de desrealização. O indivíduo não consegue apreender plenamente as informações sensoperceptivas: a atividade de apercepção está prejudicada.

As desorientações podem ser classificadas, de acordo com a alteração psicopatológica considerada primária, em: confusional, amnésica, apática, delirante, por déficit intelectivo e por estreitamento da consciência.

Desorientação confusional

A desorientação confusional está relacionada a um rebaixamento do nível da consciência e, consequentemente, a um prejuízo da atenção e das demais funções cognitivas. Ocorre no *delirium*.

Desorientação amnésica

A desorientação amnésica está relacionada a um prejuízo da memória, principalmente da capacidade de fixação. Ocorre no transtorno amnésico e nas demências, e ainda nos transtornos dissociativos (como a amnésia psicogênica).

Desorientação apática

A desorientação apática está relacionada a um prejuízo quantitativo do afeto ou da conação. O paciente não se situa em relação ao mundo externo em função de desinteresse. Ocorre nos quadros esquizofrênicos em que predominam os sintomas negativos e na depressão.

Desorientação delirante

Um exemplo de desorientação delirante seria o da síndrome de Capgras (ver Capítulo 11, Pensamento: Delírio). Nesta, o paciente não reconhece um familiar ou amigo como tal, acreditando que o mesmo foi substituído por um sósia, fisicamente idêntico. A síndrome de Capgras pode ser considerada uma forma de *jamais vu* (ver Capítulo 8, Memória). Ela ocorre na esquizofrenia, em transtornos afetivos e orgânicos psicóticos, e no transtorno delirante.

A desorientação amnésica, a apática e a delirante foram descritas por Kraepelin.

Desorientação por déficit intelectivo

Um déficit intelectivo, como ocorre na demência e no retardo mental, dificulta a apreensão do mundo externo e pode causar desorientação.

Desorientação por estreitamento da consciência

Na desorientação por estreitamento da consciência, a alteração qualitativa da atenção prejudica a apreensão do mundo externo. Isso é observado nos estados crepusculares epiléptico e histérico.

Alterações qualitativas

As falsas orientações podem ser classificadas de acordo com a alteração psicopatológica considerada primária em: confuso-oniroide, paramnésica, delirante e por estreitamento da consciência.

Falsa orientação confuso-oniroide

Na falsa orientação confuso-oniroide, que ocorre nos quadros de *delirium*, além do rebaixamento do nível de consciência, há distúrbios sensoperceptivos. Estes levam o paciente, por exemplo, a acreditar que está em casa, quando na verdade se encontra no hospital, ou a confundir o médico com um familiar seu.

Falsa orientação paramnésica

Na falsa orientação paramnésica, além de desorientação amnésica, há uma falsa orientação, que surge em função de uma fabulação (ver Capítulo 8, Memória). Isso é encontrado na demência e no transtorno amnésico.

Falsa orientação delirante

Na falsa orientação delirante, a orientação verdadeira é substituída por uma falsa, de natureza delirante. Por exemplo, o paciente desconhece que está no hospital, e afirma que está no céu.

Alternativamente, a falsa orientação pode coexistir com a verdadeira, o que constitui uma dupla orientação. Por exemplo, o paciente sabe que está no hospital, mas acredita que, ao mesmo tempo, se encontra no céu. Esse fenômeno pode ser observado na esquizofrenia.

Um caso especial de falsa orientação delirante é a síndrome de Fregoli (ver Capítulo 11, Pensamento: Delírio). O paciente identifica incorretamente uma pessoa familiar em um estranho, embora reconhecendo que este é fisicamente diferente da pessoa que lhe é próxima.

A síndrome de Fregoli parece estar relacionada ao fenômeno conhecido como *déjà vu* (ver Capítulo 8, Memória). A título de curiosidade, Fregoli não foi o psiquiatra que descreveu a síndrome, mas sim um ator italiano que era famoso por sua capacidade de mudar rapidamente de maquiagem e roupas durante suas apresentações.

Falsa orientação por estreitamento da consciência

Na falsa orientação por estreitamento da consciência, o paciente está tão aderido a determinadas vivências internas, em detrimento da percepção do mundo externo, que essas vivências podem ser utilizadas, erroneamente, como referência para a orientação alopsíquica. Um exemplo particular é o do fenômeno da ecmnésia (ver Capítulo 8, Memória), em que o paciente se comporta como se estivesse vivendo em outra época de sua vida. Essa forma de falsa orientação ocorre nos estados crepusculares epiléptico e histérico.

Exame da orientação alopsíquica

Interrogatório

A orientação alopsíquica é facilmente avaliada solicitando-se ao paciente que nos diga a data corrente, que identifique o local da entrevista e as pessoas presentes, e que nos fale a razão de ele estar ali. Essas perguntas podem tornar-se desnecessárias se o comportamento do paciente durante a entrevista e o modo como ele faz o relato de sua história indicarem, de forma clara, que ele está plenamente orientado. Pacientes que vão sozinhos à consulta médica e chegam no horário certo provavelmente estão bem orientados.

Expressão fisionômica

Uma fácies que expressa perplexidade indica desorientação.

Orientação temporal

O fato de o paciente conseguir ordenar cronologicamente as informações que ele presta, especialmente as mais recentes, indica preservação da orientação no tempo. Um erro de um ou dois dias quanto à data é considerado normal. Mas um erro grosseiro ao informar a própria idade pode significar desorientação no tempo. Ao fim da entrevista, pode-se pedir ao paciente que faça uma estimativa de quanto tempo se passou desde o seu início.

Orientação espacial

Para uma avaliação mais precisa da orientação espacial, pode-se perguntar, por exemplo, que caminho o paciente faria para voltar do hospital para a sua casa. Deve-se considerar se o local onde se encontra o paciente era previamente conhecido por ele. Estar espacialmente desorientado na própria casa é bem mais grave do que em uma enfermaria em que ele está chegando pela primeira vez.

Orientação quanto à situação e às outras pessoas

É importante observar se o paciente se comporta como se estivesse entendendo o que se passa à sua volta; e observar como ele se relaciona com seus familiares, se parece reconhecê-los como tais.

A orientação alopsíquica nos principais transtornos mentais

DEMÊNCIA. Na demência, a orientação temporal é, na maioria das vezes, a mais precocemente perdida. Com o avanço do quadro, são sucessivamente atingidas a orientação situacional, a espacial e, por último, a autopsíquica. Podem ocorrer falsas orientações fabulatórias. A desorientação deve-se basicamente aos déficits mnêmico e intelectivo. Há uma dificuldade em avaliar a passagem do tempo.

TRANSTORNO AMNÉSICO. No transtorno amnésico, ocorre desorientação amnésica e falsas orientações fabulatórias. Está prejudicada a orientação alopsíquica, com preservação da autopsíquica.

DELIRIUM. No *delirium*, há desorientação confusional ou falsas orientações confuso-oniroides. Está prejudicada a orientação alopsíquica, com preservação da autopsíquica.

ESQUIZOFRENIA. Nos quadros paranoides da esquizofrenia, pode haver falsas orientações delirantes, dupla orientação delirante – uma dupla cronologia ou uma dupla localização no espaço – e, mais raramente, a síndrome de Capgras. Nos quadros apático-abúlicos, observa-se desorientação apática. Pode haver ainda reificação do tempo, isto é, este é tratado não como um conceito, mas como uma entidade concreta.

MANIA. A passagem do tempo é percebida como acelerada na mania.

DEPRESSÃO. O paciente sente o tempo passar vagarosamente na depressão. Ocorre desorientação apática.

INTOXICAÇÃO POR ALUCINÓGENOS. Substâncias como o LSD e a mescalina podem alterar a sensação da passagem do tempo, que parece mais acelerada ou alentecida.

RETARDO MENTAL. No retardo mental, ocorre desorientação por déficit intelectual. O paciente pode não ser capaz de compreender conceitos simples como *tempo, ontem, amanhã, mês, ano* etc.

TRANSTORNOS DISSOCIATIVOS. Nos quadros de amnésia e transe psicogênicos podem ocorrer tanto alterações quantitativas como qualitativas da orientação alopsíquica. O padrão pode ser bem diferente do que se encontra nos quadros de etiologia orgânica: por exemplo, desorientação autopsíquica com preservação da orientação alopsíquica.

EPILEPSIA. Nos estados crepusculares epilépticos, pode ocorrer desorientação alopsíquica. Falsas orientações podem estar presentes, especialmente se ocorrerem vivências delirantes ou alucinatórias.

Contribuições das neurociências

Córtex parietal e parietoccipital

A área associativa terciária do lobo parietal (posterior) e o córtex parietoccipital, especialmente do hemisfério direito, permitem a localização no espaço de todas as partes do corpo, assim como do que cerca o corpo. Lesões nessas áreas podem levar a uma desorientação exclusivamente espacial.

Reconhecimento de faces

A capacidade para reconhecer faces (prosopognosia) está relacionada ao hemisfério direito, particularmente a uma área que compreende as superfícies inferomediais dos lobos occipitais e as superfícies ventromediais dos lobos temporais.

Ritmos biológicos

Várias modificações dos nossos organismos ocorrem de acordo com períodos definidos: ritmos circadianos (a variação diária da temperatura corporal e da secreção do hormônio adrenocorticotrópico, e o ciclo sono-vigília), ciclos mensais (o ciclo menstrual), variações sazonais (as estações do ano) e as diversas etapas da vida (da infância à velhice). O núcleo supraquiasmático do hipotálamo está envolvido na regulação dos ritmos circadianos.

Todos esses ritmos biológicos parecem ser importantes para a saúde mental e estar relacionados a algumas formas de adoecimento. Por exemplo, na depressão, os sintomas pioram de manhã, há insônia terminal e redução da latência do sono REM; em alguns pacientes os episódios depressivos são mais comuns no inverno; e, nas mulheres, os sintomas afetivos tendem a surgir ou se agravar no período pré-menstrual, sendo os episódios depressivos mais frequentes na faixa etária que vai dos 25 aos 44 anos.

CAPÍTULO 19

Consciência do Eu

Introdução

A vinculação ao eu é uma qualidade inerente a todas as vivências psíquicas normais.

A consciência do eu representa a propriedade psíquica através da qual "o eu se faz consciente de si mesmo" (Jaspers, 1987). Contrapõe-se à consciência dos objetos. Abrange tanto um *eu psíquico* como um *eu corporal*, que na verdade são indissolúveis e integram um único e autêntico eu.

Características da consciência do eu

Jaspers descreveu quatro características da consciência do eu: a consciência da atividade do eu, a consciência da unidade do eu, a consciência da identidade do eu e a consciência do eu em oposição ao exterior e aos outros (ou consciência dos limites do eu). K. Schneider acrescentou uma quinta característica, a consciência da existência do eu, que Jaspers incluiu como um subtipo da consciência da atividade do eu.

A consciência da atividade do eu

A consciência da atividade do eu – também chamada de *consciência da autonomia do eu* ou *consciência de execução do eu* – é a consciência de que todas as nossas vivências – pensamentos, sentimentos, ações, juízos, percepções, recordações etc. – pertencem a nós, emanam de nós e são realizadas por nós mesmos. É a consciência de ser o sujeito das próprias vivências.

A consciência da existência do eu

A consciência da existência do eu – denominada por Scharfetter (1999) *consciência da vitalidade do eu* – é a consciência de estar vivo, de existir plenamente, de estar fisicamente presente. Está relacionada aos sentimentos vitais.

A consciência da unidade do eu

A consciência da unidade do eu é a consciência de que, em determinado momento, o eu é único, inteiro e indivisível. Está relacionada a uma qualidade de coerência e de coordenação exercida pelo eu: aquilo que faço é resultado do que pensei ou desejei.

A consciência da identidade do eu

A consciência da identidade do eu é a consciência de ser o mesmo na sucessão do tempo. É o sentimento de, durante toda a vida e nas mais diversas situações, ter sido sempre idêntico a si próprio, apesar das incessantes (e naturais) mudanças de muitos aspectos da personalidade. Está relacionada a uma qualidade de continuidade. Abarca a orientação autopsíquica: saber o próprio nome, idade, profissão, estado civil, endereço etc.

A consciência dos limites do eu

A consciência dos limites do eu é a consciência da distinção entre o eu e o não eu, da separação entre o eu e o ambiente. Consiste em estabelecer uma clara demarcação entre o nosso corpo e os objetos do mundo externo, e entre as nossas vivências e as vivências das outras pessoas.

Alterações da consciência do eu

Na prática, é frequente que um mesmo sintoma envolva mais de uma das características da consciência do eu. Portanto, a subdivisão em alterações da consciência da existência, da atividade, da unidade, da identidade e dos limites do eu atende basicamente a fins didáticos.

Os pacientes vivenciam as alterações da consciência do eu como algo concreto e real; não se expressam em um sentido meramente metafórico ("como se").

Alterações quantitativas

Alterações da consciência da existência do eu

A consciência da existência do eu pode estar diminuída: o paciente se queixa de que suas sensações corpóreas, seus sentimentos, suas recordações ou sua motivação estão menos intensos. Isso está relacionado à tristeza vital, que ocorre na depressão.

A consciência da existência do eu pode estar abolida: o paciente afirma que não existe mais – ou que nunca existiu –, que não está vivo. Esse fenômeno está relacionado a um delírio de negação, encontrado na síndrome de Cotard, que ocorre na depressão e na esquizofrenia.

A consciência da existência do eu pode estar aumentada, em função de uma exacerbação do sentimento vital, que se observa na síndrome maníaca.

Desorientação autopsíquica

A desorientação autopsíquica consiste em uma diminuição ou perda da consciência da identidade do eu. Na desorientação autopsíquica total, o paciente não sabe mais quem é, desconhece até o próprio nome. Isso ocorre no transtorno dissociativo conhecido como amnésia psicogênica, e ainda em quadros demenciais extremamente avançados. Na desorientação autopsíquica parcial, o paciente pode, por exemplo, lembrar-se do próprio nome, mas não saber sua idade. Tal situação pode ser encontrada na amnésia psicogênica, na demência, no *delirium* e no retardo mental.

Alterações qualitativas

Alterações da consciência da atividade do eu

Quando a consciência da atividade do eu está alterada, o paciente torna-se um mero observador passivo de suas vivências psíquicas, as quais não reconhece como próprias. O que pensa, sente, faz ou quer é imposto ou controlado por outras pessoas ou por alguma força externa, o que caracteriza os delírios de influência. O paciente sente-se como um fantoche, acredita estar sendo teleguiado. Sente ter perdido a autonomia sobre seu corpo e sua mente. Há comumente uma ideação delirante persecutória associada: o paciente em geral julga-se vítima da ação maligna de outros, através de hipnose, telepatia, macumba, magia, ondas eletromagnéticas (satélites, televisão) etc.

São exemplos de alterações da consciência da atividade do eu: *imposição (ou inserção) do pensamento* – que corresponde à vivência de pensamentos *feitos* ou *fabricados*, colocados em sua mente independentemente de sua vontade; *roubo (ou subtração) do pensamento* – o paciente acredita que seus pensamentos foram retirados de sua mente; *sensações corporais* (alucinações cenestésicas) *impostas*; *interceptação cinética* – o movimento para no meio ou nem se inicia; *interceptação da atenção* (ou frustração do objetivo) – o paciente não consegue dirigir voluntariamente sua atenção para determinado objeto; e sentimentos, desejos e ações motoras impostos ou controlados.

Esses fenômenos ocorrem principalmente na esquizofrenia – sobretudo nos catatônicos – e nos estados de possessão. Estes constituem quadros dissociativos de natureza histérica, nos quais o eu normal como que *se retira*, deixando o posto para o *invasor*: um espírito, o demônio etc. Pode-se considerar que, nos estados de possessão, esteja em geral associada uma alteração da consciência da identidade do eu.

Os distúrbios da consciência da atividade do eu – que podem ser denominados *fenômenos de passividade* – constituem a característica básica da *síndrome de influência* e da *síndrome de automatismo mental*, esta descrita por Clérambault.

Parece lógico que alterações da consciência da atividade do eu impliquem sempre uma alteração da consciência dos limites do eu.

Alterações da consciência da unidade do eu

Quando a consciência da unidade do eu está comprometida, o indivíduo vivencia uma divisão do seu eu em duas ou mais partes, as quais existem de forma simultânea, porém conflituosa, não harmônica; ou então ele sente ser duas ou mais pessoas ao mesmo tempo. Um exemplo do primeiro caso é o de um paciente que, ao ser perguntado sobre como estava passando, respondeu: "O meu lado direito está feliz, mas o esquerdo está triste."

Nos estados de possessão, pode haver alterações da consciência da unidade do eu, desde que o *invasor* não substitua o verdadeiro eu, mas fique ao lado deste. No fenômeno da autoscopia, só há alteração da consciência da unidade do eu se o indivíduo tem, além do fenômeno perceptivo, a vivência de um desdobramento do seu eu.

Outros fenômenos que expressam uma alteração da consciência da unidade do eu são: a dupla orientação autopsíquica (p. ex., o paciente diz ser João da Silva e também Jesus Cristo), a dupla orientação alopsíquica (estar em dois lugares ao mesmo tempo), a paratimia (uma discordância entre pensamento e afeto), a ambivalência afetiva (sentimentos opostos simultâneos relacionados a um mesmo objeto) e a ambitendência (intenções contraditórias que são concomitantes).

Alterações da consciência da unidade do eu são encontradas basicamente na esquizofrenia e, eventualmente, na intoxicação por alucinógenos (LSD, mescalina etc.).

Alterações da consciência da identidade do eu

Quando a consciência da identidade do eu está alterada, o paciente vivencia uma profunda transformação de sua personalidade ou do seu corpo. Sente-se como se não fosse mais a mesma pessoa, especialmente em comparação à pessoa que era antes do primeiro surto psicótico. Ele pode acreditar, em alguns casos, que a sua existência anterior foi na verdade vivida por outro. Pode acontecer também de o paciente, em função de um delírio, assumir uma nova identidade, em substituição à anterior: ele nega ser João da Silva e afirma ser Jesus Cristo (falsa orientação delirante).

O termo *despersonalização*, introduzido por Dugas, é utilizado para designar genericamente uma síndrome em que há alteração da consciência do eu. Em um sentido mais estrito, refere-se a um estado de perplexidade em relação ao próprio eu, um estado no qual as vivências de transformação do eu se acompanham de sentimentos de estranheza, de não familiaridade, de irrealidade em relação a si mesmo. A despersonalização pode estar associada à desrealização, quando esses mesmos sentimentos estão relacionados ao mundo externo.

Alterações da consciência da identidade do eu ocorrem na esquizofrenia – especialmente no trema –, na depressão grave, na crise de pânico, no estado crepuscular epiléptico e na intoxicação por alucinógenos.

No transtorno de personalidade múltipla, um quadro dissociativo histérico, há alteração da consciência da identidade do eu. Duas ou mais personalidades se alternam na consciência do indivíduo, como se fossem identidades diferentes.

Graus leves de despersonalização ocorrem em pessoas normais, principalmente na adolescência.

Alterações da consciência dos limites do eu

Um comprometimento da consciência dos limites do eu caracteriza-se por fusão do eu com o mundo externo: o enfermo identifica-se com os objetos do mundo externo e não se distingue deles.

Na *apropriação*, o que acontece com os objetos inanimados ou com as outras pessoas é experimentado como uma vivência própria: por exemplo, se cortam um galho de uma árvore, o paciente sente dor. Um paciente esquizofrênico que estava fazendo um curso de informática não queria deixar que desligassem o computador, porque acreditava que isso iria fazer com que ele morresse. No *transitivismo* – termo criado por Wernicke –, o enfermo atribui vivências – ações, sentimentos, pensamentos, alucinações etc. – que na verdade são suas a outras pessoas. Por exemplo, o indivíduo pode acreditar que as *vozes* que ouve são ouvidas por uma outra pessoa, ou, se lê algo, foi outro que o fez (Bleuler, 1985). Alguns autores empregam o termo *transitivismo* de forma mais ampla, representando as alterações da consciência dos limites do eu de maneira geral. Está havendo também um distúrbio da consciência dos limites do eu quando o indivíduo se sente capaz de ler o pensamento das outras pessoas, ou acredita que possa influir diretamente sobre o mundo externo através apenas do poder de sua mente.

No fenômeno da *divulgação (ou difusão, ou publicação) do pensamento*, o paciente tem a vivência de que seus pensamentos extravasam de sua mente: mal acaba de pensar e todos já conhecem seus pensamentos. A sonorização do pensamento, fenômeno sensoperceptivo, só está relacionada a uma alteração da consciência dos limites do eu se o estímulo auditivo for localizado pelo paciente no espaço objetivo externo.

As alterações da consciência dos limites do eu ocorrem na esquizofrenia, na intoxicação por alucinógenos e nos estados de êxtase místicos.

Exame da consciência do eu

Entrevista psiquiátrica

A consciência do eu é avaliada logo no início do interrogatório, quando se pergunta ao paciente o seu nome e os demais dados de identificação. Podem ser formuladas perguntas diretas abordando os fenômenos relacionados às alterações da consciência do eu mais comuns.

Fácies

Uma expressão fisionômica de perplexidade pode estar indicando uma síndrome de despersonalização.

Sinal do espelho

Na vivência de despersonalização, na fase inicial da esquizofrenia, o paciente costuma recorrentemente se observar no espelho, para verificar se seu rosto está se transformando. É comum também o paciente ficar olhando para as próprias mãos, ou outra parte do corpo, repetidas vezes.

Divulgação do pensamento

O paciente que está apresentando esse sintoma frequentemente se recusa a responder às perguntas do examinador, alegando que este já sabe tudo sobre ele.

A consciência do eu nos principais transtornos mentais

ESQUIZOFRENIA. No *trema*, síndrome que muitas vezes precede a esquizofrenia, é frequente a despersonalização. Quando a psicose já está instalada, a consciência do eu pode alterar-se em todas as suas cinco características, especialmente nas formas catatônica e paranoide. Já foram descritos em alguns catatônicos fenômenos como o riso e o choro simultâneos, ou o choro que se limita a uma metade do rosto. Várias alterações da consciência do eu foram incluídas por K. Schneider entre os sintomas de primeira ordem para o diagnóstico de esquizofrenia: sensações corporais impostas; roubo, imposição e divulgação do pensamento; e sentimentos, impulsos e vontades impostos ou controlados.

MANIA. Há exacerbação da consciência de existência do eu na síndrome maníaca.

DEPRESSÃO. Na síndrome depressiva, observa-se diminuição da consciência de existência do eu, chegando à abolição na síndrome de Cotard. A depressão pode cursar também com despersonalização.

TRANSTORNOS DE ANSIEDADE. Nos ataques de pânico, são comuns as vivências de despersonalização.

TRANSTORNOS DISSOCIATIVOS. Na amnésia psicogênica, pode estar alterada a orientação autopsíquica. Nos estados de possessão, ocorrem alterações da consciência da atividade, da identidade ou da unidade do eu. No transtorno de personalidade múltipla, há um distúrbio da consciência da identidade do eu. Nos estados de êxtase, altera-se a consciência dos limites do eu.

INTOXICAÇÃO POR ALUCINÓGENOS. O LSD, a mescalina e outras substâncias semelhantes podem causar experiências de alteração da imagem corporal. O corpo é sentido como excessivamente leve ou pesado; e partes do corpo parecem aumentadas ou deformadas, separadas do resto do corpo, ou fundidas com o ambiente – o que constitui alterações da consciência da identidade, da unidade e dos limites do eu.

Contribuições da psicanálise

Sigmund Freud

Nas primeiras semanas de vida, o bebê não é capaz de distinguir os estímulos do seu próprio corpo dos estímulos do meio externo. As (inevitáveis) experiências de frustração possibilitam que ele desenvolva o sentido de realidade. Aos poucos, o bebê percebe que, por exemplo, o seio da mãe nem sempre está presente, por mais que ele, quando está com fome, deseje a sua presença. Portanto, conclui ele, o seio da mãe não faz parte do ego, está fora. Por outro lado, outros estímulos, desagradáveis (como uma dor de estômago), não desaparecem por mais que o bebê queira livrar-se deles. Portanto, a fonte desses estímulos deve pertencer ao seu corpo, não está fora do ego.

O desenvolvimento do ego compreende três etapas: o *autoerotismo*, o *narcisismo* e a *fase objetal*. No autoerotismo, o bebê não distingue o eu do não eu, há uma identificação primária com a mãe: o ego real e o ego ideal (poderoso) são uma só coisa. No narcisismo primário, já há a distinção eu/não eu, o que corresponde à separação entre o ego ideal e o ego real. A percepção da fraqueza deste gera uma *ferida narcísica*. Nessa fase, toda a libido concentra-se no ego. A partir da fase objetal, parte da libido é investida nos objetos. Agora um objeto (a mãe) é que representa o ego ideal. Para recuperar a potência narcísica primária, a mãe é introjetada (identificação secundária), e o ego ideal passa a fazer parte do ego real.

Na esquizofrenia e na melancolia, há uma regressão ao autoerotismo ou ao narcisismo primário.

Melanie Klein

Klein (1982) elaborou os conceitos de *posição esquizoparanoide* e de *posição depressiva*.

A posição esquizoparanoide constitui uma modalidade de relações objetais característica dos primeiros 4 meses de vida. De acordo com a visão kleiniana, já existe um ego incipiente desde o nascimento. Na posição esquizoparanoide, os objetos são parciais: há uma cisão do objeto em *objeto bom* (idealizado) – o seio materno que gratifica as necessidades do bebê – e *objeto mau* (persecutório) – o seio que, ausente, frustra. Os mecanismos de defesa predominantes são a introjeção e a projeção. Há uma ansiedade persecutória: medo de ser destruído pelo *objeto mau*. A posição esquizoparanoide reaparece, no adulto, na esquizofrenia e na paranoia.

A posição depressiva representa uma modalidade de relações objetais que surge a partir dos 4 meses de idade, superada ao longo do primeiro ano de vida. Os objetos agora são totais: a mãe tem ao mesmo tempo aspectos bons e aspectos maus. As pulsões libidinais e agressivas referem-se ao mesmo objeto. O bebê experimenta um sentimento de culpa; teme ter destruído o objeto amado com suas pulsões agressivas. O mecanismo de defesa principal é a reparação. A posição depressiva reaparece na melancolia.

René Spitz

Spitz (1996) descreveu três etapas no desenvolvimento do bebê: o *estágio não objetal*, o *estágio pré-objetal* e o *estabelecimento do objeto libidinal*.

No estágio não objetal, o comportamento do bebê é inteiramente passivo em relação ao mundo. O início do estágio pré-objetal é marcado pela *reação do sorriso*: o bebê sorri ao ver o rosto de um adulto. Essa fase representa o início de um comportamento ativo.

O estabelecimento do objeto libidinal é marcado pela *ansiedade dos 8 meses*: entre o 6º e o 8º mês, o bebê, diante de uma pessoa estranha, mostra-se ansioso e a rejeita. Presume-se que seja uma reação desprazerosa à ausência da mãe. A aquisição dessa capacidade de distinguir a mãe de um estranho representa que há uma verdadeira relação objetal; a mãe tornou-se o objeto libidinal do bebê.

Margaret Mahler

Mahler *et al.* (1993) descreveram as fases de *autismo*, de *simbiose* e de *separação–individuação*. O autismo corresponde aos dois primeiros meses de vida. Nessa fase, o bebê preocupa-se apenas com as próprias questões fisiológicas. A simbiose, por sua vez, vai dos 2 aos 6 meses de idade. Representa um estágio de indiferenciação do ego do bebê, que está fundido à mãe. O bebê e a mãe formam uma *unidade dual onipotente*. Já a separação–individuação estende-se dos 6 aos 36 meses, e envolve o nascimento psicológico da criança, como uma pessoa separada da mãe.

Contribuições das neurociências

Lobo parietal

No córtex sensorial primário, localizado no giro pós-central, no lobo parietal anterior, existe um mapa da representação neural (contralateral) do corpo.

O córtex parietal posterior integra as informações das áreas sensoriais primária e secundária, bem como dos sistemas visual e auditivo.

Algumas síndromes clínico-neurológicas nos ajudam a compreender o papel do lobo parietal na consciência do eu – como a síndrome do *membro fantasma*, a síndrome de Anton-Babinski e a síndrome de Gertsmann.

Muitos amputados referem a percepção de movimentos, parestesias e dores que associam ao membro que foi retirado: a síndrome do *membro fantasma*. Isso acontece porque as vias aferentes que normalmente ocupam áreas próximas se expandem e invadem a área de representação desse membro no córtex sensorial primário.

Na síndrome de Anton-Babinski, que ocorre em casos de lesão do lobo parietal posterior não dominante, o paciente passa a ignorar a existência do lado esquerdo do corpo – heminegligência ou hemiassomatognosia. Alternativamente, pode não perder a consciência da existência de seu hemicorpo esquerdo, mas não reconhece que este se encontra parético ou plégico – hemianosognosia esquerda.

A síndrome de Gertsmann, relacionada a lesões na circunvolução angular do hemisfério dominante, no lobo parietal posterior, caracteriza-se por agnosia digital – incapacidade para distinguir, mostrar, escolher e nomear os diferentes dedos –, além de acalculia, agrafia e ausência de discriminação entre direita e esquerda.

Modelo cognitivista

Para Frith *et al.* (1998), existiria um sistema cerebral de automonitoramento que permitiria ao indivíduo distinguir as experiências do *self* dos fenômenos do meio externo.

A hipótese é que, ao tempo em que é efetuado um comando motor, o sistema nervoso faz uma previsão das consequências sensoriais da ação. Diferenças entre o retorno sensorial esperado e o retorno sensorial efetivo vão indicar que ocorreram influências externas.

Na esquizofrenia, haveria uma falha nesse sistema de automonitoramento: ocorreriam discrepâncias entre o retorno sensorial esperado e o efetivo mesmo na ausência de influência externa. Assim, o enfermo iria erroneamente atribuir a influências externas sensações geradas pelo seu próprio *self*.

Em um estudo, pacientes esquizofrênicos tinham que fazer um desenho simples, mas sem poderem ver o que estavam desenhando. Em seguida, cada um tinha que reconhecer visualmente o seu próprio desenho, com base apenas na recordação de seus movimentos manuais. Aqueles pacientes que estavam apresentando experiências de passividade cometeram mais erros de reconhecimento.

CAPÍTULO 20

Prospecção

A prospecção consiste no planejamento que o indivíduo faz quanto à própria vida, e reflete a expectativa que ele tem em relação ao seu futuro.

O exame da prospecção se faz perguntando-se diretamente ao paciente o que ele planeja fazer, por exemplo, quando tiver alta hospitalar – se estiver internado –, ou mesmo em um futuro mais distante.

Os planos para o futuro podem estar ausentes ou presentes. Se estiverem presentes, podem ser adequados e exequíveis, ou então inadequados e inexequíveis – incompatíveis com a realidade do paciente.

Pacientes delirantes costumam formular planos absurdos e inexequíveis: por exemplo, eliminar todas as doenças do mundo. Os deprimidos em geral são pessimistas, e nada esperam do futuro. Os maníacos, ao contrário, são muito otimistas, e muitas vezes formulam planos cuja execução está além de suas possibilidades. Em alguns indivíduos com demência ou retardo mental, em função do prejuízo intelectivo, noções abstratas como a de tempo podem estar ausentes, e a vida psíquica se limita à realidade imediata, sendo impossível a prospecção.

Consciência de Morbidez

CAPÍTULO 21

Introdução

A consciência de morbidez se refere ao entendimento que o indivíduo tem sobre o seu próprio estado de saúde. As dimensões da consciência de morbidez se referem ao reconhecimento, por parte do paciente, de que: (1) determinadas vivências ou comportamentos seus são anormais, (2) uma doença o está acometendo e (3) sua doença é mental e não física.

Uma plena consciência de morbidez é de grande importância para a adesão ao tratamento. É natural que quem não se ache doente não queira seguir nenhum tratamento. Todavia, nem sempre há uma relação direta entre consciência de morbidez e adesão ao tratamento. Pacientes que não se acham doentes podem aceitar o tratamento em função de pressões de familiares ou de instituições, ou em razão de atribuírem ao tratamento um significado falso – por exemplo, acreditar que o remédio possui o poder mágico de proteger sua mente contra a influência maligna de espíritos. Em contrapartida, pacientes que reconhecem estar doentes podem deixar de seguir o tratamento por julgá-lo ineficaz, por não tolerarem os efeitos colaterais – no caso de medicamentos –, por não confiarem no médico, por não terem condições financeiras de arcar com o tratamento etc.

A ausência de consciência de morbidez é uma condição relativamente comum na psiquiatria. Mas pode ocorrer também em alguns distúrbios neurológicos (anosognosia): em quadros como hemiplegias – geralmente no lado esquerdo –, afasia sensorial, cegueira e surdez corticais etc. Um cérebro muito comprometido não é capaz de se autoavaliar. Mais raramente, a ausência de consciência de morbidez é observada em outras condições médicas: o paciente, diante do diagnóstico de uma doença grave ou incurável, *nega* (no sentido psicanalítico) que esteja doente.

Alterações na consciência de morbidez

A consciência de morbidez não é uma questão de tudo ou nada. Entre a plena consciência de morbidez e a sua total ausência, pode haver uma consciência parcial.

Exame da consciência de morbidez

Quando indagamos ao paciente, no início da entrevista, quanto à sua queixa principal, muitas vezes já temos uma ideia precisa quanto a sua consciência de morbidez. Quando não está evidente, deve-se perguntar diretamente a ele se se considera doente, e em que exatamente consistiria a sua doença.

A consciência de morbidez nos principais transtornos mentais

TRANSTORNOS PSICÓTICOS. Nos transtornos psicóticos, em geral, a consciência de morbidez está mais comprometida do que nos quadros em que não há sintomas psicóticos. Para o indivíduo que está apresentando alucinações auditivas, as *vozes* são, em geral, tidas como reais. O delirante poderá atribuir o seu sofrimento não a uma doença, mas à ação de seus *perseguidores*. Na depressão psicótica, o paciente pode acreditar que está recebendo um merecido castigo divino.

TRANSTORNO OBSESSIVO-COMPULSIVO (TOC). Nos casos mais graves de TOC, pode não haver uma plena consciência quanto à inadequação do comportamento compulsivo, apesar da ausência de sintomas psicóticos.

MANIA. Na mania, o indivíduo não se acha doente, e, ao contrário, pode estar se sentindo extremamente bem, como nunca esteve em toda a vida. No transtorno bipolar, o comprometimento da consciência de morbidez costuma ser bem maior na mania do que na depressão (Silva *et al.*, 2014).

TRANSTORNO DA PERSONALIDADE ANTISSOCIAL. As manifestações do sociopata são egossintônicas: ele não sofre com a sua anormalidade.

TRANSTORNOS SOMATOFORMES. Na hipocondria e na somatização, o paciente acredita estar sofrendo de uma doença física, e não mental.

DEMÊNCIA. Em geral, na demência, não há por parte do doente plena consciência quanto às suas dificuldades de memória e aos outros distúrbios cognitivos. Alguns doentes podem manifestar uma reação colérica ao se darem conta de suas dificuldades cognitivas: a *reação catastrófica de Goldstein*.

Principais Síndromes Psiquiátricas

CAPÍTULO 22

◀ Síndrome de ansiedade

A ansiedade é definida como uma sensação vaga e difusa, desagradável, de apreensão ou tensão expectante, que se acompanha de diversas manifestações físicas, tais como dispneia, taquicardia, tensão muscular, sudorese, tremor etc. Distingue-se do medo por não estar ligada a um objeto ou situação específica.

A ansiedade representa um estado afetivo normal, que é bastante útil, pois faz com que o indivíduo fique atento a um perigo iminente e tome as medidas adequadas para lidar com a situação. Assim como a dor, a ansiedade nos diz que algo está errado e leva a um aumento das chances de sobrevivência do indivíduo.

No entanto, a ansiedade pode se tornar patológica em determinadas condições: quando é excessiva, quando leva a um sofrimento subjetivo intenso, ou quando causa algum prejuízo significativo nas atividades sócio-ocupacionais ou na saúde física.

Na síndrome de ansiedade, há basicamente uma exaltação afetiva, mas, além da afetividade, outras funções psíquicas podem se alterar. Observam-se muitas vezes labilidade da atenção; hipomnésia anterógrada (alteração da memória); logorreia e diminuição da latência da resposta (linguagem); aceleração do curso do pensamento; insônia inicial ou intermediária; aumento ou diminuição do apetite; aumento da sede e impulsividade (conação); e hipercinesia (psicomotricidade).

A síndrome de ansiedade é encontrada principalmente no transtorno de ansiedade generalizada e no transtorno de pânico, mas pode ocorrer também nos outros transtornos de ansiedade e em diversos outros transtornos mentais, como a esquizofrenia e a depressão. Outras causas da síndrome de ansiedade são: abstinência de nicotina, benzodiazepínicos ou opioides; intoxicação por cafeína, simpaticomiméticos ou estimulantes; hipertireoidismo; hipoxia; hipoglicemia; epilepsia do lobo temporal; e isquemia cerebral.

No transtorno de ansiedade generalizada, a ansiedade é crônica e praticamente contínua, mas não atinge grandes picos de intensidade. Entre as manifestações físicas no transtorno de ansiedade generalizada, observam-se tremor, dores musculares, cefaleia tensional, aumento da frequência urinária, palpitação, falta de ar, sudorese, entre outras. No transtorno de pânico, há episódios recorrentes de ansiedade, que são de grande intensidade e que duram apenas alguns minutos (ataques de pânico). Nesses episódios, há uma grande riqueza de sinais e sintomas físicos, como palpitação, dor no peito, falta de ar, vertigem, sensação de desmaio, tremor, ondas de calor ou calafrios, náuseas e formigamento. Pode ocorrer, ainda, despersonalização, que é uma alteração da consciência da identidade do eu. Os ataques de pânico são tão intensos que o indivíduo apresenta medo de morrer, de enlouquecer ou de perder o controle sobre seus atos. Em função das alterações cardiorrespiratórias, muitas vezes ele acredita que está tendo um ataque cardíaco.

Síndrome fóbica

A síndrome fóbica representa uma forma especial de síndrome de ansiedade. Na síndrome fóbica, a ansiedade está relacionada com um objeto, atividade ou situação específica, e não é justificada pelo estímulo que a provocou (ou a reação é desproporcional a este); o paciente reconhece a sua reação como irracional ou exagerada e adota um comportamento de esquiva.

Uma forma de fobia é a agorafobia, que consiste em um comportamento de esquiva em relação a lugares ou situações em que a fuga seria difícil ou embaraçosa, ou na qual o socorro poderia não estar disponível, caso o indivíduo apresente um ataque de pânico (ou sintomas comumente presentes neste). O paciente evita passar por túneis ou pontes; andar de trem, metrô ou avião; estar no meio de uma multidão ou em uma fila. Em casos mais graves, recusa-se a ficar sozinho ou não sai mais de casa. Quando o indivíduo se encontra em uma dessas situações temidas, apresenta uma sensação de profundo desamparo.

Outra forma de fobia é a fobia social, que se caracteriza por um medo persistente, excessivo e incapacitante de agir de forma ridícula ou inadequada diante de outras pessoas. O indivíduo tem a expectativa de que será avaliado negativamente em situações sociais nas quais tenha que desempenhar alguma atividade, e teme ser humilhado ou demonstrar embaraço. A exposição a essas situações sociais produz uma reação imediata de ansiedade. Assim, essas situações sociais são invariavelmente evitadas. A situação mais comumente temida por pacientes que sofrem de fobia social é a de falar em público.

Em outros quadros fóbicos, a ansiedade pode estar relacionada com elementos da natureza, como tempestades, altura (acrofobia) ou água (medo de se afogar); animais; sangue, ferimentos ou injeção; ou ainda lugares fechados (claustrofobia).

A síndrome fóbica ocorre no transtorno de pânico com agorafobia, na agorafobia sem história de transtorno de pânico, na fobia específica e na fobia social. Pode ser encontrada também no transtorno obsessivo-compulsivo e no transtorno de estresse pós-traumático. No transtorno obsessivo-compulsivo, em função do medo de se contaminar, o indivíduo evita usar banheiros públicos e tocar em maçanetas ou cédulas de dinheiro. Além disso, se apresenta pensamentos obsessivos relacionados com impulsos agressivos, tenta se manter afastado de objetos cortantes ou pontiagudos. No transtorno de estresse pós-traumático, a esquiva se refere a pensamentos, atividades ou situações de alguma forma vinculadas ao evento traumático.

Síndrome obsessivo-compulsiva

Na síndrome obsessivo-compulsiva, há ideias obsessivas (alteração do pensamento) e um comportamento compulsivo (alteração da conação).

As ideias obsessivas se apresentam de forma recorrente (há perseveração do pensamento) e são vivenciadas como absurdas, irracionais, sem sentido, repulsivas, desagradáveis ou ansiogênicas. Invadem a consciência do indivíduo contra a sua vontade, produzindo, assim, uma luta interna ou resistência contra elas. Embora sejam intrusivas, são reconhecidas pelo indivíduo como produto da sua própria mente e não impostas a partir do exterior. São exemplos de ideias obsessivas: dúvidas (se trancou a casa, se desligou o gás, se executou uma tarefa de forma completa ou perfeita), preocupação com contaminação (maçanetas, banheiros, dinheiro), impulsos agressivos, imagens assustadoras, presságios quanto a tragédias, pensamentos ou imagens obscenas, impulsos sem sentido (gritar, despir-se em público) e pensamentos ou imagens sem sentido (números, letras, músicas).

Os atos compulsivos são comportamentos repetitivos e intencionais, na maioria das vezes realizados em resposta a uma ideia obsessiva. Ocorrem de acordo com certas regras ou de maneira estereotipada. O comportamento objetiva neutralizar ou prevenir desconforto, ou evitar algum evento ou situação pavorosa. Geralmente o comportamento compulsivo não está realisticamente relacionado com o seu objetivo ou é claramente excessivo. O indivíduo reconhece que seu comportamento é irracional ou exagerado, e, pelo menos no início, tenta resistir à execução do ato compulsivo. As compulsões mais comuns são: contar; verificar; limpar; tocar; arrumar; repetir mentalmente palavras, frases ou orações; e praticar atos ritualísticos.

Algumas ideias obsessivas e atos compulsivos estão frequentemente associados. Por exemplo, o medo relacionado com contaminação leva a um comportamento de limpeza. A preocupação quanto à possibilidade de ter deixado a porta de casa destrancada faz o indivíduo voltar várias vezes para casa para confirmar se a fechou adequadamente. Presságios quanto a tragédias ocasionam a repetição mental de frases como "Deus é bom, nenhuma desgraça vai acontecer".

Outras alterações que podem estar presentes em um quadro obsessivo-compulsivo são: rigidez da atenção (o foco da consciência fica aderido à ideia obsessiva), minuciosidade (alteração da forma do pensamento) e ambitendência (alteração da conação). Em geral, a consciência de morbidez está preservada, mas em alguns pacientes pode haver um prejuízo importante nesse aspecto.

A síndrome obsessivo-compulsiva é encontrada principalmente no transtorno obsessivo-compulsivo e no transtorno de Tourette, mas eventualmente pode surgir na esquizofrenia e na depressão. Um padrão de comportamento compulsivo é também observado nos quadros de dependência química, na cleptomania, no jogo patológico e na tricotilomania.

Síndrome de conversão

A síndrome de conversão se caracteriza por perda ou alteração de alguma função motora ou sensorial. O quadro se parece com uma doença neurológica, mas o exame físico e os exames complementares não detectam alterações objetivas correspondentes aos sintomas apresentados pelo paciente, indicando que nenhuma doença neurológica está de fato presente. Os sintomas surgem de forma súbita, geralmente como uma reação a um evento de estresse psicossocial, e também desaparecem repentinamente. Não se trata de fingimento ou de simulação consciente, pois o paciente vivencia seus sintomas como reais.

Entre as alterações da psicomotricidade, encontramos movimentos anormais, perda da capacidade de ficar em pé e de andar, fraqueza, paralisias de membros (acinesia), tremores, pseudoconvulsões, afonia e mutismo (esta última mais propriamente uma alteração da linguagem). Entre as alterações da sensopercepção estão anestesia (de segmentos do corpo, especialmente membros), surdez, cegueira, hiperestesia e alucinações negativas.

Tipicamente, um paciente em um quadro conversivo apresenta uma atitude simuladora, teatral, dramática, sedutora, exibicionista ou manipuladora. Acredita-se que um aspecto central da crise seja a (auto)sugestionabilidade patológica (alteração da conação).

A síndrome de conversão é encontrada no transtorno de conversão, que corresponde à clássica histeria de conversão.

Síndrome dissociativa

Nos quadros dissociativos há um prejuízo na capacidade de integração dos diversos elementos e funções mentais. As alterações envolvem basicamente a consciência (ou vigilância), a consciência da identidade do eu ou a memória.

Pode haver estreitamento da consciência, característica central dos estados crepusculares. Nestes, o indivíduo encontra-se em um estado de transe e se comporta como se estivesse imerso em um sonho. Como uma consequência da alteração da amplitude do campo da consciência, nos estados crepusculares podem-se observar rigidez da atenção, ecmnésia (memória), desorientação ou falsa orientação alopsíquica e glossolalia (linguagem), além de exaltação afetiva e agitação ou estupor (psicomotricidade). Quando há uma vivência de possessão (o indivíduo se sente dominado por um espírito), encontram-se ainda alterações da consciência do eu: da atividade, da identidade ou da unidade do eu. Já quando a vivência é de êxtase, há neotimias (afetividade) e, muitas vezes, alterações da consciência dos limites do eu. Os quadros dissociativos que cursam com estreitamento da consciência ocorrem no transtorno de transe e possessão, incluído na Classificação Internacional de Doenças, 11ª edição (CID-11), mas não no Manual Diagnóstico e Estatístico de Transtornos Mentais, 5ª edição (DSM-5).

Na fuga dissociativa e no transtorno dissociativo de identidade (antigo transtorno da personalidade múltipla), está alterada a consciência da identidade do eu. Na fuga dissociativa, o indivíduo aparece em um lugar distante de onde vivia, lá assumindo uma nova identidade pessoal, esquecendo-se por completo da anterior. No transtorno dissociativo de identidade, personalidades distintas se sucedem no controle das funções mentais e do comportamento do paciente. Se a personalidade assumida é a de uma criança, observa-se pedolalia (alteração da linguagem).

Nos quadros dissociativos, as alterações de memória são bem diferentes das observadas na demência ou na síndrome amnésica, pois iniciam-se abruptamente, apresentam completa e súbita remissão e são reconhecidas pelo próprio paciente. Na síndrome dissociativa, a amnésia pode ser seletiva, lacunar ou generalizada; e ainda retrógrada ou retroanterógrada. A amnésia dissociativa e a fuga dissociativa são os transtornos dissociativos em que as alteraçoes da memória são as mais importantes.

Uma forma especial de síndrome dissociativa é a síndrome de Ganser. Nesta, que grosseiramente simula uma demência, o indivíduo sistematicamente comete erros nas situações mais corriqueiras, o que o faz parecer mentalmente perturbado. Na síndrome de Ganser podem ser observadas respostas aproximadas (alteração da linguagem).

As síndromes de conversão e dissociativa apresentam vários elementos em comum: as características da atitude, a sugestionabilidade patológica (alteração da conação), o início e o desaparecimento súbitos dos sintomas e a relação temporal com um evento de estresse.

A síndrome dissociativa está presente não apenas nos transtornos dissociativos, mas também no transtorno do estresse agudo e, eventualmente, no transtorno da personalidade *borderline*.

Síndrome hipocondríaca

Na síndrome hipocondríaca, há uma preocupação excessiva com a saúde e um medo intenso de contrair uma doença grave, o que acarreta constante procura por ajuda médica e a submissão a diversos exames complementares.

O indivíduo muitas vezes acredita que esteja sofrendo de uma doença física, mas essa convicção não tem a intensidade de uma ideia delirante, representando no máximo uma ideia prevalente (alteração do conteúdo do pensamento). Tal convicção pode se basear em exacerbação das sensações corporais (hiperestesia; alteração da sensopercepção), que falsamente indicariam alguma anormalidade em um órgão. O paciente pode ter dificuldade em desviar sua atenção dessas sensações corporais, constituindo, assim, um estado de rigidez da atenção. Por fim, a consciência de morbidez é parcial ou ausente, pois o indivíduo não reconhece estar apresentando um transtorno mental.

Síndrome depressiva

As características centrais da síndrome depressiva são a tristeza (exacerbação afetiva), a hipobulia ou abulia (alteração da conação) e a inibição do curso do pensamento. No entanto, para autores clássicos, a inibição psicomotora (ou hipocinesia), que consiste na expressão objetiva da hipobulia, seria a alteração mais importante da depressão (Cheniaux et al., 2017).

Muitas outras alterações podem estar presentes em uma síndrome depressiva: aparência descuidada; atitude lamuriosa ou indiferente; rigidez afetiva; diminuição da libido, insônia ou hipersonia, diminuição ou aumento do apetite, negativismo e ideação suicida (alterações da conação); hipoprosexia ou rigidez da atenção; hipoestesia (sensopercepção); hipomnésia de fixação e de evocação, hipermnésia seletiva e alomnésias (memória); oligolalia ou mutismo, bradilalia, hipofonia, hipoprosódia ou aprosódia, aumento da latência de resposta (linguagem); pensamento perseverante e ideias deliroides de ruína (pensamento); diminuição do desempenho intelectivo; diminuição da criatividade (imaginação); desorientação alopsíquica apática; diminuição da consciência de existência do eu; despersonalização (alteração da consciência da identidade do eu); e pessimismo (prospecção). Muitas vezes a consciência de morbidez está prejudicada, pois o indivíduo acredita que esteja sofrendo de uma doença física e não mental.

A síndrome depressiva é encontrada no transtorno depressivo maior, no transtorno bipolar e no transtorno esquizoafetivo. Ela também pode ser causada por diversas condições médicas gerais, como hipotireoidismo, carcinoma de pâncreas, infecção pelo vírus *influenza* etc.; e por várias substâncias, como anti-hipertensivos, neurolépticos, cinarizina (medicamento para o tratamento de labirintite) etc.

Síndrome maníaca

A síndrome maníaca caracteriza-se principalmente por euforia ou irritabilidade (exaltação afetiva), fuga de ideias (alteração da forma do pensamento) e agitação psicomotora. Contudo, segundo estudos de análise fatorial, o aumento da atividade motora e da sensação subjetiva de energia vital são as alterações cardinais da mania, mais importantes até do que as alterações do humor (Cheniaux et al., 2014).

Outras alterações que podem estar presentes na síndrome maníaca são: aparência bizarra (roupas muito coloridas e chamativas, excesso de maquiagem, perfume em demasia, muitos enfeites, unhas e cabelo pintados com cores diferentes), exibicionista (roupas muito curtas e decotadas) ou descuidada; atitude expansiva, desinibida e jocosa ou então irônica, arrogante e hostil; labilidade ou incontinência afetiva; hiperbulia, aumento da libido, diminuição da necessidade de sono e impulsividade (alterações da conação); labilidade da atenção; hiperestesia (sensopercepção); hipermnésia de evocação, hipomnésia de fixação, hipomnésia lacunar *a posteriori* e alomnésias (memória); logorreia, taquilalia, hiperfonia, hiperprosódia, diminuição da latência de resposta e coprolalia (linguagem); aceleração do curso do pensamento e ideias deliroides de grandeza (pensamento); melhora no desempenho intelectivo (só na hipomania); aumento da criatividade (só na hipomania; alteração da imaginação); aumento da consciência de existência do eu; otimismo (prospecção); consciência de morbidez diminuída ou ausente.

A síndrome maníaca é encontrada no transtorno bipolar do humor e no transtorno esquizoafetivo (tipo bipolar) e está particularmente associada a maior risco de suicídio (Lage *et al.*, 2019). Pode ser provocada por condições médicas gerais, tais como neurossífilis, lúpus eritematoso sistêmico e síndrome de Cushing; e por diversas substâncias, como cocaína, corticosteroides e L-dopa.

Estado misto

O estado misto é caracterizado por uma superposição de sintomas maníacos e depressivos. Pode assumir diversas formas, como, por exemplo, euforia (exaltação afetiva) e, ao mesmo tempo, alentecimento do pensamento e abulia (alteração da conação); ou então humor triste (exaltação afetiva) em associação a fuga de ideias (pensamento) e agitação psicomotora. Ocorre no transtorno bipolar do humor e no transtorno esquizoafetivo (tipo bipolar).

Síndrome delirante-alucinatória

A síndrome delirante-alucinatória caracteriza-se pela presença de um ou mais delírios (alteração do conteúdo do pensamento) e de alucinações (alteração da sensopercepção). O delírio pode ser definido como um juízo falso, de conteúdo impossível e incorrigível; ou, ainda, como uma crença absurda que não se submete às evidências que a realidade impõe. A alucinação, por sua vez, representa uma falsa percepção, a percepção de um objeto cujos estímulos externos correspondentes na verdade estão ausentes.

Delírios e alucinações frequentemente ocorrem de forma concomitante. Ambos são classificados como sintomas psicóticos, isto é, sintomas que representam uma perda do juízo de realidade. Embora delírios possam ser secundários a alucinações – por exemplo, uma ideia de perseguição que se baseia no que disseram as "vozes" alucinadas –, delírios e alucinações podem ser manifestações independentes entre si.

Quadros delirante-alucinatórios podem se acompanhar de rigidez ou labilidade da atenção; alomnésias, paramnésias ou hipermnésia seletiva (alterações da memória); perseveração do pensamento; ansiedade intensa (exaltação afetiva); e uma falsa orientação alopsíquica. A consciência de morbidez costuma estar prejudicada. E, dependendo do tipo de delírio, outras alterações psicopatológicas podem estar presentes; por exemplo, um delírio de influência, por definição, implica necessariamente uma alteração da consciência da atividade do eu.

A síndrome delirante-alucinatória está presente na esquizofrenia, no transtorno esquizofreniforme, no transtorno esquizoafetivo e no transtorno psicótico breve. Pode ocorrer, ainda, nos transtornos do humor, no *delirium*, na demência, na epilepsia do lobo temporal e na intoxicação por cocaína ou anfetamina.

Síndrome paranoide

A síndrome paranoide, ou delirante, é definida pela ocorrência de atividade delirante na ausência de outras manifestações psicopatológicas significativas. Um quadro paranoide não associado a atividade alucinatória é encontrado principalmente no transtorno delirante, podendo ser observado também no transtorno psicótico induzido e, eventualmente, nos transtornos do humor, na demência e no retardo mental.

Síndrome alucinatória

A síndrome alucinatória, em sua forma pura, não se acompanha de atividade delirante. Ela pode ocorrer na intoxicação por alucinógenos, na alucinose alcoólica, em crises epilépticas focais, em tumores no lobo occipital, no *delirium* e em estados crepusculares epilépticos ou histéricos.

Síndrome hebefrênica

Na síndrome hebefrênica, encontram-se basicamente desagregação do pensamento e embotamento afetivo ou paratimias (alteração da afetividade). Há ainda uma aparência descuidada ou bizarra; uma atitude tola ou pueril; hipobulia (alteração da conação); deterioração intelectiva; e maneirismos (psicomotricidade). A síndrome hebefrênica pode ser encontrada na esquizofrenia.

Síndrome catatônica

A síndrome catatônica caracteriza-se por alterações na conação e na psicomotricidade. Ocorrem negativismo, reação do último momento, sugestionabilidade patológica, ambitendência e obediência automática (alterações da conação); e, ainda, hipocinesia, estupor (incluindo catalepsia), hipercinesia – uma agitação despropositada, caótica, desorganizada e independente dos estímulos externos –, ecopraxia, ecomimia, estereotipias, flexibilidade cérea, maneirismos, interceptação cinética e perseveração motora (alterações da psicomotricidade). Podem ser observados também uma atitude de oposição ou indiferente; mutismo, ecolalia e estereotipia verbal (linguagem); aprosexia (atenção); alentecimento do curso do pensamento; alucinações cinestésicas (sensopercepção); alterações da consciência da atividade do eu; delírios de influência (pensamento); e ambitimia (afetividade) (Nunes & Cheniaux, 2012).

A síndrome catatônica pode ser encontrada na esquizofrenia, mas, ao contrário do que se pensava, não é exclusiva desse transtorno mental (Fink *et al.*, 2010). Ela pode ocorrer também em transtornos do humor (tanto na mania como na depressão), síndrome neuroléptica maligna, mal de Parkinson, síndrome serotoninérgica, autismo, retardo mental, transtorno de Tourette, epilepsia, neoplasias, encefalites, traumatismos cranioencefálicos, diabetes, intoxicação por monóxido de carbono, encefalopatia hepática e hipercalcemia.

Síndrome apático-abúlica

Na síndrome apático-abúlica há um empobrecimento da afetividade (embotamento afetivo) e da conação (hipobulia ou abulia). A aparência é descuidada e a atitude, indiferente. Pode ocorrer desorientação alopsíquica.

Essa síndrome é encontrada na esquizofrenia, no transtorno da personalidade esquizotípica, no transtorno da personalidade esquizoide, no retardamento mental, na demência, no *delirium* e no transtorno de estresse pós-traumático. O acometimento do lobo frontal – por traumatismo, cirurgia, distúrbios vasculares, infecções ou neoplasia – pode cursar também com uma síndrome apático-abúlica.

Retardo mental

O que caracteriza o retardo mental é um funcionamento intelectivo significativamente inferior à média das outras pessoas. Houve na infância um desenvolvimento mental incompleto ou interrompido, o que impediu a aquisição normal das habilidades cognitivas, linguísticas, motoras ou sociais. O nível de inteligência abaixo do normal se expressa por meio de reduzida capacidade de abstração, raciocínio, julgamento e planejamento, e por meio de maior dificuldade na realização de tarefas que exijam habilidades visuoespaciais, como montar um quebra-cabeça, por exemplo.

Além da inteligência, outras funções psíquicas costumam estar afetadas em indivíduos que apresentam retardo mental. Podem ser observados: atitude pueril; um pensamento pobre, concreto, perseverante e prolixo; exaltação e labilidade ou incontinência afetiva (episódios coléricos), ou então embotamento afetivo; hipocinesia ou hipercinesia, ecopraxia, maneirismos e perseveração motora (alterações da psicomotricidade); hipobulia ou hiperbulia, impulsividade, automutilação e alotriofagia (conação); hipoprosexia ou labilidade da atenção; desorientação alopsíquica, desorientação autopsíquica parcial; hipomnésia de fixação ou, mais raramente, hipermnésia de fixação (memória); diminuição da capacidade imaginativa; e, eventualmente, delírios de grandeza (pensamento).

São inúmeras as causas possíveis para um quadro de retardo mental. Elas são classificadas em: pré-natais, perinatais e pós-natais. Entre as pré-natais, podem ser citadas infecções (como rubéola), complicações obstétricas (como descolamento prematuro de placenta), aberrações cromossômicas (como a síndrome de Down) e doenças hereditárias (como fenilcetonúria). Entre as causas perinatais, incluem-se prematuridade, tocotraumatismos, infecções e asfixia. Por fim, entre as causas pós-natais estão desnutrição, cretinismo endêmico, encefalites, traumatismo craniano e falta de estimulação ambiental.

Autismo

O autismo caracteriza-se por um comprometimento global no desenvolvimento infantil. Há grave prejuízo na interação social e na comunicação, além de padrão de comportamento bastante restrito e repetitivo. Observam-se embotamento afetivo e incontinência afetiva; ecolalia, hipoprosódia e neologismos (alterações da linguagem); hipomimia, maneirismos, estereotipias e agitação (psicomotricidade); além de impulsividade e comportamentos autolesivos (conação). A resposta a estímulos sensoriais pode estar exacerbada (hiperestesia) ou diminuída (hipoestesia). É comum o paciente referir-se a si próprio usando o pronome na terceira pessoa ("ele" ou "ela"), o que indica alteração com relação à consciência do eu. Na grande maioria dos casos, o nível de inteligência está abaixo do normal. No entanto, paradoxalmente, alguns raros indivíduos apresentam "ilhas de genialidade", isto é, habilidades cognitivas extremamente desenvolvidas, relacionadas a música, arte, cálculos matemáticos, orientação visuoespacial e memória (hipermnésia de fixação). Sintomas autistas são encontrados no transtorno do espectro autista.

Delirium

O *delirium* é uma síndrome que se caracteriza pelo rebaixamento do nível da consciência (ou obnubilação), um prejuízo global da cognição e um curso agudo. Todas as demais alterações psicopatológicas nesse quadro são decorrentes da alteração da consciência. Há desorientação alopsíquica; hipotenacidade (alteração da atenção); hipomnésia de fixação e de evocação, alomnésias e hipomnésia lacunar *a posteriori* (memória); empobrecimento do pensamento; e deterioração intelectiva.

Os quadros de *delirium* podem ser classificados em hipoativos e hiperativos, em função de como se encontra a psicomotricidade e em função da ausência ou presença de sintomas psicóticos. No *delirium* hipoativo, ou estado confusional simples, além das alterações citadas, podem se encontrar: uma atitude indiferente; hipocinesia ou estupor (alterações da psicomotricidade), hipobulia ou abulia e hipersonia (conação); embotamento afetivo; alentecimento do curso do pensamento; mutismo (linguagem); hipomobilidade da atenção; hipoestesia (sensopercepção); e diminuição da capacidade imaginativa. No *delirium* hiperativo, ou estado confuso-onirioide, pode haver: hipercinesia e ecopraxia (psicomotricidade); impulsividade e insônia (conação); micropsias, macropsias, dismegalopsias, ilusões e pseudoalucinações predominantemente visuais (sensopercepção); ideias deliroides (pensamento); exaltação e labilidade afetiva; hipermobilidade da atenção; falsa orientação alopsíquica; *déjà vu*, hipermnésia de evocação e ecmnésia (memória); e aceleração do curso, perseveração e desagregação do pensamento.

Há muitas causas possíveis para um quadro de *delirium*, as quais afetam de forma difusa o metabolismo cerebral. Podem ser citados: intoxicação por substâncias (p. ex., barbitúricos), abstinência de substâncias psicoativas (como álcool; o *delirium tremens*), meningoencefalites, septicemia, distúrbios metabólicos (como a cetoacidose diabética), traumatismos cranianos, insuficiência respiratória ou cardíaca, distúrbios vasculares, entre outras.

Síndrome amnésica

Na síndrome amnésica, a alteração da memória – particularmente hipomnésia ou amnésia de fixação – é a principal manifestação clínica, da qual decorrem as demais. Por definição, não há um prejuízo global da cognição. Encontram-se desorientação ou falsa orientação alopsíquica, além de alomnésias ou paramnésias (alterações de memória).

A síndrome amnésica pode ser causada por: alcoolismo crônico – condição clínica denominada síndrome de Korsakoff –, epilepsia do lobo temporal, eletroconvulsoterapia, traumatismo cranioencefálico, tumor cerebral e uso de benzodiazepínicos.

Demência

Na síndrome demencial, assim como na síndrome amnésica, a memória está significativamente afetada; no entanto, o prejuízo cognitivo é global. E, diferentemente do *delirium*, não há rebaixamento do nível da consciência.

Observam-se na demência: hipomnésia de fixação, principalmente, e de evocação, além de alomnésia ou paramnésia (alterações da memória); desorientação ou falsa orientação alopsíquica; diminuição da capacidade de abstração, de raciocínio, julgamento e planejamento, além de perda das habilidades visuoespaciais (inteligência); hipotenacidade (atenção); pensamento empobrecido, prolixo e perseverante; afasia (linguagem); e agnosia (sensopercepção).

Além das alterações cognitivas, comumente ocorrem: aparência descuidada; atitude indiferente; apraxia, ecopraxia e perseveração motora (psicomotricidade); hipobulia ou impulsividade (conação); e embotamento, labilidade, incontinência ou rigidez afetiva.

Eventualmente são encontrados, na demência, hipoprosexia ou labilidade da atenção; alentecimento do curso do pensamento, desagregação do pensamento e ideias deliroides (alterações do pensamento); ecmnésia (memória), ecolalia, estereotipia verbal, palilalia ou logoclonia, pararrespostas e hipoprosódia (linguagem); negativismo ou sugestionabilidade patológica e alotriofagia (conação); hipercinesia ou hipocinesia (psicomotricidade); desorientação autopsíquica parcial; e diminuição da capacidade imaginativa.

São causas de demência: as doenças de Alzheimer, Huntington e Parkinson; distúrbios vasculares; alcoolismo crônico; tumores cerebrais; traumatismos cranioencefálicos; meningoencefalites; hidrocefalia de pressão normal; distúrbios metabólicos, endócrinos e nutricionais etc.

Síndrome anoréxica

Na síndrome anoréxica, há uma preocupação excessiva com a forma física e a aparência, que leva o indivíduo a uma perda deliberada de peso. Esta se dá por meio de dietas, exercícios físicos, autoindução de vômito, ou do uso de inibidores do apetite, laxativos ou diuréticos. Há um intenso emagrecimento, e o peso fica abaixo do normal para a idade ou a altura do indivíduo.

Só em um segundo momento observa-se diminuição do apetite (ou anorexia; alteração da conação). No início, a restrição alimentar ocorre mesmo com o apetite normal. Há ideias prevalentes (alteração do pensamento): estar gordo, precisar emagrecer. Em casos graves, a autoimagem corporal está distorcida: o indivíduo, mesmo muito emagrecido, se vê como gordo (macropsia; alteração da sensopercepção). Frequentemente, a libido está diminuída (alteração da conação). Em geral, a consciência de morbidez está ausente.

A síndrome anoréxica ocorre na anorexia nervosa, um transtorno alimentar.

Síndrome bulímica

A síndrome bulímica caracteriza-se por ataques de hiperingestão alimentar, que são seguidos por comportamento compensatório. Há, como na síndrome anoréxica, uma preocupação excessiva com o peso e a forma física. Nesses ataques de hiperingestão alimentar, o indivíduo apresenta exacerbação do apetite (bulimia; alteração da conação) que se acompanha de uma sensação de perda de controle, o que configura um comportamento impulsivo (alteração da conação). Não há aumento de peso, em função dos comportamentos compensatórios. Entre estes se incluem: autoindução de vômito; uso de laxativos, diuréticos, anorexígenos, hormônios tireoidianos ou enemas; a prática de jejum ou dietas; e a realização de exercícios físicos.

A síndrome bulímica é encontrada em um transtorno alimentar denominado bulimia nervosa.

Síndrome de despersonalização-desrealização

Despersonalização consiste em uma alteração da consciência da identidade do eu, que se caracteriza por sentimentos persistentes de irrealidade, distanciamento ou estranheza em relação a si mesmo ou ao próprio corpo. Na desrealização, os mesmos sentimentos se referem ao ambiente. Muitas vezes a síndrome de despersonalização-desrealização se acompanha de neotimias (alteração da afetividade). Essa síndrome é encontrada no transtorno de despersonalização, no transtorno de pânico (durante os ataques de pânico), no transtorno depressivo maior, na esquizofrenia (em uma fase conhecida como trema) e no transtorno de estresse pós-traumático.

APÊNDICE 1 — Psicopatologia Descritiva: Existe uma Linguagem Comum?*

Introdução

Os sistemas classificatórios atuais dos transtornos mentais não nos levaram a um grande avanço quanto à validade das categorias nosológicas, porém trouxeram algumas vantagens no que se refere à fidedignidade do diagnóstico e ao desenvolvimento de uma linguagem comum. Por exemplo, quando se diz que determinado paciente sofre de esquizofrenia de acordo com os critérios da CID-10,[1] isso é compreendido pelos psiquiatras do mundo inteiro, mesmo que se discorde desses critérios ou que se conteste a própria existência desse transtorno mental.

Por outro lado, na CID-10[1] – assim como no DSM-IV[2] –, embora sejam listados os critérios diagnósticos para cada categoria nosológica, não há uma preocupação em se definir precisamente os sinais e sintomas nem em se explicar como eles devem ser reconhecidos na prática. Em se tratando das alterações psicopatológicas, a utilização de uma linguagem comum constitui uma pré-condição para que se alcance um nível satisfatório de fidedignidade do diagnóstico psiquiátrico. A definição de delírio no Brasil, por exemplo, não deveria ser diferente da adotada no Japão.

A psicopatologia descritiva é a disciplina que se ocupa da descrição, da definição e da classificação dos sinais, dos sintomas e das síndromes mentais. Ela floresceu no século XIX e, no início do século XX, recebeu a importante contribuição de Karl Jaspers, com sua abordagem fenomenológica.[3]

Mas até que ponto há na psicopatologia descritiva uma uniformidade no que se refere à terminologia e à conceituação? Para responder a esta pergunta, realizou-se uma revisão dos textos de psicopatologia descritiva de vários dos mais importantes autores nacionais e internacionais nessa área.

Foram consultados os acervos da biblioteca do Instituto de Psiquiatria da Universidade Federal do Rio de Janeiro e da biblioteca biomédica da Universidade do Estado do Rio de Janeiro. Estudaram-se apenas os livros dedicados à psicopatologia descritiva ou que contivessem ao menos um capítulo completo sobre o tema. Não foram considerados os periódicos ou outro tipo de publicação.

Esses textos foram comparados entre si e mostraram-se predominantemente congruentes. No entanto, foram observados diversos pontos bastante significativos de divergência. Alguns destes, aqueles em que se consideraram as discordâncias mais evidentes e relevantes, são a seguir apresentados. Procurou-se abordar pelo menos uma questão relativa a cada uma das principais funções mentais.

---

*Publicado originalmente como artigo em: Revista Brasileira de Psiquiatria. 2005; 27(2):157-62; republicado com permissão dos editores.

Exemplos de divergências entre os autores quanto a algumas alterações psicopatológicas

Consciência

Para designar quadros em que há um rebaixamento do nível da consciência são empregados termos tão diferentes quanto obnubilação,[4-19] embotamento,[5,8,15] entorpecimento,[5,13,15] ofuscamento,[4] turvação,[4,7,10-12,14,15,17-21] perturbação[12] e obtusão[9] da consciência; embriaguez;[5] torpor;[11,14,16,18,21,22] sonolência;[5-7,12,14,16,17,20] sopor;[5,10,19] pré-coma;[7] estados parassônico,[7] onírico[14] e oniroide;[4,5,14,20,22] confusão mental;[5,8,9,11,16,20] onirismo;[4,17] alucinose aguda;[5] e amência.[4,5,18] Estupor,[4,7] estado crepuscular[5,8] e delírio (*delirium*)[4-6,16] também são usados, apesar de representarem, para a maioria dos autores, abolição da psicomotricidade,[15] estreitamento da consciência[10] e uma síndrome,[20] respectivamente.

Vários autores empregam termos diferentes para designar diferentes níveis de rebaixamento de consciência, só que o fazem de forma não uniforme. Entre a lucidez e o coma, de um grau menor para um maior de rebaixamento, teríamos: embotamento, sonolência e sopor;[5] sonolência, obnubilação e *delirium*;[6] obnubilação, sonolência, estupor e pré-coma;[7] embotamento (ou obnubilação simples), estado crepuscular e confusão;[8] obnubilação e sopor;[10,19] obnubilação, confusão mental e torpor;[11] turvação e sonolência;[20] obnubilação, sonolência e torpor;[14,16] obnubilação e sonolência;[12,17] ou leve, moderado, intenso e estuporoso.[4]

Também se encontra com frequência, nos livros de psicopatologia, uma classificação qualitativa, considerando se, paralelamente ao rebaixamento da consciência, há ou não sintomas psicóticos, como delírios e alucinações. No primeiro caso, ou seja, quando ocorre sintomatologia produtiva, são utilizadas as seguintes expressões: obnubilação,[5,13,15] obnubilação acompanhada de onirismo,[4] obnubilação delirante,[12] estado confusional,[9] turvação,[15,21] delírio,[16] turvação oniroide,[11] estado oniroide,[20] estado onírico ou oniroide,[14,23] alteração oniroide da consciência[22] e onirismo.[17] E no segundo caso, ausência de sintomatologia produtiva, as expressões adotadas são: entorpecimento,[5,13,15] obnubilação simples,[4] obnubilação,[4,9,12] embotamento,[15] torpor[21] e confusão mental simples.[16] Como se vê, o termo *obnubilação*, dependendo do autor, é usado em um ou outro sentido, podendo ser o oposto de entorpecimento[5,13,15] ou, alternativamente, o oposto de estado confusional.[9]

Alguns autores falam em elevação do nível da consciência,[7,13,20] hiperlucidez,[14] hipervigilância[6,9] ou hiperfrenia.[9] Trata-se de um quadro caracterizado por hipermnésia evocativa, maior alerta, aumento da intensidade das percepções, hiperatividade e exaltação do humor, que ocorre na mania, na intoxicação por estimulantes ou alucinógenos, em algumas auras epilépticas e no início da esquizofrenia.[6,7,9,13,14,20] Todavia, para Alonso Fernández,[4] um nível de consciência acima do normal é meramente uma possibilidade teórica, não observada empiricamente. De acordo com esse autor, se ocorre um incremento de algumas funções psíquicas, ao mesmo tempo há um claro prejuízo em outras: observa-se diminuição da capacidade de concentração, hipomnésia de fixação, incoerência, desorganização da conduta e hipopragmatismo.

Atenção

Descrevem-se dois aspectos da atenção: a tenacidade e a vigilância. A tenacidade, ou capacidade de concentração, é a capacidade de manter a atenção em um determinado objeto por um certo tempo. A vigilância é a capacidade de a qualquer momento desviar a atenção de um objeto para um outro.[6,13,16,18,19] Tenacidade e vigilância são qualidades opostas: se uma aumenta a outra tende a diminuir de intensidade.[18] Surge aqui, contudo, uma dificuldade, pois o termo *vigilância* também é utilizado com outro significado, correspondendo à definição neuropsicológica de consciência. Estar vígil é estar desperto, lúcido, ter a consciência clara.[4,19,20,24]

O termo *hiperprosexia* tem sido utilizado com dois significados diferentes e opostos: para designar quadros de hipertenacidade e hipovigilância[5,9,12,15,19] e quadros de hipotenacidade e hipervigilância.[4,6,9,10,12,17,18] No primeiro caso, são empregadas ainda as expressões *despolarização da atenção*,[9] *distração*,[10,12,15,17-19] *absorção*,[20] *pseudoaprosexia*[4] e *estreitamento da atenção*.[7,20] Já no segundo caso, em que há um excesso de mobilidade da atenção,[4] as expressões adotadas são *labilidade da atenção*,[9] *instabilidade da atenção*,[25] *distração*[10] e *distraibilidade*.[4-6,10,12,14,15,17-20,23]

Sensopercepção

A pareidolia consiste em uma imagem (fantástica e extrojetada) criada intencionalmente a partir de percepções reais, a partir de elementos sensoriais incompletos ou imprecisos. Por exemplo: *ver* figuras humanas, cenas, animais, objetos etc. em nuvens, em manchas ou relevos de paredes, no fogo, na Lua etc. ou "ouvir" sons musicais com base em ruídos monótonos. Nesses casos, o objeto real passa para um segundo plano. Apesar de a pareidolia ser incluída por diversos autores[4,6,11,12,17,20-22] entre as formas de ilusão, diferencia-se desta, segundo Cabaleiro Goas,[9] pelo fato de o indivíduo estar todo o tempo consciente da irrealidade da imagem e de sua influência sobre ela.

Há três espécies de vivências alucinatórias: as alucinações verdadeiras, as pseudoalucinações e as alucinoses.[4] As pseudoalucinações, um conceito de Kandinski, se distinguem das alucinações verdadeiras pela ausência de corporeidade e localização no espaço subjetivo interno, o que as torna mais semelhantes às imagens representativas do que às perceptivas.[4,14,18,19] Ainda de acordo com a descrição de Kandinski, a crença na realidade do fenômeno é a mesma observada nas alucinações verdadeiras.[4,5,14,18] Todavia, o conceito de pseudoalucinações é controverso e, para alguns autores,[10,22,26] poderia haver crítica por parte do paciente. Além disso, muitos psiquiatras empregam o termo *pseudoalucinação* com outros significados, como, por exemplo, referindo-se a certas experiências sensoriais em quadros dissociativos histéricos.[22]

Nas alucinoses, descritas por Claude e Ey,[27] a imagem é percebida no espaço objetivo externo, mas, ao contrário das alucinações verdadeiras, é adequada e imediatamente criticada pelo indivíduo, que reconhece o fenômeno como patológico. Elas ocorrem sob lucidez de consciência, sendo também chamadas de alucinações neurológicas, já que estão relacionadas a distúrbios de origem orgânica.[15,19] O mesmo termo *alucinose*, porém, é usado com significado bem diverso. Foi introduzido por Wernicke para designar *delírios alucinatórios agudos e crônicos*.[4,9] Um exemplo desse tipo de condição é a categoria nosológica *alucinose alcoólica*, na qual, em geral, não há crítica por parte do enfermo em relação às vivências alucinatórias (auditivas), as quais constituem, portanto, alucinações verdadeiras e não alucinoses.[8]

Memória

A fabulação (ou confabulação) foi descrita por Korsakoff, mas tal denominação foi dada por Kraepelin. Ela é observada em quadros clínicos em que há um importante déficit de memória, como a síndrome de Korsakoff e a demência, e consiste no preenchimento de lacunas de memória com falsas recordações, as quais são tidas pelos doentes como verdadeiras.[9,16,19,22,26]

A alucinação de memória, por sua vez, é definida como a recordação de algo que de fato não ocorreu. Trata-se de uma falsa lembrança, produzida pela imaginação do paciente. Pode ocorrer na esquizofrenia e em outros transtornos psicóticos, em virtude da atividade delirante.[9,19,22] Já o termo *paramnésia* é utilizado em dois sentidos. Ele pode ter um significado mais genérico, correspondendo ao conjunto de alterações qualitativas da memória. Nesse caso, a fabulação é considerada uma forma de paramnésia.[7,11,12,18,19,22] Mas, para outros autores, paramnésia é sinônimo de alucinação de memória.[4,5,9,15,28] Dependendo do autor, a fabulação e a alucinação de memória são consideradas alterações psicopatológicas distintas;[4,5,11,14-16,18,19,28] a fabulação representa um subtipo de alucinação de memória;[9] ou a alucinação de memória está incluída entre as fabulações.[22] Por fim, Pio Abreu[14] distingue fabulação de confabulação, no que não é seguido; e Kurt Schneider[24] não fala em paramnésia nem em alucinação de memória, preferindo o termo *pseudomnésia*.

Linguagem

Na esquizofrenia e na afasia sensorial eventualmente ocorre uma completa desorganização da linguagem, cuja sintaxe se torna inteiramente incoerente. Palavras reconhecíveis, em geral articuladas corretamente, são emitidas em uma ordem caótica e ilógica, podendo ainda ser misturadas com neologismos, o que torna o discurso sem qualquer sentido, ininteligível. Aqui encontramos um bom exemplo de uma mesma anormalidade psicopatológica que recebe múltiplas denominações: jargonofasia,[10,18-20] esquizofasia,[6,10,18,19] salada de palavras,[6,10,18-20,22] confusão de linguagem,[17] confusão de fala[22] e paragramatismo.[20] Sá[10] fala ainda em glossolalia, termo, no entanto, em geral empregado em uma outra situação clínica: o indivíduo parece estar falando uma outra língua; ele produz sons ininteligíveis, porém mantém os aspectos prosódicos da fala normal.[19,27,28]

Pararrespostas são respostas totalmente disparatadas em relação às perguntas. Por exemplo: "Qual é o seu nome?" – Resposta: "Acho que vai chover". São encontradas na esquizofrenia e na demência.[7,10,19,28] Em alguns livros,[6,17,21] recebem a denominação de pararrespostas fenômenos bem diferentes do que foi anteriormente descrito. O paciente, embora compreenda perfeitamente a pergunta e conheça a resposta correta, deliberadamente dá uma resposta errada, mas que está relacionada à pergunta. Por exemplo: "Quantas patas tem um cachorro?" – Resposta: "Cinco"; ou então: "Quanto dá o resultado da multiplicação '3 × 3'?" – Resposta: "10".[22] Essas *respostas aproximadas*, designação adotada por alguns,[20,26] ocorrem no quadro de pseudodemência (dissociativa) conhecido como síndrome de Ganser, descrito por Ganser em 1898.[22]

Pensamento

Diversos autores incluem, entre as alterações do pensamento, o roubo,[4-7,13,18,19,22] a imposição,[4-7,11,18,22] a divulgação[5,7,22] e a sonorização[4,6] do pensamento. Esta última, no entanto, é em geral classificada como um distúrbio da sensopercepção,[10,12,15,18,19] enquanto os demais sintomas costumam ser relacionados à consciência do eu.[4,7,9,15,19,21,29] Esses quatro fenômenos não representam por si só alterações do curso, da forma ou do conteúdo do pensamento, embora possam se acompanhar de alterações do pensamento: a presença de alterações da consciência do eu implica atividade delirante;[4,7,9,22,24,29] e o roubo do pensamento leva a uma interrupção do curso.[19,20]

As descrições de pensamento desagregado,[4-6,9,10,12,14,15,19,28] dissociado,[16,19,28] incoerente,[4-6,9,10,14,16,18] confuso,[5,16] descarrilado[11,15,16,19-21] e disparatado,[11,15,21] assim como de escapamento[11,21] e de afrouxamento dos enlaces associativos,[19] são na essência idênticas. Há uma perda do sentido lógico na associação de ideias, com a formação de associações novas, que são incompreensíveis, irracionais e extravagantes. Como consequência, altera-se a sintaxe do discurso, que se torna incoerente, fragmentado e, muitas vezes, ininteligível. Bleuler[16] diz que não é possível distinguir a dissociação, seu próprio conceito, do descarrilamento, de Carl Schneider. Nobre de Melo,[15] por sua vez, não vê diferença entre a desagregação, de Bleuler, e o disparatamento, de Carl Schneider. E Alonso Fernández[4] afirma haver uma identidade entre a desagregação e a incoerência. Apesar disso, alguns autores, de maneira não uniforme, tentam estabelecer diferenças quantitativas[14,19] ou qualitativas[21] entre esses conceitos. Pio Abreu,[14] por exemplo, refere que o pensamento desagregado representa uma desorganização mais intensa do que o pensamento incoerente; e Dalgalarrondo[19] diz que afrouxamento, descarrilamento e desagregação constituem uma sequência progressiva de gravidade. Por costume ou tradição, observa-se que na prática os termos *desagregado*, *dissociado*, *descarrilado* e *disparatado* são mais usados na esquizofrenia,[4,19,21] enquanto *incoerente* e *confuso* são empregados mais frequentemente nos quadros de *delirium*.[4-6,18]

A prolixidade caracteriza-se por um discurso tedioso, repleto de detalhes irrelevantes, no qual a ideia-alvo jamais é alcançada ou só o é tardiamente. Decorre de uma incapacidade de síntese, de distinguir o essencial do acessório.[4,5,9-11,15,18,19] Alguns autores,[20,22,30] alternativamente, utilizam o termo *circunstancialidade* com o mesmo significado. Outros falam em circunstancialidade e em tangencialidade, que seriam subtipos de prolixidade[19] ou alterações do pensamento distintas desta.[14] Já Hamilton[22] coloca a prolixidade como uma variedade da fuga de ideias.

Vários autores[15,19,20,22] consideram os conceitos de *ideia delirante* (ou *delírio autêntico*) e *delírio primário* como equivalentes; assim como os de *ideia deliroide* e *delírio secundário*. Outros[5,21] não usam a expressão *delírio secundário*, mas diferenciam as ideias deliroides das delirantes de maneira idêntica: enquanto estas consistiriam em vivências patológicas primárias, aquelas seriam decorrentes de anormalidades de outras funções psíquicas, como a consciência, a sensopercepção e o humor. Todavia, Alonso Fernández[4] utiliza outros critérios para essa distinção: as vivências delirantes representariam desvios qualitativos em relação ao normal, mas, no caso das vivências deliroides, a anormalidade seria meramente quantitativa. Já Cabaleiro Goas[9] separa as ideias deliroides dos delírios secundários, afirmando que as primeiras seriam mais facilmente influenciáveis e corrigíveis, estariam relacionadas a uma convicção mais débil. Os delírios secundários, ainda segundo ele, poderiam ter as mesmas características observadas nos delírios primários, exceto por sua gênese. O conceito de ideia deliroide, adotado por Jaspers[21] e Nobre de Melo,[15] parece ser especialmente abrangente, pois nele se incluem, além daquilo que vários psicopatólogos chamam de delírio secundário, as ideias sobrevaloradas. Nestas, também conhecidas como ideias sobrevalentes,[15] ideias prevalentes[17,19] ou ideias errôneas por superestimação afetiva,[15] o erro ocorre em função de uma carga afetiva muito intensa, que influencia o julgamento da realidade, tornando-o pouco racional. A ideia sobrevalorada, que pode ocorrer em pessoas normais – convicções políticas, científicas ou religiosas, por exemplo – e ainda em alguns transtornos mentais – como a hipocondria –, ganha preponderância em relação às demais e orienta unilateralmente a conduta.[5,9,10,13-16,20-22] Os demais autores[4,5,9,10,19,20,22] geralmente distinguem as ideias sobrevaloradas das deliroides, inclusive Alonso Fernández,[4] que porém afirma que algumas ideias sobrevaloradas, aquelas em que há um grau de convicção maior, poderiam ser classificadas como ideias deliroides.

Vontade

Os termos *hipobulia* e *abulia* são amplamente utilizados nos textos de psicopatologia com o significado de diminuição (e abolição) da energia, do sentimento de força, do vigor, da motivação, da espontaneidade, da iniciativa e da capacidade de decisão. Hipobulia e abulia são associadas a vários transtornos mentais, especialmente à depressão.[5,7,10,12,14,15,18,19,23] Contudo, o termo *hiperbulia* é menos frequentemente encontrado, e é definido de forma heterogênea: como aumento da "força de vontade" ou persistência,[15] da capacidade de decisão,[4] dos impulsos[12] ou do sentimento de força.[6] Se hipobulia e hiperbulia são opostos, seria esperado que esta fosse associada à síndrome maníaca, o que porém só Henrique Roxo[31] e Sá[10] fazem.

Psicomotricidade

Diversos autores[4,5,12,15,16,18,21,23] consideram *flexibilidade cerácea* e *catalepsia* como sinônimos. Porém, para outros,[7,8,19,22,28] há uma clara distinção: embora em ambos os fenômenos haja rigidez muscular, somente no caso da flexibilidade cerácea essa rigidez é facilmente vencida. A catalepsia representa uma estereotipia de posição, posição esta que o doente espontânea e ativamente mantém. Já na flexibilidade cerácea, o examinador coloca um segmento do corpo do paciente – um membro, a cabeça ou o tronco – nas mais diversas posições, e o paciente irá manter passivamente a postura corporal por bastante tempo, mesmo que seja desconfortável. O corpo do paciente é amoldável como se fosse de cera. Em muitos livros de psicopatologia publicados em português[6-8,11,13,14,16,18,20,21,28] em vez de *cerácea* – adjetivo relativo a *cera* – encontramos o termo "cérea", o qual, como nos alerta Nobre de Melo,[15] não pertence à nossa língua. Diferentemente dos demais, Leme Lopes[11] classifica a flexibilidade cerácea como uma forma de catalepsia. Delgado,[5] Nobre de Melo[15] e Paim,[18] por sua vez, citam Bumke, que afirma que o termo *flexibilidade cerácea* só seria adequado para os quadros de origem orgânica, sendo mais apropriada na esquizofrenia a expressão *pseudoflexibilidade cerácea*. Mas outros autores[16,19,22] falam em flexibilidade cerácea também na esquizofrenia. Isolada é a posição de Vallejo Nágera,[12] que refere que a pseudoflexibilidade cerácea se diferencia da flexibilidade cerácea por apresentar também um componente ativo na realização do movimento.

Afetividade

Vários autores[10,12,15,17,18] restringem a definição de hipertimia a uma alegria (ou irritabilidade) patológica, como a que ocorre na síndrome maníaca, reservando para os estados depressivos o termo *hipotimia*. Contudo, de acordo com Nobre de Melo,[15] *hipertimia* e *hipotimia* "correspondem respectivamente ao aumento e à diminuição da intensidade e duração dos afetos", e, coerentemente com essas definições, Clóvis de Faria Alvim,[32] citado por Sá,[10] defende que o termo *hipertimia* seja o mais adequado para designar um estado de exaltação afetiva, seja para o polo da alegria ou para o polo da tristeza.

Consciência do eu

A consciência da existência do eu, conceito criado por Kurt Schneider,[24] foi considerada por Jaspers[21] como um subtipo da consciência da atividade do eu. Ela, chamada por Scharfetter[7] de consciência da vitalidade do eu, representa a consciência de estar vivo, de existir plenamente e de estar fisicamente presente, estando relacionada aos sentimentos vitais. Vários psicopatólogos[4,7,9,18,20-22,24] falam em diminuição da consciência da existência do eu, que é relacionada à depressão e à esquizofrenia, mas só Scharfetter[7] e Cabaleiro Goas[9] fazem referência a um aumento da mesma, observado na mania.

O termo *transitivismo*, introduzido por Wernicke,[14,18] em geral é usado para designar uma alteração da consciência dos limites do eu em que o indivíduo atribui vivências que na verdade são suas – como sentimentos, pensamentos ou alucinações – a uma outra pessoa ou a um animal.[5,7,15,16] Pio Abreu,[14] contudo, chama isso de *projeção*, empregando o termo *apropriação* para o fenômeno oposto, ou seja, quando o que acontece com os objetos inanimados ou com as outras pessoas é experimentado pelo doente como uma vivência própria. Para Pio Abreu, tanto a projeção como a apropriação são formas de transitivismo. Paim,[18] por sua vez, usa *transitivismo* com um significado mais genérico, equivalente ao conjunto de alterações da consciência dos limites do eu. E, finalmente, Alonso Fernández[4] define *transitivismo* como "a falta de capacidade para distinguir entre os processos psíquicos internos e a sensopercepção do exterior".

Discussão

O desenvolvimento de métodos complementares de investigação diagnóstica cada vez mais precisos parece estar causando uma certa desvalorização da semiologia na prática médica. Muitos cardiologistas, por exemplo, já não auscultam o coração de seus pacientes e logo solicitam um ecocardiograma. Particularmente na psiquiatria, boa parte dos médicos, principalmente os mais jovens, hoje em dia pouco se interessa pelo estudo da psicopatologia descritiva, apresentando um raciocínio mais ou menos assim: "é perda de tempo distinguir-se uma ideia delirante de uma ideia deliroide, ou uma alucinação verdadeira de uma pseudoalucinação, já que os antipsicóticos irão atuar sobre esses sintomas do mesmo jeito".

De acordo com Berrios & Chen,[33] o surgimento dos sistemas classificatórios psiquiátricos modernos – do RDC[34] e do DSM-III[35] à CID-10[1] e o DSM-IV[2] –, com critérios diagnósticos operacionais, levou a uma ênfase excessiva no diagnóstico nosológico e na sua fidedignidade, em detrimento de questões relativas ao reconhecimento das alterações psicopatológicas, que são definidas de forma imprecisa e ambígua. Apesar disso, segundo Othon Bastos,[36] as listas de sintomas e glossários desses manuais diagnósticos frequentemente são usadas por iniciantes em substituição aos livros de semiologia e de psicopatologia descritiva.

Em psiquiatria, na grande maioria dos casos, os exames complementares por enquanto são pouco úteis para a formulação do diagnóstico. Este é eminentemente clínico. Daí a importância fundamental da semiologia psiquiátrica e da psicopatologia.[37] Nancy Andreasen[38] lamenta o pouco interesse na psicopatologia descritiva por parte dos norte-americanos, mas ressalta a tradição dos europeus nessa área. Segundo ela, de nada adiantará para a psiquiatria todo o progresso que se anuncia nos estudos genéticos e neurocientíficos se não ocorrer o mesmo com a psicopatologia. Afinal, explicação e descrição se complementam: só pode vir a ser explicado o que antes foi descrito.

Na psicopatologia descritiva, o estudo dos termos e conceitos é fundamental. A detecção de suas incongruências é um pré-requisito para que se busque maior uniformidade, o que pode representar um avanço para essa disciplina.

Como vimos, diferentes termos são utilizados para designar um mesmo conceito. Exemplos disso foram: jargonofasia, esquizofasia, salada de palavras etc.; prolixidade e circunstancialidade; transitivismo e projeção. Ocorre o mesmo em relação aos estados de rebaixamento da consciência, aos distúrbios qualitativos da atenção e aos distúrbios formais do pensamento em que há perda do nexo lógico entre as ideias. Os distúrbios qualitativos da atenção são aqueles em que a tenacidade e a vigilância se alteram em sentidos opostos. Um dos termos empregados para caracterizar a situação de hipervigilância com hipotenacidade é "distraibilidade", palavra que não existe na língua portuguesa. Quando os estados de diminuição do nível da consciência são classificados em função da presença ou não de sintomas psicóticos, também não há uma uniformidade terminológica. No entanto, parece ser útil uma classificação dos quadros de *delirium* com base em sua expressão fenomenológica, pois acredita-se que haja algum tipo de relação entre esta e a sua etiopatogenia.[39]

Por outro lado, também acontece de um mesmo termo ou expressão psicopatológica ser usada com significados diferentes, como são os casos de obnubilação, vigilância, hiperprosexia, distração, pseudoalucinação, alucinose, paramnésia, pararresposta, ideia deliroide, hipertimia e transitivismo. O termo *hiperprosexia* poderia ser excluído do vocabulário psicopatológico, não só em função de sua ambiguidade, mas também porque ele só seria adequado para designar estados em que houvesse um aumento global da atenção, o que não é possível na prática, pois tenacidade e vigilância (mobilidade da atenção) nunca se encontram simultaneamente exacerbadas. Para Dening,[40] conceitos definidos negativamente, como o de pseudoalucinação, são considerados fracos, pois dependem da validade e da fidedignidade de outros; no caso, do conceito de alucinação. Em virtude do duplo significado de alucinose, é comum que na alucinose alcoólica as falsas percepções sejam erroneamente classificadas como alucinoses, em vez de alucinações verdadeiras.[19] Na origem da costumeira vinculação entre *hipertimia* e *mania* pode haver a influência de Kurt Schneider,[24] que, entre as personalidades psicopáticas, incluiu as hipertímicas, que ele descreveu como caracterizadas por "humor básico alegre, temperamento vivo (sanguíneo) e uma certa atividade". A posição de Alvim,[32] que admite o termo *hipertimia* para designar a exaltação afetiva independentemente de ser o humor alegre ou triste, é bastante defensável, pois, de fato, parece contraditório qualificar de hipotimia a alteração do afeto em um quadro depressivo grave, no qual a tristeza é muito intensa e prolongada. Na depressão o que se encontra diminuído é a vontade (hipobulia), a energia vital, e não a intensidade da expressão afetiva. Se chamamos de hipotimia a tristeza do deprimido, estamos aproximando-a da atimia – ou embotamento afetivo –, que se observa, por exemplo, na esquizofrenia.

Outras formas de divergência foram encontradas. As expressões *alucinação de memória*, *fabulação* e *paramnésia*, dependendo do autor, são equivalentes ou representam alterações psicopatológicas distintas; algumas vezes uma delas é considerada uma forma especial de outra. Afirmações semelhantes podem ser feitas também em relação a *prolixidade*, *circunstancialidade* e *tangencialidade*, e em relação a *flexibilidade cerácea* e *catalepsia*. A distinção feita por Bumke entre flexibilidade cerácea e pseudoflexibilidade cerácea, por sua vez, é muito criticável, por se basear em uma diferenciação etiológica e não realmente descritiva. Por fim, parece pouco adequada a inclusão do roubo, da imposição, da divulgação e da sonorização do pensamento entre as alterações do pensamento, assim como da pareidolia entre as formas de ilusão. E a ideia de um aumento global da consciência de fato não encontra respaldo na observação clínica.

Algumas limitações podem ser apontadas em relação a este estudo. As fontes bibliográficas utilizadas, restritas aos acervos de apenas duas bibliotecas, estão muito longe de serem representativas da literatura internacional no campo da psicopatologia descritiva. Com certeza, importantes livros, assim como artigos de periódicos, ficaram de fora desta revisão. No entanto, somente com a bibliografia pesquisada, que incluiu autores reconhecidamente de grande prestígio, foi possível identificar vários pontos de discordância quanto a termos e conceitos centrais da psicopatologia. Por outro lado, essas bibliotecas são de universidades que contam com tradicionais programas de residência médica e especialização em psiquiatria. Dessa forma, o exame dos livros dessas bibliotecas traz algumas informações sobre como tem sido o estudo da psicopatologia por parte dos iniciantes em psiquiatria nessas instituições nas últimas décadas.

Com esta revisão, não se pretendeu apontar todos os pontos de divergência entre os autores na área de psicopatologia descritiva. O objetivo foi demonstrar que esses pontos existem e que não se limitam a questões periféricas da linguagem psicopatológica. Foram aqui apresentadas apenas algumas das discordâncias, as que pareceram mais significativas entre as encontradas; mas, obviamente, outros autores poderiam fazer uma seleção bem diferente.

Conclusão

Faltam universalidade e uniformidade a alguns dos mais importantes conceitos e termos da psicopatologia descritiva. Comparando-se importantes textos, observa-se que: um mesmo termo é utilizado com diferentes sentidos pelos diversos autores; determinados conceitos são considerados por alguns autores mas são ignorados por outros; e um mesmo conceito é designado por termos diferentes. Essa falta de consenso, que afeta alguns dos principais tópicos em psicopatologia, irá inevitavelmente se refletir em qualquer discussão de um caso clínico, prejudicando qualquer argumentação, pela ausência de uma linguagem comum. Torna-se, assim, imperativo um estudo aprofundado das obras dos mais importantes autores em psicopatologia para que, a partir da observação do que há em comum entre elas e de suas divergências, possa ser produzida uma síntese e uma revisão crítica dos principais conceitos e se alcance maior uniformização da terminologia.

Referências bibliográficas

1. Organização Mundial da Saúde. Classificação de transtornos mentais e de comportamento da CID-10: descrições clínicas e diretrizes diagnósticas. Porto Alegre: Artes Médicas; 1993.
2. American Psychiatric Association. DSM-IV: manual de diagnóstico e estatística de transtornos mentais. 4ª ed. Porto Alegre: Artes Médicas; 1995.
3. Berrios GE. Phenomenology and psychopathology: was there ever a relationship? Compr Psychiatry. 1993;34:213-220.
4. Alonso Fernández F. Fundamentos de la psiquiatria actual. 3ª ed. Madrid: Editorial Paz Montalvo; 1976.
5. Delgado H. Curso de psiquiatria. 5ª ed. Barcelona: Editorial Científico-Médica; 1969.
6. Motta T, Wang Y, Del-Sant R. Funções psíquicas e sua psicopatologia. In: Louzã-Neto MR, Motta T, Wang Y, et al., eds. Psiquiatria básica. Porto Alegre: Artes Médicas; 1995:33-52.
7. Scharfetter C. Introdução à psicopatologia geral. 2ª ed. Lisboa: Climepsi Editores; 1999.
8. Ey H, Bernard P, Brisset C. Manual de psiquiatria. 5ª ed. Rio de Janeiro: Masson do Brasil; 1988.
9. Cabaleiro Goas M. Temas psiquiatricos: algunas cuestiones psicopatologicas generales. Madrid: Editorial Paz Montalvo; 1966.
10. Sá Jr. LSM. Fundamentos de psicopatologia: bases do exame psíquico. Rio de Janeiro: Atheneu; 1988.
11. Leme Lopes J. Diagnóstico em psiquiatria. Rio de Janeiro: Cultura Médica; 1980.
12. Vallejo Nágera A. Propedêutica clínica psiquiátrica. 2ª ed. Madrid: Labor; 1944.
13. Portella Nunes E, Bueno JR, Nardi AE. Psiquiatria e saúde mental. Rio de Janeiro: Atheneu; 1996.
14. Pio Abreu JL. Introdução à psicopatologia compreensiva. 2ª ed. Lisboa: Fundação Calouste Gulbenkian; 1997.
15. Nobre de Melo AL. Psiquiatria. 3ª ed. Rio de Janeiro: Guanabara Koogan; 1981.

16. Bleuler E. Psiquiatria. 15ª ed. Rio de Janeiro: Editora Guanabara Koogan; 1985.
17. Alves Garcia J. Compêndio de psiquiatria. Rio de Janeiro: A Casa do Livro; 1942.
18. Paim I. Curso de psicopatologia. 11ª ed. São Paulo: Ed. Pedagógica e Universitária; 1998.
19. Dalgalarrondo P. Psicopatologia e semiologia dos transtornos mentais. Porto Alegre: Artes Médicas Sul; 2000.
20. Sims A. Sintomas da mente: introdução à psicopatologia descritiva. 2ª ed. Porto Alegre: Artmed; 2001.
21. Jaspers K. Psicopatologia geral. Rio de Janeiro: Atheneu; 1987.
22. Hamilton M. Fish's clinical psychopathology: signs and symptoms in psychiatry. Bristol: John Wright & Sons; 1974.
23. Sadock BJ. Signs and symptoms in psychiatry. In: Sadock BJ, Sadock VA, eds. Kaplan & Sadock's comprehensive textbook of psychiatry, vol. 1. 7th ed. Philadelphia: Lippincott Williams & Wilkins; 2000:677-689.
24. Schneider K. Psicopatologia clínica. São Paulo: Mestre Jou; 1978.
25. Luria AR. Curso de psicologia geral: atenção e memória. Rio de Janeiro: Civilização Brasileira; 1979.
26. Kräupl Taylor F. Descriptive and developmental phenomena. In: Shepherd M, Zangwill OL, eds. Handbook of psychiatry. Vol. I. Cambrigde: Cambrigde University Press; 1983:59-94.
27. Ey H. Traité des hallucinations. Paris: Masson et Cie.; 1973.
28. Bastos CL. Manual do exame psíquico: uma introdução prática à psicopatologia. Rio de Janeiro: Revinter; 1997.
29. Mayer-Gross W, Slater S, Roth M. Psiquiatria clínica. São Paulo: Mestre Jou; 1969.
30. Mackinnon RA, Yudofsky SC. A avaliação psiquiátrica na prática clínica. Porto Alegre: Artes Médicas; 1998.
31. Roxo H. Manual de psiquiatria. 4ª ed. Rio de Janeiro: Guanabara; 1946.
32. Alvim CF. Vocabulário de termos psicológicos e psiquiátricos. Belo Horizonte: Ed. Sociedade Pestalozzi de Minas Gerais; 1971.
33. Berrios GE, Chen EY. Recognising psychiatric symptoms. Relevance to the diagnostic process. Br J Psychiatry 1993; 163:308-314.
34. Spitzer RL, Endicott J, Robins E. Research diagnostic criteria: rationale and reliability. Arch Gen Psychiatry. 1978; 35:773-782.
35. American Psychiatric Association. Diagnostic and statistical manual of mental disorders. 3ª ed. Washington DC; 1980.
36. Bastos O. O explicar, o compreender e o interpretar em psicopatologia e psiquiatria. Neurobiologia. 2002; 65: 69-72.
37. Bastos O. Psicopatologias redivivas [editorial]. Neurobiologia. 2002; 65:57.
38. Andreasen NC. Understanding schizophrenia: a silent spring? [editorial]. Am J Psychiatry. 1998; 155:1657-59.
39. Coulson BS, Almeida OP. Delirium: além do diagnóstico clínico. Rev Bras Psiquiatr. 2002; 24:28-33.
40. Dening TR, Berrios GE. The enigma of pseudohallucinations: current meanings and usage. Psychopathology. 1996; 29:27-34.

APÊNDICE 2
Modelo de Exame Psíquico e de Súmula Psicopatológica

Exame psíquico

O paciente foi examinado por mim dentro de uma enfermaria de psiquiatria de um hospital no Rio de Janeiro, na qual ele estava internado. Encontrei-o em seu leito. Embora deitado, estava acordado e não apresentava sinais de sonolência. Suas roupas estavam sujas, a barba estava por fazer e ele exalava um odor desagradável. Havia dias que ele não saía de seu quarto e se mantinha sempre isolado, não demonstrando interesse em interagir com os outros pacientes da enfermaria.

Apresentei-me como médico e lhe disse que gostaria de conversar com ele. Então ele falou que eu não parecia ser médico e pediu para olhar meu crachá e minha carteira do conselho de medicina. Em seguida, perguntou-me se eu havia sido enviado pelos seus vizinhos, os quais, segundo ele, tinham colocado veneno em sua comida.

Para dar início à entrevista, indaguei o seu nome. Ele me disse que eu já sabia o nome dele, assim como tudo sobre ele, pois todas as pessoas conseguiam ler seus pensamentos. Após alguma insistência de minha parte, informou seus dados de identificação, os quais correspondiam fielmente às informações encontradas em seu prontuário e em seus documentos.

Sua voz tinha um volume relativamente baixo, o que fazia com que, em alguns momentos, fosse difícil entender o que dizia. No entanto, quando se entendia o que ele dizia, suas frases pareciam estar organizadas e ficava claro o que ele queria dizer, mesmo que algumas vezes parecesse absurdo. Além disso, seu tom de voz variava muito pouco, o que tornava sua fala bastante monótona. Em determinado momento, parou de falar subitamente, no meio de uma frase, de forma incompreensível. Minutos depois, quando voltou a falar, referiu que seu pensamento tinha sumido, havia sido retirado de sua mente por um dos seus vizinhos, que usava magia negra contra ele. Mais adiante, de repente virou-se para o lado e falou como se estivesse se dirigindo a alguém que, na verdade, não estava ali presente: "não vou fazer o que vocês estão mandando!" Em seguida, tapou os ouvidos com as mãos.

Sua mímica facial pouco se alterava enquanto ele falava, não importando se estava relatando um fato positivo ou negativo. Quando gesticulava, seus movimentos com os braços e mãos eram afetados, pouco naturais. Ele parecia estar bem distante emocionalmente, expressando muito pouco suas emoções durante toda a entrevista. A única exceção foi um rápido momento em que riu, paradoxalmente quando contava que tinha medo de que seus vizinhos o matassem. A minha presença em seu quarto não o alegrava, mas também não o incomodava. Embora muito frequentemente passassem pessoas diante da porta de seu quarto, que estava aberta, quase nunca ele desviava seu olhar para aquela direção.

Indaguei a razão de ele estar tão sujo. Ele respondeu que queria tomar um banho, mas não conseguia fazer isso, não conseguindo explicar por que não conseguia.

Perguntado sobre o motivo de sua internação, respondeu que ali não era um hospital, mas, na verdade, uma prisão federal, que ficava no Pará. Negou que tivesse qualquer doença e acreditava que, naquele momento, estava sendo interrogado por um policial, e não examinado por um médico. O paciente sabia em que mês e ano estávamos, mas desconhecia a data e o dia da semana.

Mais para o final da entrevista, avisei ao paciente que iria fazer alguns pequenos testes com ele. Primeiro, pedi a ele que repetisse para mim três palavras – "saudade", "praia" e "cachorro" –, o que ele fez de imediato. Depois, solicitei que ele me dissesse as letras da palavra "mundo" na ordem inversa. Ele disse "O" e "D", mas não conseguiu completar a tarefa. Em seguida, pedi a ele que falasse os meses do ano de trás para a frente. Ele só falou "dezembro" e "novembro". Então perguntei se ele se lembrava daquelas três palavras, mas ele só pôde recuperar "saudade".

Em outro teste, ele teria que me dizer quem era o presidente atual do Brasil e quais foram os que o antecederam. Neste ele foi muito bem, citando todos os presidentes, na ordem cronológica, desde 1985 até hoje.

Solicitei que ele me disse o significado do provérbio "mais vale um pássaro na mão do que dois voando". Sua resposta foi que os pássaros gostam de voar. Perguntado sobre a diferença entre um erro e uma mentira, disse que eram a mesma coisa.

Citei novamente aquelas três palavras – "saudade", "praia" e "cachorro" – e pedi que ele inventasse uma história usando-as. Todavia a sua história não teve mais do que uma única frase.

Perguntado sobre o que ele pretendia fazer quando saísse de lá, respondeu que iria construir uma bomba atômica para matar seus vizinhos e todas as pessoas más do mundo.

Quando eu estava indo embora, chegou uma moça para visitar o paciente. Perguntei quem era ela a ele, que a identificou como sua irmã, o que foi confirmado por ela. Ele disse que ela tinha vindo também na véspera, quando lhe trouxera uma caixa de bombons. No entanto, ela relatou que, desde que ele fora hospitalizado, não o havia visitado anteriormente. Segundo a enfermagem me informou, a moça era de fato a primeira visita que ele tinha recebido e ninguém o havia presenteado com uma caixa de bombons.

◀ Súmula psicopatológica

- Aparência: descuidada
- Atitude: suspicaz
- Consciência: sem alterações
- Atenção: hipoprosexia
- Sensopercepção: alucinações auditivas
- Memória: hipomnésia de fixação, memória de evocação sem alterações, paramnésia
- Linguagem: hipofonia, hipoprosódia, solilóquio
- Pensamento:
  - Curso: bloqueio do pensamento
  - Forma: sem alterações
  - Conteúdo: delírio de perseguição, delírio de influência
- Inteligência: déficit intelectivo
- Imaginação: inibição da imaginação
- Conação: hipobulia
- Psicomotricidade: hipomimia, maneirismo
- Pragmatismo: hipopragmático
- Afetividade:
  - Humor: indiferente
  - Intensidade: embotamento afetivo

- Modulação: rigidez afetiva
- Conteúdo: paratimia
- Orientação alopsíquica:
  - Tempo: desorientação parcial no tempo
  - Espaço: falsa orientação no espaço
  - Outras pessoas: sem alterações
  - Situação: falsa orientação situacional
- Consciência do eu:
  - Consciência de existência do eu: sem alterações
  - Consciência da atividade do eu: roubo do pensamento
  - Consciência da unidade do eu: sem alterações
  - Consciência da identidade do eu: sem alterações
  - Consciência dos limites do eu: divulgação do pensamento
- Prospecção: planos inexequíveis
- Consciência de morbidez: ausente.

Listas das Funções Psíquicas e das Alterações Psicopatológicas — APÊNDICE 3

Itens da súmula psicopatológica

Aparência; atitude; consciência (vigilância); atenção; sensopercepção; memória; linguagem; pensamento; inteligência; imaginação; conação; psicomotricidade; pragmatismo; afetividade; orientação alopsíquica; consciência do eu; prospecção; consciência de morbidez.

Alterações da aparência

Descuidada; bizarra (extravagante ou excêntrica); exibicionista.

Alterações da atitude

Não cooperante; de oposição; hostil; de fuga; suspicaz; querelante; reivindicativa; arrogante; evasiva; invasiva; de esquiva; inibida; desinibida; jocosa; irônica; lamuriosa; dramática; teatral; sedutora; pueril; gliscroide; simuladora; dissimuladora; indiferente; manipuladora; submissa; expansiva; amaneirada; reação de último momento.

Alterações da consciência (vigilância)

Quantitativas:

- Rebaixamento da consciência
  - Obnubilação simples
  - Obnubilação oniroide
- Coma.

Qualitativa:

- Estreitamento da consciência.

Alterações da atenção

Quantitativas:

- Hipoprosexia
- Aprosexia.

Qualitativas:

- Rigidez da atenção
- Labilidade da atenção.

Alterações da sensopercepção

Quantitativas:

- Agnosia
- Hiperestesia
- Hipoestesia
- Anestesia
- Alucinação negativa
- Macropsia
- Micropsia
- Dismegalopsia.

Qualitativas:

- Ilusão
- Pareidolia
- Alucinação
  - Alucinação verdadeira
  - Pseudoalucinação
  - Alucinose
- Sinestesia.

Alterações da memória

Quantitativas:

- Quanto ao tempo
  - Amnésia ou hipomnésia anterógrada (de fixação)
  - Hipermnésia anterógrada (de fixação)
  - Amnésia ou hipomnésia retrógrada (de evocação)
  - Hipermnésia retrógrada (de evocação)
  - Amnésia ou hipomnésia retroanterógrada
- Quanto à extensão e ao conteúdo
  - Amnésia ou hipomnésia generalizada
  - Amnésia ou hipomnésia lacunar (localizada)
  - Hipermnésia lacunar (localizada)
  - Amnésia ou hipomnésia seletiva (sistemática)
  - Hipermnésia seletiva (sistemática).

Qualitativas:

- Alomnésia
- Paramnésia
- *Déjà vu*
- *Jamais vu*
- Criptomnésia
- Ecmnésia.

Alterações da linguagem

Quantitativas:

- Afasia
  - Motora (expressiva, de Broca)
  - Sensorial (receptiva, de Wernicke)
  - De condução
  - Global
  - Transcortical
  - Anômica
- Agrafia
- Alexia
- Aprosódia ou hipoprosódia
- Hiperprosódia
- Mutismo
- Logorreia
- Oligolalia
- Hiperfonia
- Hipofonia
- Taquilalia
- Bradilalia
- Latência de resposta aumentada
- Latência de resposta diminuída.

Qualitativas:

- Ecolalia
- Palilalia
- Logoclonia
- Estereotipia verbal (verbigeração)
- Mussitação
- Neologismo
- Jargonofasia (salada de palavras)
- Parafasia
  - Literal (fonêmica)
  - Verbal (semântica)
- Solilóquio
- Coprolalia
- Glossolalia
- Maneirismo
- Pedolalia
- Pararresposta
- Resposta aproximada.

Alterações do pensamento

Quantitativas:

- Curso
  - Aceleração do pensamento
  - Alentecimento (inibição) do pensamento
  - Interrupção (bloqueio) do pensamento.

Qualitativas:

- Forma
  - Fuga de ideias
  - Desagregação (dissociação, descarrilamento)
  - Prolixidade
  - Minuciosidade
  - Perseveração
- Conteúdo
  - Concretismo (pensamento empobrecido)
  - Ideia delirante (delírio primário)
  - Ideia deliroide (delírio secundário)
  - Ideia prevalente.

Alteração da inteligência

Quantitativa:

- Déficit intelectivo.

Alterações da imaginação

Quantitativas:

- Exacerbação da imaginação
- Inibição da imaginação.

Alterações da conação

Quantitativas:

- Hipobulia ou abulia
- Enfraquecimento de impulsos específicos
  - Anorexia
  - Diminuição da sede
  - Insônia
  - Diminuição da libido
- Hiperbulia
- Intensificação de impulsos específicos
  - Bulimia
  - Potomania

- Hipersonia
- Satiríase, ninfomania.

Qualitativas:

- Ato impulsivo
- Ato compulsivo
- Comportamentos desviantes em relação aos impulsos
  - Automutilação
  - Comportamento suicida
  - Alotriofagia
  - Parafilias
- Ambitendência (ambivalência volitiva)
- Negativismo
- Reação do último momento
- Sugestionabilidade patológica
- Obediência automática.

Alterações da psicomotricidade

Quantitativas:

- Apraxia
- Hipocinesia (inibição psicomotora)
- Acinesia (estupor)
- Hipercinesia (exaltação psicomotora).

Qualitativas:

- Ecopraxia
- Estereotipia
- Maneirismo
- Flexibilidade cerácea
- Interceptação cinética
- Perseveração motora.

Alterações do pragmatismo

Quantitativas:

- Hipopragmatismo
- Apragmatismo.

Alterações da afetividade

Quantitativas:

- Exaltação afetiva
- Embotamento afetivo.

Qualitativas:

- Modulação
  - Labilidade afetiva
  - Incontinência afetiva
  - Rigidez afetiva
- Conteúdo
  - Paratimia
  - Ambitimia (ambivalência afetiva)
  - Neotimia.

Observação: classificar o humor como: alegre, triste, irritado, ansioso ou indiferente; ou, alternativamente, eufórico ou disfórico.

Alterações da orientação alopsíquica

Quantitativas:

- Desorientação confusional
- Desorientação amnésica
- Desorientação apática
- Desorientação delirante
- Desorientação por déficit intelectivo
- Desorientação por estreitamento da consciência.

Qualitativas:

- Falsa orientação confuso-oniroide
- Falsa orientação paramnésica
- Falsa orientação delirante
- Falsa orientação por estreitamento da consciência.

Alterações da consciência do eu

Quantitativas:

- Consciência da existência do eu
  - Consciência da existência do eu diminuída
  - Consciência da existência do eu abolida
  - Consciência da existência do eu aumentada
- Consciência da identidade do eu (orientação autopsíquica)
  - Desorientação autopsíquica.

Qualitativas:

- Consciência da atividade do eu
  - Roubo do pensamento
  - Imposição (inserção) do pensamento
  - Sensações corporais impostas

- Interceptação cinética
- Interceptação da atenção
• Consciência da unidade do eu
  - Dupla orientação autopsíquica
  - Dupla orientação alopsíquica
  - Paratimia
  - Ambivalência afetiva
  - Ambitendência
• Consciência da identidade do eu
  - Falsa orientação (autopsíquica) delirante
  - Despersonalização
• Consciência dos limites do eu
  - Transitivismo
  - Apropriação
  - Publicação (divulgação) do pensamento.

Alterações da prospecção

Quantitativa:

- Planos ausentes.

Qualitativa:

- Planos inadequados ou inexequíveis.

Alterações da consciência de morbidez

Quantitativas:

- Consciência de morbidez ausente
- Consciência de morbidez parcial.

APÊNDICE 4

Delirante *Versus* Deliroide

O delírio representa uma alteração do conteúdo do pensamento. Segundo a definição clássica de Karl Jaspers, o pai da psicopatologia fenomenológica, é um juízo patologicamente falso, de conteúdo impossível, não suscetível à influência e caracterizado por uma convicção extraordinária. Está relacionado a diferentes temas, sendo perseguição o mais comum: o doente, sem nenhuma razão plausível, acredita que o seguem, querem matá-lo ou lhe fazer algum mal.

Os delírios podem ser classificados em primários e secundários. Os primários não derivam de outra alteração psicopatológica, enquanto os secundários se originam de outros sintomas. São exemplos de delírios secundários as ideias de grandeza na mania, decorrentes de humor eufórico, e as ideias de perseguição no *delirium*, decorrentes do rebaixamento do nível de consciência. Classicamente, os delírios primários ocorreriam apenas na esquizofrenia. No entanto, nesse transtorno mental podem ocorrer também delírios secundários às alucinações; por exemplo, o indivíduo julga ser Jesus Cristo porque as "vozes" que ele escuta lhe falam isso.

Um conceito próximo, porém diferente do de delírio, é o de ideia prevalente (ou supervalorizada). A ideia prevalente, que nasce da influência de estados afetivos intensos, também é falsa, mas o grau de convicção é bem menor do que no delírio, podendo ser corrigida diante de evidências objetivas. Ela é observada em situações patológicas, como as desconfianças no transtorno da personalidade paranoide e as crenças quanto a estar doente na hipocondria, mas também em indivíduos em condições normais, envolvendo, em geral, questões religiosas, filosóficas, políticas, científicas ou amorosas. Esse parece ser o caso de muitos torcedores de futebol que, diante de uma derrota no campo de jogo, culpam a arbitragem e acreditam que haja um complô contra o seu time. Outro exemplo é quando, na paixão amorosa, vemos o ser amado como totalmente desprovido de defeitos, um ser ideal. Depois nos casamos com ele e descobrimos que as coisas não são bem assim...

Para a maioria dos autores, "ideia delirante" e "delírio primário" são sinônimos, assim como "ideia deliroide" e "delírio secundário". Todavia, as divergências terminológicas e conceituais não são raras. O psiquiatra brasileiro José Leme Lopes critica o termo "deliroide" em relação à sua etimologia, por misturar latim com grego, preferindo "deliriforme", que, no entanto, ninguém além dele adota. Outros autores não usam a expressão "delírio secundário", mas descrevem as ideias deliroides como decorrentes de outras alterações psicopatológicas.

O psiquiatra espanhol Francisco Alonso Fernandez tem uma visão diferente, classificando a ideia delirante como um desvio qualitativo em relação ao normal, enquanto a ideia deliroide constituiria meramente um desvio quantitativo. Outro espanhol, Cabaleiro Goas, por sua vez, distingue ideia deliroide de delírio secundário. Para ele, a ideia deliroide é muito mais influenciável do que o delírio, seja ele primário ou secundário. Nesse sentido, exceto pela gênese, os delírios primário e secundário seriam idênticos. Em outras palavras, a única diferença entre delírio primário e delírio secundário seria que o primário é primário e o secundário é secundário.

Por fim, o psiquiatra brasileiro Augusto Luiz Nobre de Melo, seguindo Karl Jaspers, emprega um conceito mais amplo de ideia deliroide, que inclui não apenas os delírios secundários, mas também as ideias prevalentes. Todavia, praticamente todos os demais autores separam as ideias prevalentes das ideias deliroides, embora, para Alonso Fernandez, ideias prevalentes muito intensas possam se transformar em ideias deliroides.

É verdade que há quem ache uma grande perda de tempo distinguir ideia delirante de ideia deliroide. Como ambas podem melhorar da mesma forma com o uso de um antipsicótico, essa distinção não teria qualquer relevância prática. Contudo, por trás desse arrogante pragmatismo, talvez se esconda um menor refinamento semiológico.

Para terminar, dois alertas. O primeiro é que, com a reforma ortográfica da língua portuguesa, tanto "ideia" como "deliroide" perderam o acento agudo.

Do segundo alerta, você já deve ter se dado conta. Na psicopatologia descritivo-fenomenológica, falta uniformidade quanto aos conceitos e termos entre os diversos autores, afetando alguns dos principais temas psicopatológicos, como o delírio. Portanto, se você estudar delírio em um livro e depois, lendo outro, encontrar informações muito diferentes sobre a mesma questão, não se preocupe. É assim mesmo, você não está delirando!

APÊNDICE 5

O Delírio de Ciúmes de Bentinho em *Dom Casmurro*, de Machado de Assis

❰ Sobre Machado de Assis

Joaquim Maria Machado de Assis, que recebeu de Carlos Drummond de Andrade a alcunha de "bruxo do Cosme Velho", é considerado um dos maiores nomes, senão o maior, da literatura brasileira. Jornalista, romancista, contista, poeta, teatrólogo e cronista, foi um dos fundadores da Academia Brasileira de Letras (ABL) e o seu primeiro presidente. É autor de *Helena*, *Memórias Póstumas de Brás Cubas*, *Quincas Borba*, *O Alienista* e *Dom Casmurro*, entre outras obras.

Machado de Assis alcançou a fama e o reconhecimento em vida, apesar de ter tido desvantagens que, para quase qualquer pessoa, seriam intransponíveis. Em primeiro lugar, Machado de Assis, neto por parte de pai de um escravo alforriado, era pardo. Se não ser branco hoje no Brasil não é fácil, imagine em 1839, ano do nascimento do escritor, quase 50 anos antes de a Lei Áurea ser assinada pela Princesa Isabel? Pobre, tímido, gago e epiléptico, Machado nunca teve educação formal e praticamente jamais saiu do estado do Rio de Janeiro. Assim, não soa exagerado quando o estudioso Luiz Antonio Aguiar afirma que "cada vez que você pegar um livro de Machado de Assis, deve se lembrar que tem nas mãos um milagre, algo que contrariou a adversidade, a lógica, a compreensão, as possibilidades".

❰ *Dom Casmurro*

O romance *Dom Casmurro* foi publicado em 1899, quando Machado de Assis tinha 60 anos. A obra conta a história de Bento Santiago, ou Bentinho, um advogado de 55 anos, que vive isolado em uma casa no Engenho Novo, bairro carioca, onde escreve suas memórias. Narrado em primeira pessoa, Bentinho evoca inicialmente sua adolescência, quando, na Rua Matacavalos (atual Riachuelo, na Lapa), era vizinho de Capitu. Os dois começam a namorar, mas a mãe do protagonista quer que ele se torne padre. Ela, que sofrera um aborto espontâneo na primeira gestação, havia feito uma promessa: se tivesse um filho, ele se tornaria sacerdote da Igreja. Assim, embora apaixonado por Capitu, Bentinho é obrigado a entrar para o seminário, onde conhece Escobar, que viria a ser o seu grande amigo. Contudo, seguindo um estratagema criado por Escobar, consegue convencer sua mãe a tirá-lo do seminário. Bentinho e Capitu se casam e têm um filho, Ezequiel. Escobar, que também escapa da vida religiosa e se casa com uma amiga de Capitu chamada Sancha, é escolhido para ser o padrinho de Ezequiel. Mais tarde, Escobar morre afogado em uma ressaca na praia do Flamengo. Bentinho então passa a acreditar que Capitu o traiu com Escobar e que Ezequiel é, na verdade, filho do amigo. Capitu, junto com o menino, é exilada pelo marido na Europa, onde acaba morrendo. No final da história, anos depois, Ezequiel retorna para uma breve visita a Bentinho, que continua a renegá-lo e o trata com frieza.

O personagem-narrador apresenta ao leitor o que considera provas do adultério. Por exemplo, certa vez, Bentinho vai sozinho ao teatro, pois Capitu diz estar doente. Ele vai embora ao fim do primeiro ato e surpreende Escobar saindo de sua casa, onde o estaria aguardando. Em outra ocasião, no enterro de Escobar, chama a atenção de Bentinho como Capitu olha para o cadáver: "[...] tão fixa, tão apaixonadamente, que não admira lhe saltassem algumas lágrimas poucas e caladas." Por fim, e principalmente, Bentinho vê semelhanças físicas entre Ezequiel e Escobar. O menino, diferentemente dos pais, e à semelhança do amigo, tem olhos claros; e não apenas os olhos seriam parecidos, "mas as restantes feições, a cara, o corpo, a pessoa inteira".

Capitu era mesmo culpada?

Na época da publicação do livro, os resenhistas se referiram à obra como uma história de adultério, sem nenhum questionamento quanto à culpa de Capitu. Durante mais de 60 anos, não houve dúvidas de que Capitu tinha traído Bentinho. No entanto, em 1960, mais de 50 anos após a morte de Machado de Assis, pela primeira vez alguém questionou as acusações de Bentinho contra a esposa. Nesse ano, Helen Caldwell, crítica literária, tradutora norte-americana de Machado para o inglês e precursora do movimento feminista nos Estados Unidos, publica o livro *The Brazilian Othello of Machado de Assis*, no qual afirma que Capitu era, na verdade, inocente. O título da obra faz referência à tragédia de Shakespeare, *Otelo*, na qual o personagem-título, influenciado por Iago, passa a acreditar que Desdêmona o trai com Cassio. Otelo a mata e, depois, quando descobre que o relato de Iago era mentiroso, comete suicídio.

O próprio Bentinho relaciona seu drama pessoal com o de Otelo, quando, certa vez, vai ao teatro e assiste justamente a essa peça de Shakespeare. Além disso, não deve ser por acaso que o nome "Iago" está contido no sobrenome do personagem-narrador, "Santiago", o que poderia significar que Bentinho foi "envenenado" não por outrem, como em *Otelo*, mas por si próprio.

Diversos outros elementos no texto machadiano poderiam ser usados em defesa de Capitu. Em primeiro lugar, a história é contada unicamente por Bentinho, e, assim, conhecemos apenas a sua versão dos fatos. Capitu, que alega inocência, só tem voz por intermédio do personagem-narrador. Além disso, a leitura cuidadosa do texto de *Dom Casmurro* evidencia um Bentinho parcial e manipulador: ele tem uma clara intenção de convencer o leitor – talvez a si próprio também – da culpa de Capitu. Nesse sentido, a personagem é sutilmente descrita desde adolescente como ardilosa. Seus olhos são "de cigana oblíqua e dissimulada", ou são "olhos de ressaca", por serem traiçoeiros, "uma força que arrastava para dentro, como a vaga que se retira da praia, nos dias de ressaca". Em todo o livro, a palavra "ressaca" aparece quatorze vezes!

O consenso atual é que as "provas" apresentadas por Bentinho são meramente circunstanciais. É possível que tenha havido a traição, mas não há como se ter certeza. Em muitas faculdades de Direito, simulou-se o julgamento de Capitu, com alunos fazendo os papéis de promotor, advogado de defesa, juiz e jurados. Contudo, a dúvida é justamente o elemento mais interessante e peculiar do romance. A ambiguidade quanto à culpa de Capitu é prova inequívoca da genialidade de Machado, que até o fim de sua vida se manteve em silêncio sobre essa questão, talvez secretamente rindo da ingenuidade de seus primeiros leitores. Bruxaria mesmo!

Um delírio de ciúmes

Segundo José Leme Lopes (1904-1990), ex-professor catedrático de psiquiatria na antiga Universidade do Brasil, atual Universidade Federal do Rio de Janeiro (UFRJ), Bentinho sofria da chamada "síndrome de Otelo" e apresentava um delírio de ciúmes. Em 1974, Leme Lopes publica o livro *A psiquiatria de Machado de Assis*, no qual analisa diversos personagens machadianos à luz das doenças mentais. Na obra, um capítulo inteiro é dedicado a *Dom Casmurro*.

Mas o que é um delírio? De acordo com a definição de Karl Jaspers, o "pai" da psicopatologia fenomenológica, delírios – ou ideias delirantes – são juízos patologicamente falsos que têm as seguintes características externas: convicção extraordinária, impossibilidade de ser influenciado e impossibilidade de conteúdo. Essa definição, contudo, é considerada muito restritiva, visto que muitas ideias classificadas na prática psiquiátrica como delirantes não se adéquam perfeitamente a ela. Nesse sentido, alguns delírios não são falsos, têm um conteúdo possível, são até certo ponto influenciáveis ou estão associados a uma convicção não tão intensa.

Por que a crença de Bentinho de que foi traído por Capitu é delirante? Porque ela independe da realidade. A partir de indícios meramente circunstanciais, ele, desproporcionalmente, formou uma "convicção extraordinária", não influenciável pela argumentação lógica ou pela exposição aos fatos. Mesmo que tenha havido o adultério, nada muda, a ideia continua a ser delirante – neste caso, um delírio de conteúdo verdadeiro, que, apenas por casualidade, coincidiria com a realidade. O que determina se uma crença deve ser classificada ou não como delirante não é a conclusão a que o indivíduo chegou, mas como ele chegou a ela, ou seja, se o seu raciocínio seguiu os princípios da lógica formal e se foi mantida a capacidade para a autorrefutação e a autocrítica.

Bentinho preenche os critérios para o diagnóstico de um transtorno delirante, a antiga paranoia. Seu delírio tem as características típicas desse quadro: não bizarro, de conteúdo possível, bem sistematizado, interpretativo, autorreferente e monotemático. Além disso, como também se costuma observar no transtorno delirante, alucinações e os sintomas negativos da esquizofrenia estão ausentes.

Bentinho no divã

Ao analisar a personalidade pré-mórbida de Bentinho, vemos que ele, adolescente, já se mostra ciumento e possessivo. Fica evidente que ele, com 15 anos, é mais imaturo que Capitu, com 14 anos. Ele é submisso e medroso, e é ela quem comanda a ação. O próprio personagem-narrador reconhece: "Capitu era Capitu, isto é, criatura mui particular, mais mulher do que eu era homem." E, certa vez, ela diz para ele: "Você há de ser sempre uma criança."

Segundo Leme Lopes, o delírio de Bentinho teria origem em conflitos relativos a uma homossexualidade latente. Freud, na discussão do famoso "caso Schreber", publicado doze anos após *Dom Casmurro*, afirma que o delírio é uma defesa contra impulsos homossexuais. Para o "pai da psicanálise", o delírio de ciúmes seria assim explicado: o pensamento "eu (um homem) o amo" se transforma, por um mecanismo de negação, em "não o amo" e, em seguida, por projeção, em "ela o ama". Leme Lopes, assim como outros autores, encontram no texto de *Dom Casmurro* diversos indícios de uma paixão, provavelmente inconsciente, de Bentinho por Escobar. "A minha primeira amiga e o meu maior amigo, tão extremosos ambos e tão queridos também, quis o destino que acabassem juntando-se e enganando-me", lamuria-se o personagem-narrador, atribuindo a Capitu uma importância meramente cronológica e colocando Escobar como mais grandioso. Enquanto os olhos de Capitu eram de "ressaca", os de Escobar eram "dulcíssimos". Bentinho tem um retrato do amigo em casa, para o qual olha de vez em quando. As demonstrações de afeto entre os amigos são bastante intensas: "Fiquei tão entusiasmado com a facilidade mental do meu amigo [Escobar], que não pude deixar de abraçá-lo.

Era no pátio; outros seminaristas notaram a nossa efusão; um padre que estava com eles não gostou." E ainda: "[Capitu] viu as nossas despedidas tão rasgadas e afetuosas, e quis saber quem era que merecia tanto. – É o Escobar…" Certa vez, Bentinho se despede de Escobar assim: "[…] com muito afeto: ele, de dentro do ônibus, ainda me disse 'adeus', com a mão. Conservei-me à porta, a ver se, ao longe, ainda olharia para trás, mas não olhou." Em outro momento, Escobar se gaba de suas qualidades de nadador e pede para Bentinho apalpar seus braços. "Apalpei-lhe os braços, como se fossem os de Sancha. Custa-me esta confissão, mas não posso suprimi-la; era jarretar a verdade."

Por outro lado, Bentinho também se sente atraído pela esposa de Escobar, Sancha, e flerta com ela: "Dali mesmo busquei os olhos de Sancha, ao pé do piano; encontrei-os em caminho. Pararam os quatro e ficaram diante uns dos outros…" Tais impulsos, da mesma forma que os homossexuais, seriam inadmissíveis e passíveis de repressão e de outros mecanismos de defesa de natureza psicanalítica, igualmente resultando na formação de um delírio.

Conclusão

Embora se trate de um personagem fictício, o "caso clínico" de Bentinho é bastante útil para o ensino da psicopatologia, particularmente em relação ao delírio. Além disso, a discussão se presta ainda como uma homenagem a Machado de Assis, o maior escritor brasileiro, e a José Leme Lopes, um dos nossos maiores psiquiatras.

APÊNDICE 6

"Compulsivo" Não É Sinônimo de "Excessivo"

Com frequência, o leigo usa o termo "compulsivo", de maneira equivocada, para qualificar algum comportamento tido como exagerado ou excessivo. Infelizmente não é raro vermos esse erro sendo cometido também por profissionais ou estudantes da área de psiquiatria ou saúde mental. Para entendermos o que é um comportamento compulsivo de fato, é necessário explicar as etapas do processo volitivo e distingui-lo do comportamento impulsivo.

O *processo volitivo* é composto por quatro etapas: intenção ou propósito; deliberação; decisão; e execução. A título de exemplificação, vamos considerar o comportamento alimentar. Nesse sentido, a vivência subjetiva de estar com fome ou com vontade de comer representaria a primeira etapa. A segunda consistiria na comparação entre as diversas possibilidades de como saciar a fome – o quê, onde e quando comer – e incluiria a opção de não comer. A terceira seria a escolha de uma dessas possibilidades; e a quarta, o ato de comer.

No *comportamento impulsivo*, o indivíduo vai direto da primeira para a última etapa, pulando a deliberação e a decisão. Ele age sem pensar, reagindo de maneira imediata a um impulso ou estímulo. É o que acontece quando nos deparamos com uma deliciosa barra de chocolate e a devoramos, com grande prazer, na mesma hora, sem titubear. A tentação é tão grande, que não nos detemos um segundo sequer para analisar se devemos ou não comer o doce. Quando, enfim, pensamos no assunto, o chocolate já está no estômago. O sentimento de culpa só vem depois.

O comportamento compulsivo, ou compulsão, por sua vez, caracteriza-se por um prolongamento patológico da etapa de deliberação do processo volitivo. Está relacionado a uma ação que o indivíduo se sente compelido a realizar; no entanto, ao contrário do que ocorre no comportamento impulsivo, a execução não se dá de imediato, mas somente após intensa resistência interna. Este seria o caso de um indivíduo obeso e com diversos problemas clínicos decorrentes do excesso de peso que ganha uma barra de chocolate. Como no exemplo anterior, a tentação é gigantesca, mas, neste caso, o nosso gordinho consegue, em um primeiro momento, resistir. Só que ele passa os minutos ou horas seguintes em total sofrimento, pensando incessantemente na barra de chocolate e, ao mesmo tempo, fica considerando os malefícios à sua saúde que ela poderia causar. Que dilema! Comer ou não comer, eis a questão! Mais tarde, ele acaba cedendo, mas, por um algum tempo, foi capaz de adiar a satisfação.

Os dois exemplos apresentados estão relacionados à alimentação, mas, dependendo de como se expressam, comportamentos como comprar, roubar, relacionar-se amorosamente, ingerir bebida alcoólica e usar substâncias psicoativas também podem ser classificados como impulsivos ou, alternativamente, compulsivos. Temos que fazer uma análise com base nas quatro etapas do processo volitivo para definirmos em qual conceito determinado comportamento se enquadra.

Embora os comportamentos impulsivo e compulsivo sejam diferentes um do outro, a tradução para o português do Brasil do Manual Diagnóstico e Estatístico de Transtornos Mentais (DSM-5) parece ignorar essa distinção, especificamente no capítulo sobre transtornos alimentares. A bulimia nervosa caracteriza-se, entre outras coisas, por ataques de hiperingestão alimentar, nos quais o indivíduo engole rapidamente uma grande quantidade de alimentos, com total perda do controle. Ele não consegue parar de comer e, muitas vezes, quando toda a comida ao seu alcance acaba, chega a revirar a lixeira em busca de restos de alimentos. Trata-se, sem dúvida, de um comportamento tipicamente impulsivo (e tipicamente nojento também).

No entanto, na versão brasileira do DSM-5, esses ataques de hiperingestão alimentar são chamados, estranhamente, de episódios de compulsão alimentar. No original, em inglês, a expressão é *binge eating*. O termo *binge* é mais adequadamente traduzido, especialmente se considerarmos os conceitos psicopatológicos, como "farra" ou "comilança" (ou "bebedeira", quando se refere ao consumo de bebidas alcoólicas). De fato, alguns dicionários traduzem *binge* como "compulsão", mas a recíproca não é verdadeira: "compulsão" em inglês é *compulsion*.

E ainda há, na versão brasileira do DSM-5, a categoria nosológica "transtorno de compulsão alimentar" (*binge eating disorder*), que, em essência, é semelhante à bulimia nervosa, exceto pela ausência de comportamentos compensatórios, como vômito autoinduzido, mas com os mesmos ataques de hiperingestão alimentar. Assim, paradoxalmente, no transtorno de compulsão alimentar, o comportamento alimentar não é compulsivo... É impulsivo!

Portanto, tanto o comportamento impulsivo como o compulsivo poderiam ser qualificados como excessivos, porém, do ponto de vista clínico, um é bem diferente do outro.

Bibliografia

AKISKAL HS. "The classification of mental disorders". *In*: KAPLAN HI & SADOCK BJ (editors). *Comprehensive Textbook of Psychiatry V*, vol. I. Baltimore, Williams & Wilkins, 1989.

ALONSO-FERNÁNDEZ F. *Fundamentos de la psiquiatria actual*. Tercera edicion. Madrid, Editorial Paz Montalvo, 1976.

ALVES GARCIA J. *Compêndio de Psiquiatria*. Rio de Janeiro, A Casa do Livro, 1942.

AMARAL M. "O suicídio". *In*: BUENO JR, NARDI AE (org.). *Diagnóstico e tratamento em psiquiatria*. Rio de Janeiro, MEDSI, 2000.

AMERICAN PSYCHIATRIC ASSOCIATION. *DSM-5: manual de diagnóstico e estatística de transtornos mentais*, 5.ª ed. Porto Alegre, Artes Médicas, 2014.

ANDRADE VM. "Affect, thought and consciousness". *Neuropsychoanalysis*, 5(1):71-80, 2003.

ANDRADE VM. "Criatividade, cultura e estrutura psíquica". *Revista Brasileira de Psicanálise*, 31(3):581-601, 1997.

ANDRADE VM. *Psicanálise de amplo espectro: a teoria estrutural e os rumos atuais e futuros da psicanálise*. Rio de Janeiro, Imago, 1993.

ANDRADE VM. "Repressão, sublimação e cultura". *In: A presença de Freud*. Rio de Janeiro, Edição da Associação Brasileira de Psicanálise, 1989.

ANDRADE VM. "Sexo e vida em Freud". *Boletim científico da SPRJ*, vol. XVIII, n.º 1:77-98, 1997.

APPOLINÁRIO JC, COUTINHO W, PÓVOA LC. "O transtorno de comer compulsivo: revisão da literatura". *Jornal Brasileiro de Psiquiatria*, 44(supl. 1):S38-S45, 1995.

ARNOLD MG. "Emotion, motivation, and the limbic system". *Annals New York Academy of Science*, 159(3):1041-1058, 1969.

BASTOS CL. *Manual do exame psíquico: uma introdução prática à psicopatologia*. Rio de Janeiro, Revinter, 1997.

BASTOS O. "Distúrbios esquizofrênicos". *Jornal Brasileiro de Psiquiatria*, 36(6):307-311, 1987.

BELL V, HALLIGAN PW, ELLIS HD. "Explaining delusions: a cognitive perspective". *Trends in Cognitive Sciences*, 10(5):219-226, 2006.

BERRIOS GE. "Phenomenology and psychopathology: was there ever a relationship?". *Comprehensive Psychiatry*, 34(4):213-220, 1993.

BEVILACQUA F, BENSOUSSAN E, JANSEN JM, SPÍNOLA E CASTRO F. *Manual do exame clínico*, 12.ª ed. Rio de Janeiro, Cultura Médica, 2000.

BINET A & SIMON T. "The development of intelligence in children". Baltimore, Williams & Wilkins, 1916.

BLACKLOW RS. "O estudo dos sintomas". *In*: BLACKLOW RS. *MacBryde sinais & sintomas: fisiopatologia aplicada e interpretação clínica*, 6.ª ed. Rio de Janeiro, Guanabara Koogan, 1986 (supervisão da tradução: Rui Toledo Barros).

BLECHNER, M. "The analysis and creation of dream meaning: interpersonal, intrapsychic and neurobiological perspectives." *Contemporary Psychoanalysis*, 34:181-194, 1998.

BLEULER E. *Psiquiatria*, 15.ª ed. Rio de Janeiro, Guanabara Koogan, 1985.

BOWLBY J. *Apego e perda*. São Paulo, Martins Fontes, 1984.

BRANDÃO ML. *Psicofisiologia*. São Paulo, Atheneu, 1995.

BRENNER C. *Noções básicas de psicanálise*, 3.ª ed. Rio de Janeiro, Imago, 1975.

BREUER J, FREUD S. "Estudos sobre a histeria". *In: Edição standard brasileira das obras psicológicas completas de Sigmund Freud*, vol. II. Rio de Janeiro, Imago, 1988 (1895).

BRÜNE M. "Ethological remarks on maneirisms: conceptualisation and proposal for a definition". *Psychopathology*, 31:188-196, 1998.

BUMKE O. "Tratado de las Enfermedades Mentales". Barcelona, Francisco Seix edit., 1926.

BUTCHER HJ. *A inteligência humana*. São Paulo, Perspectiva, 1972.

CABALEIRO GOAS M. *Temas psiquiatricos: algunas cuestiones psicopatologicas generales*. Madrid, Editorial Paz Montalvo, 1966.

CAMELO EVM, VELASQUES B, RIBEIRO P, NETTO T, CHENIAUX E. "Attention impairment in bipolar disorder: a systematic review". *Psychology & Neuroscience*, 6(3):299-309, 2013.

CANGUILHEM G. *O normal e o patológico*, 4.ª ed. Rio de Janeiro, Forense Universitária, 1995.

CARVALHO LAV, FISZMAN A. "Modelos computacionais em psiquiatria". *Arquivos Brasileiros de Psiquiatria, Neurologia e Medicina Legal*, 74(jul-set):30-34, 2000.

CATTELL RB. "Abilities: their structure, growth, and action". Boston, MA: Houghton Mifflin. 1971.

CHALUB M. *Temas de psicopatologia*. Rio de Janeiro, Zahar, 1977.

CHAUI M. *Convite à filosofia*, 3.ª ed. São Paulo, Ática, 1995.

CHEN E, BERRIOS GE. "Recognition of hallucinations: a new multidimensional model and methodology". *Psychopathology*, 29:54-63, 1996.

CHENIAUX E. "Psicopatologia". *PROPSIQ*, 1:37-66, 2011.

CHENIAUX E, BRAGA RJC, LESSA JLM. "Transtorno delirante: a paranoia nos dias de hoje". *Jornal Brasileiro de Psiquiatria*, 49(8):301-308, 2000.

CHENIAUX E, FILGUEIRAS A, SILVA RA, SILVEIRA LA, NUNES AL, LANDEIRA-FERNANDEZ J. "Increased energy/activity, not mood changes, is the core feature of mania". *The Journal of Affective Disorders, 152-154*:256-261, 2014.

CHENIAUX E, SILVA RA, SANTANA CM, FILGUEIRA A. "Changes in energy and motor activity: core symptoms of bipolar mania and depression?". *Revista Brasileira de Psiquiatria*, 40(3):233-237, 2017.

CHIOZZA L. "Body, affect, and language". *Neuropsychoanalysis*, 1(1):111-123, 1999.

CLAUDE H, EY H. "Hallucinose et hallucination". *Encéphale*, 27:576-620, 1932.

CRICK F, MITCHISON G. "The function of dream sleep". *Nature*, 304:111-114, 1983.

DALGALARRONDO P. *Psicopatologia e semiologia dos transtornos mentais*. Porto Alegre, Artes Médicas Sul, 2000.

DAMÁSIO AR. *O erro de Descartes: emoção, razão e o cérebro humano*. São Paulo, Companhia das Letras, 2000.

DAVID AS. "Auditory hallucinations: phenomenology, neuropsychology and neuroimaging update". *Acta Psychiatrica Scandinavica*, 99 (suppl. 395):95-104, 1999.

DEL NERO HS. *O sítio da mente: pensamento, emoção e vontade no cérebro humano*. São Paulo, Collegium Cognitio, 1997.

DELGADO H. *Curso de psiquiatria*, quinta edicion. Barcelona, Editorial Científico-Médica, 1969.

DeLUCA J. "A cognitive neuroscience perspective on confabulation". *Neuropsychoanalysis*, 2(2):119-132, 2000.

DENING TR, BERRIOS GE. "The enigma of pseudohallucinations: current meanings and usage". *Psychopathology*, 29:27-34, 1996.

DUUS P. *Diagnóstico topográfico em neurologia*, 3.ª ed. Rio de Janeiro, Cultura Médica, 1985.

ESQUIROL JE. "Des maladies mentales, considérées sous les rapports médical, hygiénique et médico-légal". Bruxelles, *Lib. Méd et Scientifique*. 1838.

EY H. *Traité des hallucinations*. Paris, Masson et cie., 1973.

EY H, BERNARD P, BRISSET C. *Manual de Psiquiatria*, 5.ª ed. Rio de Janeiro, Masson do Brasil, 1988.

FALRET JF. Des maladies mentales et des asiles d'aliénés. Paris: J. B. Baillière, 1864.

FINK M, SHORTER E, TAYLOR MA. "Catatonia is not schizophrenia: Kraepelin's error and the need to recognize catatonia as an independent syndrome in medical nomenclature". *Schizophrenia Bulletin* 36(2): 314-320, 2010.

FOLSTEIN M, McHUGH PR. "Minimental state: a pratical method for grading the cognitive state of patient for the clinician". *Journal of Psychiatric Research*, 12:189, 1975.

FREUD S. "A interpretação dos sonhos". In: *Edição standard brasileira das obras psicológicas completas de Sigmund Freud, vol. IV-V*, 2.ª ed. Rio de Janeiro, Imago, 1987 (1900).

FREUD S. "Além do princípio do prazer". In: *Edição standard brasileira das obras psicológicas completas de Sigmund Freud, vol. XVIII*. Rio de Janeiro, Imago, 1976 (1920).

FREUD S. "Conferências introdutórias sobre psicanálise", parte III. In: *Edição standard brasileira das obras psicológicas completas de Sigmund Freud, vol. XVI*. Rio de Janeiro, Imago, 1976 (1917).

FREUD S. "Escritores criativos e devaneio". In: *Edição standard brasileira das obras psicológicas completas de Sigmund Freud, vol. IX*. Rio de Janeiro, Imago, 1976 (1907).

FREUD S. "Formulações sobre os dois princípios do funcionamento mental". In: *Edição standard brasileira das obras psicológicas completas de Sigmund Freud, vol. XII*. Rio de Janeiro, Imago, 1969 (1911).

FREUD S. "Inibições, sintomas e ansiedade". In: *Edição standard brasileira das obras psicológicas completas de Sigmund Freud, vol. XX*. Rio de Janeiro, Imago, 1976 (1925).

FREUD S. "Lembranças encobridoras". In: *Edição standard brasileira das obras psicológicas completas de Sigmund Freud, vol. III*, 2.ª ed. Rio de Janeiro, Imago, 1987 (1899).

FREUD S. "Luto e melancolia". *In: Edição standard brasileira das obras psicológicas completas de Sigmund Freud,* vol. XIV. Rio de Janeiro, Imago, 1974 (1915).

FREUD S. "Notas psicanalíticas sobre um relato autobiográfico de um caso de paranoia (dementia paranoides)". *In: Edição standard brasileira das obras psicológicas completas de Sigmund Freud,* vol. XII. Rio de Janeiro, Imago, 1969 (1911).

FREUD S. "O ego e o id". *In: Edição standard brasileira das obras psicológicas completas de Sigmund Freud,* vol. XIX. Rio de Janeiro, Imago, 1976 (1923).

FREUD S. "O inconsciente". *In: Edição standard brasileira das obras psicológicas completas de Sigmund Freud,* vol. XIV. Rio de Janeiro, Imago, 1974 (1915).

FREUD S. "Os instintos e suas vicissitudes". *In: Edição standard brasileira das obras psicológicas completas de Sigmund Freud,* vol. XIV. Rio de Janeiro, Imago, 1974 (1915).

FREUD S. "Projeto para uma psicologia científica". *In: Edição standard brasileira das obras psicológicas completas de Sigmund Freud,* vol. I. Rio de Janeiro, Imago, 1990 (1895).

FREUD S. "Repressão". *In: Edição standard brasileira das obras psicológicas completas de Sigmund Freud,* vol. XIV. Rio de Janeiro, Imago, 1974 (1915).

FREUD S. "Sobre o narcisismo: uma introdução". *In: Edição standard brasileira das obras psicológicas completas de Sigmund Freud,* vol. XIV. Rio de Janeiro, Imago, 1974 (1914).

FREUD S. "Três ensaios sobre a teoria da sexualidade". *In: Edição standard brasileira das obras psicológicas completas de Sigmund Freud,* vol. VII, 2.ª ed. Rio de Janeiro, Imago, 1989 (1905).

FRITH C, REES G, FRISTON K. "Psychosis and the experience of self: brain systems underlying self-monitoring". *In:* BILDER R & LeFEVER F (eds.). *Neuroscience of the Mind on the Centennial of Freud's Project for a Scientific Psychology.* Annals of the New York Academy of Sciences, 843:170-178, 1998.

GABBARD GO. *Psychodynamic psychiatry in clinical practice.* Washington, American Psychiatric Press, 1994.

GALLESE V. "Mirror neurons and intentional attunement: commentary on olds". *The Journal of the American Psychoanalytic Association,* 54(1):47-57, 2006.

GANSER SJM. Über einen eigenartigen hysterischen Dämmerzustand. Archiv für Psychiatrie und Nervenkrankheiten, Berlin, 1898, 30: 633-640.

GARDNER H. "Frames of mind: the theory of multiple intelligences". Nova York: Basic Books, 1983.

GAY P. *Freud: uma vida para o nosso tempo.* São Paulo, Companhia das Letras, 1989.

GAZZANIGA MS, HEATHERTON TF. *Ciência psicológica: mente, cérebro e comportamento.* Porto Alegre, Artmed, 2005.

GUYTON AC, HALL JE. *Tratado de fisiologia médica,* 9.ª ed. Rio de Janeiro, Guanabara Koogan, 1997.

HALES RE, YUDOFSKY SC. *Tratado de psiquiatria clínica,* 4.ª ed. Porto Alegre, Artmed, 2006.

HAMILTON M. *Fish's Clinical Psychopathology: signs and symptoms in psychiatry.* Bristol, John Wright & Sons, 1974.

HARTMANN E. "Nightmare after trauma as paradigm for all dreams: a new approach to the nature and functions of dreaming". *Psychiatry,* 61(3):223-238, 1998.

HOBSON JA. "The new neuropsychology of sleep: implications for psychoanalysis". *Neuropsychoanalysis,* 1:157-183, 1999.

HOFFMAN RE. "New methods for studying hallucinated 'voices' in schizophrenia". *Acta Psychiatrica Scandinavica,* 99(suppl. 395):89-94, 1999.

IZQUIERDO I. "Mecanismos das memórias". *In: Complexidade & caos.* NUSSENZVEIG HM (org.). Rio de Janeiro, Editora UFRJ/COPEA, 1999.

JASPERS K. *Psicopatologia geral.* Rio de Janeiro, Livraria Atheneu, 1987.

JOSEPH R. "The limbic system: emotion, laterality, and unconscious mind". *Psychoanalytic Review,* 79(3):405-456, 1992.

KAHLBAUM KL. "Die Katatonie oder das Spannungs Irreisen". Berlim, 1874.

KANDEL ER. "Biology and the future of psychoanalysis: a new intellectual framework for psychiatry revisited". *American Journal of Psychiatry,* 156:505-524, 1999.

KANDEL ER, SCHWARTZ JH, JESSELL TM, SIEGELBAUM SA, HUDSPETH AJ. *Princípios de neurociências,* 5ª ed. Porto Alegre, Artmed, 2014.

KAPLAN HI, SADOCK BJ, GREBB JA. *Compêndio de psiquiatria: ciências do comportamento e psiquiatria clínica.* 7.ª ed. Porto Alegre, Artes Médicas, 1997.

KENDELL RE. *The role of diagnosis in psychiatry.* Oxford, Blackwell Scientific Publications, 1975.

KLEIN M. "Algumas conclusões teóricas sobre a vida emocional do bebê". *In:* KLEIN M, HEIMANN P, ISAACS S, RIVIERE J. *Os progressos da psicanálise.* Rio de Janeiro, Guanabara Koogan, 1982.

KRÄUPL TAYLOR F. "Descriptive and developmental phenomena". *In*: SHEPHERD M & ZANGWILL OL (ed.). *Handbook of psychiatry*, vol. I. Cambridge, Cambridge University Press, 1983.

KRETSCHMER E. Körperbau und Charakter. Untersuchungen zum Konstitutionsproblem und zur Lehre von den Temperamenten (in German). Berlin: Springer, 1921.

LAGE RR, SANTANA CM, NARDI AE, CHENIAUX E. "Mixed states and suicidal behavior: a systematic review". *Trends in Psychiatry and Psychotherapy*, 41(2), 191-200, 2019.

LASÈGUE C, FALRET J-P. "La folie à deux (ou folie communiquée)". *Annales medico-psychologique*, 18, 321, 1877.

LASÈGUE E. "Du délire de persécutions". *Archives de Médicine*, 1852.

LANDEIRA-FERNANDEZ J, CHENIAUX E. *Cinema e loucura: conhecendo os transtornos mentais através dos filmes*. Porto Alegre, Artmed, 2010.

LAPLANCHE J, PONTALIS JB. *Vocabulário da psicanálise*. Lisboa, Moraes Editores, 1970.

LEDOUX J. *O cérebro emocional: os misteriosos alicerces da vida emocional*. Rio de Janeiro, Objetiva, 2001.

LEME LOPES J. *A psiquiatria de Machado de Assis*, 2.ª ed. Rio de Janeiro, Agir, 1981.

LEME LOPES J. *Delírio: perspectivas, tratamento*. Rio de Janeiro, Atheneu, 1982.

LEME LOPES J. *Diagnóstico em psiquiatria*. Rio de Janeiro, Cultura Médica, 1980.

LENT R. *Cem bilhões de neurônios*. São Paulo, Atheneu, 2004.

LEROY R. "Le syndrome des hallucinations lilliputiennes. Article paru dans la revue "L'Encéphale", (Paris), seizième année, 1921, pp. 504-10.

LIBET B. "The timing of mental events: Libet's experimental findings and their implications". *Consciousness and Cognition*, 11(2):291-299, 2002.

LÓPEZ M. "Anamnese". *In*: LÓPEZ M, LAURENTYS-MEDEIROS J. *Semiologia médica: as bases do diagnóstico*, 4.ª ed., reimpressão. Rio de Janeiro, Revinter, 2001.

LOTUFO NETO F, ANDRADE LH, GENTIL FILHO V. "Diagnóstico e classificação". *In*: LOUZÃ NETO MR, MOTTA T, WANG Y, ELKIS H (org.). *Psiquiatria básica*. Porto Alegre, Artes Médicas, 1995.

LOYELLO W. *Textos da disciplina de psicopatologia do 3.º ano do curso de medicina*. Rio de Janeiro, Faculdade de Ciências Médicas – UERJ, 1990.

LURIA AR. *Curso de Psicologia Geral: atençao e memória*, vol. III. Rio de Janeiro, Civilização Brasileira, 1979.

LURIA AR. *Curso de Psicologia Geral: linguagem e pensamento*, vol. IV. Rio de Janeiro, Civilização Brasileira, 1979.

LYNDEN E, JASTROWITZ M: Beiträge zur Lehre von der Lokalisation im Gehirn und "ber derenpraktische Verwerthung. Leipzig and Berlin, Verlag von Georg Thieme, 1888.

MACHADO DE ASSIS JM. *Dom Casmurro*. Rio de Janeiro, Edições de Ouro, 1966.

MACKINNON RA, MICHELS R. *A entrevista psiquiátrica na prática diária*. Porto Alegre, Artes Médicas, 1990.

MACKINNON RA, YUDOFSKY SC. *A avaliação psiquiátrica na prática clínica*. Porto Alegre, Artes Médicas, 1988.

MAHLER MS, PINE F, BERGMAN A. *O nascimento psicológico da criança: simbiose e individuação*. Porto Alegre, Artes Médicas, 1993.

MANCIA M. "Psychoanalysis and the neurosciences: a topical debate on dreams". *The International Journal of Psycho-analysis*, 80:1205-1213, 1999.

MANSCHRECK TC. Delusional disorder and shared psychotic disorder. *In*: KAPLAN HI, SADOCK BJ, editors. *Comprehensive textbook of psychiatry*, 6th ed. Baltimore: Williams & Wilkins; 1995, p. 1031-1049.

MANSCHRECK TC. Pathogenesis of delusions. *The Psychiatric Clinics of North America*, 18(2):213-229, 1995.

MAQUET P. "The role of sleep in learning and memory". *Science*, 294(5544):1048-1052, 2001.

MATTOS P. "Avaliação neuropsicológica". *In*: BUENO JR, NARDI AE (org.). *Diagnóstico e tratamento em psiquiatria*. Rio de Janeiro, MEDSI, 2000.

MAYER-GROSS W, SLATER S, ROTH M. *Psiquiatria clínica*. São Paulo, Mestre Jou, 1969.

McCARLEY, R. "Dreams: disguise of forbidden wishes or transparent reflections of a distinct brain state?". *In*: BILDER R & LeFEVER F (eds.) *Neuroscience of the Mind on the Centennial of Freud's Project for a Scientific Psychology*. Annals of the New York Academy of Sciences, 843:116-133, 1998.

MEYNERT T. "Klinische vorlesungen über psychiatrie". *Kessinger Publishing*, 1890.

MOTTA T, WANG Y, DEL SANT R. "Funções psíquicas e sua psicopatologia". *In*: LOUZÃ NETO MR, MOTTA T, WANG Y, ELKIS H (org.). *Psiquiatria básica*. Porto Alegre, Artes Médicas, 1995.

NARDI AE, BUENO JR. "Semiologia psiquiátrica". *In*: BUENO JR, NARDI AE (org.). *Diagnóstico e tratamento em psiquiatria*. Rio de Janeiro, MEDSI, 2000.

NOBRE DE MELO AL. *Psiquiatria*, 3.ª ed. Rio de Janeiro, Guanabara Koogan, 1981.

NUNES ALS, CHENIAUX E. "Síndrome catatônica: características clínicas e status nosológico". In: RODRIGUES ACT, STREB LG, DAKER MV, SERPA Jr OD (org.). *Psicopatologia conceitual*. São Paulo, Roca, 2012.

OYEGODE F, SARGEANT R. "Delusional misidentification syndromes: a descriptive study". *Psychopathology*, 29:209-214, 1996.

PAES DE BARROS C. Comunicações pessoais, 1989.

PAIM I. *Curso de Psicopatologia*, 11.ª ed. São Paulo, Ed. Pedagógica e Universitária, 1998.

PAIM I. *História da psicopatologia*. São Paulo, Ed. Pedagógica e Universitária, 1993.

PALLY R. "Bilaterality: hemispheric specialisation and integration". *The International Journal of Psycho-analysis*, 79:565-578, 1998.

PALLY R. "Emotional processing: the mind-body connection". *The International Journal of Psycho-analysis*, 79:349-362, 1998.

PALLY R. "Memory: brain systems that link past, present and future". *The International Journal of Psycho-analysis*, 78:1021-1030, 1997.

PALLY R. "II: How the brain actively constructs perceptions". *The International Journal of Psycho-analysis*, 78:1223-1234, 1997.

PALLY R, OLDS D. "Consciousness: a neuroscience perspective". *The International Journal of Psycho-analysis*, 79:971-989, 1998.

PINKER S. *Como a mente funciona*, 2.ª ed. São Paulo, Companhia das Letras, 1999.

PIO ABREU JL. *Introdução à Psicopatologia Compreensiva*, 2.ª ed. Lisboa, Fundação Calouste Gulbenkian, 1997.

PITRES. "Des attaques de délire ecmnésique". In: *Leçons sur l'hystérie*. Paris, 1891.

PORTELLA NUNES E. "Delírios". *Textos da disciplina de psicopatologia do 3.º ano do curso de medicina*. Rio de Janeiro, Faculdade de Ciências Médicas – UERJ, 1990.

PORTELLA NUNES E. "Inteligência". *Textos da disciplina de psicopatologia do 3.º ano do curso de medicina*. Rio de Janeiro, Faculdade de Ciências Médicas – UERJ, 1990.

PORTELLA NUNES E, ROMILDO BUENO J, NARDI AE. *Psiquiatria e saúde mental*. Rio de Janeiro, Atheneu, 1996.

REVONSUO A. "The reinterpretation of dreams: an evolutionary hypothesis of the function of dreaming". *Behavioral and Brain Sciences*, 23(6):877-901, 2000.

ROTH M, TYM E, MOUNTJOY CQ, HUPPERT FA, HENDRIE H, VERMA S, GODDARD R. "CAMDEX: a standardised instrument for the diagnosis of mental disorder in the elderly with special reference to the early detection of dementia". *British Journal of Psychiatry*, 149:698-709, 1986.

SACKS O. "Prodígios". In: *Um antropólogo em Marte*. São Paulo, Companhia das Letras, 2000.

SÁ Jr LSM. *Fundamentos de psicopatologia: bases do exame psíquico*. Rio de Janeiro, Atheneu, 1988.

SÁ Jr LSM. "O diagnóstico psiquiátrico". In: BUENO JR, NARDI AE (org.). *Diagnóstico e tratamento em psiquiatria*. Rio de Janeiro, MEDSI, 2000.

ROXO H. *Manual de psiquiatria*, 4.ª ed. Rio de Janeiro, Guanabara, 1946.

SCHARFETTER C. *Introdução à psicopatologia geral*, 2.ª ed. Lisboa, Climepsi Editores, 1999.

SCHNEIDER K. *Psicopatologia Clínica*. São Paulo, Mestre Jou, 1978.

SEDLER MJ. "Understanding delusions". *The Psychiatric Clinics of North America* 18(2):251-62, 1995.

SÉRIEUX P, CAPGRAS J. "Les folies rasoinnantes. Le délire d'interprétation". Alcan, Paris, 1909.

SHANSIS F, FLECK MPA, RICHARDS R, KINNEY D, IZQUIERDO I, MATTEVI B, MALDONADO G, BERLIM M. "Desenvolvimento da versão para o português das Escalas de Criatividade ao Longo da Vida (ECLV)". *Revista de Psiquiatria do Rio Grande do Sul*, 25(2):284-296, 2003.

SIEGEL DJ. "Perception and cognition". In: KAPLAN HI, SADOCK BJ (editors). *Comprehensive textbook of psychiatry*, 6th ed. Baltimore, Williams & Wilkins, 1995, p. 277-291.

SILVA RA, MOGRABI DC, LANDEIRA-FERNANDEZ J, CHENIAUX E. "O insight no transtorno bipolar: uma revisão sistemática". *Jornal Brasileiro de Psiquiatria*, 63(3): 242-254, 2014.

SIMS A. *Sintomas da mente: introdução à psicopatologia descritiva*, 2.ª ed. Porto Alegre, Artmed, 2001.

SOLLIER P. "Les troubles de la mémoire". *Rueff*, 1892.

SOLMS M. "A psychoanalytic perspective on confabulation". *Neuropsychoanalysis*, 2(2):133-138, 2000.

SOLMS M. "Dreaming and REM sleep are controlled by different brain mechanisms". *Behavioral and Brain Sciences*, 23(6):843-850, 2000.

SOLMS M. "New findings on the neurological organization of dreaming: implications for psychoanalysis". *Psychoanal. Q.*, 64(1): 43-67, 1995.

SOLMS M, NERSESSIAN E. "Freud's theory of affect: questions for neuroscience". *Neuropsychoanalysis*, 1(1):5-14, 1999.

SPEARMAN C. "The abilities of man, their nature and measurement". 1927.

SPITZ RA. *O primeiro ano de vida*. São Paulo, Martins Fontes, 1996.

STEIN LM (Org.). *Falsas memórias: fundamentos científicos e suas aplicações clínicas e jurídicas*. Porto Alegre, Artmed, 2010.

STERNBERG RJ. *Psicologia cognitiva*. Porto Alegre, Artmed, 2000.

THURSTONE LL. "Primary mental abilities". Chicago: University of Chicago Press. 1938.

VALLEJO NÁGERA A. *Propedéutica clínica psiquiátrica*, segunda edición. Madrid, Labor, 1944.

VERTES RP. "Memory consolidation in sleep; dream or reality". *Neuron*, *44*(1):135-148, 2004.

WANG Y, MOTTA T. "Semiologia psiquiátrica: a entrevista psiquiátrica". *In*: LOUZÃ NETO MR, MOTTA T, WANG Y, ELKIS H (org.). *Psiquiatria básica*. Porto Alegre, Artes Médicas, 1995.

WERNICKE C. "Grundriss der Psychiatrie". 2a. ed. Leipzig, Thieme, 1906.

WORLD HEALTH ORGANIZATION. *ICD-11. International Classification of Diseases for Mortality and Morbidity Statistics, eleventh revision*. Geneve, WHO, 2018.

WOODRUFF RA, GOODWIN DW, GUZE SB. *Psychiatric diagnosis*. New York, Oxford University Press, 1974.

YOVELL Y. "From hysteria to posttraumatic stress disorder: psychoanalysis and the neurobiology of traumatic memories". *Neuropsychoanalysis*, *2* (2):171-81, 2000.

Apêndice 4

ALONSO-FERNÁNDEZ F. *Fundamentos de la psiquiatria actual*, 3ª ed. Madrid: Editorial Paz Montalvo. 1976.

CABALEIRO-GOAS M. Temas Psiquiatricos: Algunas Cuestiones Psicopatologicas Generales. Madrid: Editorial Paz Montalvo. 1966.

CHENIAUX E. "Psicopatologia Descritiva: Existe uma Linguagem Comum?" *Revista Brasileira de Psiquiatria*, *27*(2):157-162. 2005.

JASPERS K. *Psicopatologia geral*. Rio de Janeiro: Livraria Atheneu. 1987.

LEME-LOPES J. *Delírio: perspectivas, tratamento*. São Paulo: Livraria Atheneu. 1982.

NOBRE-DE-MELO AL. *Psiquiatria*, 3ª ed. Rio de Janeiro: Guanabara Koogan. 1981.

Apêndice 5

AGUIAR LA. Almanaque Machado de Assis: vida, obra, curiosidades e bruxarias literárias. Rio de Janeiro: Record, 2008.

CALDWELL H. The Brazilian Othello of Machado de Assis. Berkeley: University of California, 1960.

CHENIAUX E. *Manual de psicopatologia,* 5ª ed. Rio de Janeiro: Guanabara Koogan, 2015.

CHENIAUX E. "Escola brasileira". *In*: TELLES-CORREIA, D. (Ed.) *As raízes do sintoma e da perturbação mental*. Lisboa: Lidel. p. 249-263, 2015.

CHENIAUX JR. E, BRAGA RJDC, LESSA JLM. "Delusional disorder: paranoia nowadays". *Jornal Brasileiro de Psiquiatria*, 49(8): 301-8, 2000.

FREITAS LAP. *Freud e Machado de Assis: uma interseção entre psicanálise e literatura*. Rio de Janeiro: Mauad, 2001.

FREUD S. "Notas psicanalíticas sobre um relato autobiográfico de um caso de paranoia (dementia paranoides)". *In: Edição standard brasileira das obras psicológicas completas de Sigmund Freud*. Rio de Janeiro: Imago, 1976 (1911). p. 15-108.

JASPERS K. Psicopatologia geral: psicologia compreensiva, explicativa e fenomenologia. Rio de Janeiro/São Paulo: Livraria Atheneu, 1987 (1911).

LEME LOPES J. *A psiquiatria de Machado de Assis*. Rio de Janeiro: Agir, 1974.

MACHADO-DE-ASSIS JM. *Dom Casmurro*. Rio de Janeiro: Livraria Garnier, 1899.

PIZA D. *Machado de Assis: um gênio brasileiro*. São Paulo: Imprensa Oficial do Estado de São Paulo, 2005.

SHAKESPEARE W. *Otelo*. São Paulo: Penguin Companhia, 2017 (1603).

Apêndice 6

AMERICAN PSYCHIATRIC ASSOCIATION. DSM-5: Manual Diagnóstico e Estatístico de Transtornos Mentais. 5ª ed. Porto Alegre: Artmed; 2014.

CHENIAUX E. *Manual de psicopatologia*, 5ª ed. Rio de Janeiro: Guanabara Koogan, 2015.

Índice Alfabético

A

Absorção, 30
Abulia, 99, 167
Acinesia, 111
Acoasmas, 39
Acromnésia, 51
Afasia(s), 62
- anômica, 63
- de condução, 63
- global, 63
- motora, 62
- sensorial, 63
- transcortical, 63
Afetividade, 118, 119, 123, 167
Afeto(s), 118, 123, 125
Agnosia, 35
Agorafobia, 147
Agrafia, 63
Agramatismo, 62
Alcoolismo
- conação, 105
- consciência, 22
Alexia, 63
Alienação do mundo externo, 21
Alomnésia, 52
Alotriofagia, 102
Alucinação(ões), 38
- abordagem cognitivista, 44
- aperceptivas, 38
- auditivas, 39
- cenestésicas, 40
- cinestésicas, 40
- como realização de desejo, 42
- cutâneas, 40
- de memória, 169
- extracampina, 40
- funcional, 40
- hipnagógica, 41
- hipnopômpica, 41
- imperativas, 39
- liliputiana, 40
- negativa, 36
- neurológicas, 39
- neuroquímica e, 44
- olfativas e gustativas, 39
- psíquicas, 38
- privação sensorial e, 44
- reflexa, 41
- verdadeiras, 38
- visuais, 39
Alucinose(s), 39, 164
- alcoólica, 39
- - sensopercepção, 42
Ambitendência, 102
Ambitimia, 122
Ambivalência
- afetiva, 122
- ideativa, 73
- volitiva, 103
Amígdala, 108, 126
Amnésia
- anterógrada, 49
- generalizada, 50
- infantil, 57, 60
- lacunar, 50
- psicogênicos, 21
- retroanterógrada, 50
- retrógrada, 50
- seletiva, 51
Anamnese psiquiátrica, 4
- estrutura e conteúdo da, 4
Anedonia, 120
Anestesia, 36
Anorexia, 100
Ansiedade, 124, 146
- de alarme, 124
- dos 8 meses, 141
- neuroquímica da, 128
- traumática, 124
Ansiedade-sinal, 124
Aparência, 12, 175
Apego, 128
Apraxia, 111, 114
Aprendizagem não
   associativa, 49, 59
Apropriação, 138, 168
Aprosexia, 29
Aprosódia, 63
Área(s)
- de Broca, 68
- de Wernicke, 68, 78
- motora primária, 116
- pré-motoras, 116
Ataques de hiperingestão
   alimentar, 101
Atenção, 28, 29, 32, 163, 175
- consciência e, 32
- espontânea, 28
- funções da, 28
- no projeto, 32
- nos transtornos mentais, 31
- tônica, 18
- voluntária, 28
Atitude(s), 14, 16
- alterações da, 14, 175
- alucinatória, 14
- amaneirada, 15
- arrogante, 15
- de esquiva, 15
- de fuga, 14
- de oposição, 14
- desejáveis, 14
- desinibida, 15
- dissimuladora, 15
- dramática, 15
- evasiva, 15
- expansiva, 15
- gliscroide, 15
- hostil, 14
- indiferente, 15
- inibida, 15
- invasiva, 15
- irônica, 15
- jocosa, 15
- lamuriosa, 15
- manipuladora, 15
- não cooperante, 14
- nos transtornos mentais, 16
- pueril, 15
- querelante, 15
- reivindicativa, 15
- sedutora, 15
- simuladora, 15
- submissa, 15
- suspicaz, 14
- teatral, 15

Ativação, 18
Atos
- compulsivos, 101, 148
- impulsivos, 100
Atributos intelectivos fundamentais, 70
Ausência de influência pela vontade, 35
Autismo, 141, 153
- memória e, 56
Autoerotismo, 140
Autoscopia, 40
Avaliação
- neuropsicológica formal, 31, 55
- psiquiátrica, 4

B

Bioquímica, 108
Bizarrice dos sonhos, 23
Bradilalia, 64
Bulimia, 100
- nervosa, 189

C

Cálculos matemáticos simples, 93
Capacidades primárias, 92
Catalepsia, 113, 167, 169
Catatonia, 115
Cerebelo, 117
Ciclo sono-vigília, bioquímica do, 26
Circuitos neuronais da fala, 69
Circunstancialidade, 166, 169
Classificação
- das qualidades sensoriais, 34
- de Max Scheler, 119
- Internacional de Doenças (CID-11), 10
Cleptomania, 102
Cognição delirante, 81
Coma, 20
Comportamento(s)
- compulsivo, 188
- de automutilação e suicida, 102
- desviantes em relação aos impulsos, 102
- heteroagressivos impulsivos, 101
- impulsivo, 188
Compulsão(ões), 101, 188
- por comprar, 102
Comunicação não verbal do afeto, 122
Conação, 99, 100, 104, 105, 107, 178
Conceito(s), 70
- abstratos, 93

Concretismo, 75
Condicionamento
- clássico, 48
- operante, 48
Conduta terapêutica, 11
Consciência, 17, 18, 163, 175
- campo da, 18
- cérebro e mundo externo, 27
- da atividade do eu, 135, 136
- da autonomia do eu, 135
- da existência do eu, 135, 136
- da identidade do eu, 135, 138
- da unidade do eu, 135, 137
- da vitalidade do eu, 135
- de execução do eu, 135
- de morbidez, 144, 145, 181
- do eu, 135, 136, 139-141, 167, 180
- dos limites do eu, 136, 138
- estreitada, 20
- moral, 17
- psicológica, 17
- transtornos mentais, 21
Conservação, 45
Conteúdo
- latente, 23
- manifesto, 23
Convicção extraordinária, 79
Coprofilia, 102
Coprolalia, 66
Corporeidade, 34
Córtex
- frontal, 32
- orbitofrontal, 126
- parietal, 116, 133
- - posterior, 33
- parietoccipital, 133
- pré-frontal, 78, 107
Criptomnésia, 53

D

Déjà vu, 53
Delirante *versus* deliroide, 182
Delírio(s)
- alucinatórios agudos e crônicos, 4, 164
- autêntico, 166
- características do, 80
- catatímico, 83
- classificação, 82
- como um(a)
- - autoexplicação para experiências anômalas, 90
- - disfunção cognitiva, 89
- - juízo falso, 79

- de autoacusação, 86
- de autorreferência, 85
- de ciúmes, 84, 185
- de culpa, 86
- de grandeza, 84
- de identificação, 86, 90
- de infestação, 86
- de influência, 84
- de invenção ou descoberta, 84
- de negação, 86
- de perseguição, 83
- de possessão, 86
- de prejuízo, 84
- de reforma, 84
- de reivindicação, 84
- de ruína, 85
- definição clássica de, 79
- erotomaníaco, 85
- fantástico, 86
- genealógico, 84
- hipocondríaco, 85
- imaginativo, 83
- interpretativo, 83
- intuitivo, 83
- mecanismos formadores do, 83
- místico, 86
- mnêmico, 83
- não sistematizados, 82
- niilista, 86
- nos transtornos mentais, 87
- onírico, 83
- primário, 81, 166
- secundário, 81, 166
- sensitivo de relação, 87
- sensorial, 83
- sistematizados, 82
- somático, 85
- tema do, 83
Delirium, 154
- afetividade, 123
- atenção, 31
- atitude, 16
- conação, 104
- consciência, 22
- inteligência, 95
- memória, 55
- orientação alopsíquica, 133
- pensamento, 76
- psicomotricidade, 115
- sem psicose, imaginação e, 97
- sensopercepção, 42
- *tremens*, 20
Demência, 155
- afetividade, 123

ÍNDICE ALFABÉTICO

- aparência, 13
- atenção, 31
- conação, 104
- consciência, 22
- - de morbidez, 145
- imaginação, 97
- inteligência, 95
- linguagem, 68
- memória, 55
- orientação alopsíquica, 133
- pensamento, 76
- psicomotricidade, 115
- sensopercepção, 42

Depressão
- afetividade, 123
- aparência, 12
- atenção, 31
- atitude, 16
- conação, 104
- consciência do eu, 139
- imaginação, 97
- inteligência, 95
- linguagem, 68
- memória, 55
- neuroquímica da, 128
- orientação alopsíquica, 133
- pensamento, 76
- psicomotricidade, 115

Descartes, René, 2
Desorientação
- alopsíquica, 130
- amnésica, 130
- apática, 130
- autopsíquica, 136
- confusional, 130
- delirante, 131
- por déficit intelectivo, 131
- por estreitamento da consciência, 131

Despersonalização, 138
Diagnóstico
- nosológico, 10
- psiquiátrico, 9
- sindrômico, 10

Dipsomania, 101
Disbulias, 100
Disfasia, 62
Disforia, 118
Dismegalopsia, 36
Distração, 30
Distraibilidade, 30
Doença, 10, 11
Dom Casmurro, 184
Dopamina, 33
Dromomania, 101

E

Ecmnésia, 53
Eco do pensamento, 40
Ecolalia, 64
Ecopraxia, 112, 114
Ego inconsciente, 57
Embotamento afetivo, 120
Emoções, 118, 125
Empatia, 122, 128
Enfraquecimento de impulsos específicos, 100
Engramas, 58
Entrevista psiquiátrica, 4
- atenção e, 30
- consciência do eu e, 139
- inteligência e, 93
- memória e, 54
- sensopercepção e, 41

Epilepsia
- atenção, 32
- atitude, 16
- consciência, 22
- do lobo temporal, pensamento e, 76
- memória, 56
- orientação alopsíquica, 133
- parcial complexa, 21
- psicomotricidade, 116
- sensopercepção, 42

Escalas, 94
Escopofilia, 102
Esquizoforia, 87
Esquizofrenia
- afetividade, 123
- aparência, 13
- atenção, 31
- atitude, 16
- conação, 104
- consciência, 22
- - do eu, 139
- delírio, 87
- inteligência, 95
- linguagem, 68
- memória, 55
- orientação alopsíquica, 133
- pensamento, 75
- psicomotricidade, 115
- reificação na, 77
- sensopercepção, 42

Estabelecimento do objeto libidinal, 141
Estabilidade, 35
Estado(s)
- de transe, 21
- dissociativos históricos, 21
- misto, 151
- motivacional, 99
- psicóticos, 97

Estágio
- não objetal, 141
- pré-objetal, 141

Estereotipia(s), 112
- verbal, 65

Estreitamento
- da atenção, 30
- do campo da consciência, 20, 21

Estruturas
- cerebrais, 125
- subcorticais, 69

Estudos eletroencefalográficos, 25
Estupor
- catatônico, 115
- emocional, 121

Evocação, 46
Exaltação afetiva, 119
Exame(s)
- complementares, 9
- da afetividade, 122
- da atenção, 30
- da atitude, 16
- da conação, 104
- da consciência, 21
- - de morbidez, 144
- - do eu, 139
- da imaginação, 97
- da inteligência, 93
- da linguagem, 67
- da memória, 54
- da orientação alopsíquica, 132
- da psicomotricidade, 114
- da sensopercepção, 41
- do delírio, 86
- do estado mental, 7
- do pensamento, 75
- físico, 9
- mental, 7
- psicopatológico, 7
- psiquiátrico, 7
- psíquico, 4, 7, 172

Exibicionismo, 102
Experiência consciente da emoção, 127
Expressão fisionômica, 21, 132
Extrojeção, 35

F

Fabulação, 52, 58, 60, 164, 169
Fácies, 139

Falsa orientação
- confuso-onírico, 131
- delirante, 131
- paramnésica, 131
- por estreitamento da consciência, 132
Fantasias inconscientes, 88
Fase objetal, 140
Fator G (fator geral unitário de inteligência), 92
Fenômeno(s), 2
- da divulgação do pensamento, 138
- de passividade, 137
Fenomenologia, 2
Ferida narcísica, 140
Fetichismo, 102
Fixação, 45
Flexibilidade cerácea, 113, 115, 167, 169
Fobia social, 147
- atitude, 16
Fonemas, 39
Fotopsias, 39
Frangofilia, 101
Frescor sensorial, 35
Freud, Sigmund, 22, 24, 35, 140
Fuga(s), 21
- de ideias, 72
- dissociativa, 149

G

Genética, 95
Gerontofilia, 102
Glossolalia, 66
Gramática universal, 69

H

Hiperatividade dopaminérgica, 89
Hiperbulia, 100, 167
Hipercinesia, 112
Hiperestesia, 35
Hiperfonia, 64
Hiperingestão alimentar, 189
Hipermnésia
- anterógrada, 51
- lacunar, 52
- retrógrada, 51
- seletiva, 52
Hiperpercepção, 35
Hiperprosexia, 30, 164, 169
Hiperprosódia, 64
Hipersonia, 100
Hipertimia, 120, 167, 169

Hipobulia, 99, 167
Hipocampo, 108, 126
Hipocinesia, 111
Hipoestesia, 36
Hipofonia, 64
Hipopercepção, 36
Hipoprosexia, 29
Hipoprosódia, 63
Hipotálamo, 25, 107, 125
Hipotimia, 120, 167
História
- da doença atual, 5
- familiar, 7
- fisiológica, 6
- patológica pregressa, 6
- pessoal, 6
- social, 7
Humor, 118
- delirante difuso, 87
Husserl, Edmund, 2

I

Ícones, 3
Ideia(s)
- delirantes, 75, 166
- obsessivas, 77, 166
- prevalente, 82
Identificação, 5
- projetiva, 88
Ilusão, 36
- catatímica, 37
- onírica, 37
- por desatenção, 37
Imagem
- fantástica, 96
- ilusória, 37
- perceptiva, 34
- representativa, 34
Imaginação, 96-98, 178
- produtiva, 96
Impossibilidade do conteúdo, 79
Impulsos, 99
Incontinência afetiva, 121
Insônia, 100
Instabilidade afetiva, 121
Inteligência, 91, 92, 94, 95, 178
- condições instrumentais e promotoras da, 91
- conhecimentos e, 91
- geral, 92
- tipos de, 92
Intensificação de impulsos específicos, 100

Interceptação, 72
- cinética, 114
Interpretação
- de fábulas, 93
- de provérbios, 93
Interrogatório, 132
Intoxicação
- alcoólica patológica, 21
- por álcool, atenção e, 32
- por alucinógenos
- - consciência do eu, 140
- - orientação alopsíquica, 133
- - sensopercepção, 42
- por anfetamina, cocaína ou alucinógenos, atenção e, 31

J

Jamais vu, 53
Jargonofasia, 66
Juízo, 70
- falso, 80

L

Labilidade
- afetiva, 121
- da atenção, 30
Latência da resposta, 64
Lembranças encobridoras, 57
Letargia, 100
Libido
- narcísica, 106
- objetal, 106
- perda da, 100
Linguagem, 61, 62, 64, 68, 165, 177
- cognição e, 69
- lateralidade da, 68
- nos transtornos mentais, 67
- pensamento e, 61
- psicomotricidade e, 104
Lobo
- frontal, 95
- parietal, 141
Logoclonia, 65
Logorreia, 64
Lucidez de consciência, 18

M

Macropsia, 36
Maneirismos, 66, 113
Mania, 169
- afetividade, 123
- aparência, 12

- atenção, 31
- atitude, 16
- conação, 104
- consciência
- - de morbidez, 145
- - do eu, 139
- imaginação, 97
- linguagem, 67
- memória, 55
- orientação alopsíquica, 133
- pensamento, 76
- psicomotricidade, 115
Manual Diagnóstico e Estatístico de Transtornos Mentais (DSM-5), 10
Mapas corticais, 89
Melancolia, 124
Memória(s), 45, 49, 52, 57, 58, 164, 176
- classificação das, 46
- de curto prazo, 47
- de evocação, 58
- de fixação, 58
- de longo prazo, 47
- de procedimento, 48
- de trabalho, 47, 58
- episódica, 47
- explícita, 47, 58
- implícita, 48, 58
- nos transtornos mentais, 55
- semântica, 48
- sensorial, 46
Mentira patológica, 96
Método fenomenológico, 2
Micropsia, 36
Minuciosidade, 74
Mitomania, 96
Mobilidade da atenção, 29
Modelo
- cognitivista, 142
- conflito-defesa, 88
- de exame psíquico e de súmula psicopatológica, 172
- deficitário, 88
Monismo pulsional, 106
Mória, 121
Motivo do atendimento, 5
Mussitação, 65
Mutismo, 64

N

Narcisismo, 140
Narcolepsia, consciência e, 22
Necrofilia, 102

Negativismo, 103
Neologismos, 65
Neotimia, 122
Neuroimagem do sonhar, 26
Neuroquímica
- da ansiedade, 128
- da depressão, 128
Ninfomania, 100
Núcleos da base, 117

O

Obediência automática, 103
Objetos mentais, 77
Obnubilação
- da consciência, 25
- oniroide, 20
- simples, 19
Observação
- da mímica e do comportamento, 30
- do comportamento, 104
Ocorrências delirantes, 81
Oligofrenia
- agitada, 104, 115
- apática, 104
Oligolalia, 64
Oniomania, 102
Orientação
- alopsíquica, 129, 130, 133, 180
- espacial, 132
- no espaço, 129
- no tempo, 129
- quanto à situação e às outras pessoas, 132
- quanto às outras pessoas, 129
- situacional, 129
- temporal, 132

P

Paixões, 118
Palilalia, 65
Parabulias, 100
Parafasias, 66
Parafilias, 102
Parafrenia, delírio e, 87
Paralisia afetiva aguda, 121
Paramnésia, 52, 165, 169
Paranoia, 88
Pararrespostas, 67
Paratimia, 122
Pareidolia, 37
Pedofilia, 102
Pedolalia, 67

Pensamento, 70-72, 76, 77, 165, 178
- aceleração do curso, 71
- alentecimento do curso, 71
- aspectos do, 71
- atividades fundamentais do, 70
- delírio, 79
- desagregação do, 73
- divulgação do, 139
- do processo
- - primário, 76
- - secundário, 76
- mágico, 77
- modalidades de, 71
- nos transtornos mentais, 75
Pensar, 70
Percepção, 34
- delirante, 81
- normal, 43
Perseveração, 74
- motora, 114
Pesadelos, 24
Piromania, 101
Polidipsia, 100
Posição
- depressiva, 140
- esquizoparanoide, 88, 140
Potenciação de longo prazo, 59
Potomania, 100
Pragmatismo, 110
- alterações do, 179
Pré-ativação, 49
Presentificação do passado, 53
Processo
- mnêmico, 45
- volitivo, 99, 188
Projeção fantasmática, 89
Prolixidade, 74, 169
Prosódia, 62, 69
Prospecção, 143
- alterações da, 181
Prova
- de Bourdon, 31
- de Masselon, 97
- de Touluse, 97
Pseudoalucinações, 38, 164
Pseudoaprosexia, 30
Pseudodemência, 21
Pseudoflexibilidade cerácea, 113, 167
Pseudologia fantástica, 96
Pseudomnésia, 165
Psicanálise pós-freudiana, 24
Psicomotricidade, 111, 112, 115, 116, 167, 179

Psicopatologia, 1
Psicoses
- epilépticas, 88
- "orgânicas", 87
Psiquiatria, 1
Pulsão, 99, 105
- de morte, 106
- de vida, 106
- do ego, 106
- sexual, 106

Q

Qualidades sensoriais, 34
Queixa principal, 5

R

Raciocínio, 70
Reação(ões)
- catastrófica de Goldstein, 145
- de congelamento, 112
- de último momento, 15
- do sorriso, 141
Rebaixamento do nível de consciência, 19
Recalque, 57
Redução fenomenológica, 2
Regiões cerebrais, 125
Rejeição, 43
Rememoração, 4
Representação delirante, 81
Repressão, 57
Respostas
- aproximadas, 67
- às solicitações do examinador, 104
Retardo mental, 153
- afetividade, 123
- atenção, 31
- atitude, 16
- conação, 104
- imaginação, 97
- inteligência, 94
- memória, 56
- orientação alopsíquica, 133
- pensamento, 76
- psicomotricidade, 115
Rigidez
- afetiva, 121
- da atenção, 29, 30
Ritmos biológicos, 134

S

Sadomasoquismo, 102
Satiríase, 100

Semiologia
- médica, 3
- psiquiátrica, 3
Semiotécnica, 3
Semiótica médica, 3
Sensação, 34
Sensopercepção, 3, 34-36, 42, 43, 164, 176
Sentimento(s), 118
- de falta de sentimentos, 121
- espirituais, 119
- psíquicos, 119
- sensoriais, 119
- vitais, 119
Separação-individuação, 141
Signos, 3
Simbiose, 141
Símbolos, 3
Sinal(is), 3
- do espelho, 139
Síndrome(s), 10, 11
- alucinatória, 152
- amnésica, 154
- anoréxica, 155
- apático-abúlica, 153
- bulímica, 155
- catatônica, 152
- de ansiedade, 146
- de Anton-Babinski, 141
- de automatismo mental, 137
- de Capgras, 86
- de conversão, 148
- de despersonalização-desrealização, 156
- de Ekbom, 86
- de Fregoli, 86
- de Ganser, 21, 67
- de Gertsmann, 141, 142
- de influência, 137
- delirante-alucinatória, 151
- depressiva, 150
- dissociativa, 149
- do membro fantasma, 141
- fóbica, 147
- hebefrênica, 152
- hipocondríaca, 149
- maníaca, 150
- obsessivo-compulsiva, 147
- paranoide, 152
- psiquiátricas, 146
Sinestesia, 41
Sistema
- ativador reticular ascendente, 24
- dopaminérgico mesolímbico-mesocortical, 26

Sitiofilia, 100
Sitiomania, 100
Situação traumática, 124
Solilóquio, 66
Sonambulismo, 21
Sonho(s), 20
- como uma fantasia de realização de desejo, 23
- teorias para os, 26
Sono, 18, 20, 22, 24
- não REM, 25
- paradoxal, 25
- profundo, 25
- REM, 25
Sonorização do pensamento, 40
Substância primordial do delírio, 83
Sugestionabilidade patológica, 103
Súmula psicopatológica, 8, 173
- itens da, 175

T

Tálamo, 33
Tangencialidade, 169
Taquilalia, 64
Tenacidade, 29
Teoria
- da ciência cognitiva, 33
- das pulsões de Freud, 105
- de ativação-síntese, 26, 27
- do apego, 124
Testagem, 30
- da evocação de dados
- - recentes, 54
- - remotos, 54
- da inteligência, 93
- da memória de fixação, 54
Teste(s)
- de enumeração de objetos, 54
- de memória lógica, 54
- de repetição, 31
Transe dissociativo, 21
Transitivismo, 138, 168
Transtorno(s) mental(is), 11
- afetividade e, 123
- alimentares, conação e, 105
- amnésico
- - memória, 56
- - orientação alopsíquica, 133
- aparência e, 12
- atenção e, 31
- atitude e, 16
- conação e, 104

- consciência e, 21
- - de morbidez, 145
- - do eu, 139
- conversivo
- - aparência, 13
- - atitude, 16
- - conação, 105
- - linguagem, 68
- - psicomotricidade, 116
- - sensopercepção, 42
- da personalidade
- - antissocial
- - - atitude, 16
- - - conação, 104
- - - consciência de morbidez, 145
- - *borderline*
- - - afetividade, 123
- - - conação, 104
- - - atitude, 16
- - explosiva, conação, 104
- - paranoide, atitude, 16
- de ansiedade
- - afetividade, 123
- - atenção, 32
- - conação, 105
- - consciência do eu, 139
- de déficit de atenção e hiperatividade
- - atenção, 32
- - psicomotricidade, 116
- de estresse pós-traumático, 60
- - afetividade, 123
- - memória, 56
- de personalidades múltiplas, 21
- delirante
- - atitude, 16
- - delírio, 87
- - - induzido, 88
- - delírio e, 87
- disfórico pré-menstrual, afetividade, 123
- dissociativos
- - aparência, 13
- - atenção, 32
- - atitude, 16
- - conação, 105
- - consciência, 22
- - - do eu, 140
- - de identidade, 149
- - linguagem, 68
- - memória, 56
- - orientação alopsíquica, 133
- - psicomotricidade, 116
- - sensopercepção, 42
- do humor
- - consciência, 22
- - delírio, 87
- - sensopercepção, 42
- imaginação e, 97
- inteligência e, 94
- linguagem e, 67
- memória e, 55
- obsessivo-compulsivo, 78, 101
- - conação, 105
- - consciência de morbidez, 145
- - pensamento, 76
- orientação alopsíquica e, 133
- pensamento e, 75

- psicomotricidade e, 115
- psicóticos, consciência de morbidez, 145
- sensopercepção e, 42
- somatoformes, consciência de morbidez, 145
Travesseiro psíquico, 112
Trema, 87, 139
Triunfo maníaco, 124

U

Unidade dual onipotente, 141

V

Verbigeração, 113
Vigilância, 17, 18, 29, 164
Vigília, 25
Vivências
- alucinatórias
- - formas especiais de, 40
- - nas diversas modalidades sensoriais, 39
- delirantes primárias, 81
Volubilidade afetiva, 121
Vontade, 99, 167
Vozes, 39

Z

Zoofilia, 102

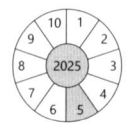